慢性肾脏病那些事儿

主审　邵凤民
主编　顾　玥

郑州大学出版社

图书在版编目（CIP）数据

慢性肾脏病那些事儿／顾玥主编． — 郑州：郑州大学出版社，2023.2
ISBN 978-7-5645-9276-9

Ⅰ．①慢…　Ⅱ．①顾…　Ⅲ．①慢性病－肾疾病－诊疗
Ⅳ．①R692

中国版本图书馆 CIP 数据核字（2022）第 225857 号

慢性肾脏病那些事儿
MANXING SHENZANG BING NAXIE SHI'ER

策划编辑	张　霞		封面设计	苏永生
责任编辑	张　霞　张馨文		版式设计	王　微
责任校对	吕笑娟		责任监制	李瑞卿

出版发行	郑州大学出版社		地　　址	郑州市大学路 40 号（450052）
出 版 人	孙保营		网　　址	http://www.zzup.cn
经　　销	全国新华书店		发行电话	0371-66966070
印　　刷	河南文华印务有限公司			
开　　本	710 mm×1 010 mm　1 / 16			
印　　张	11.5		字　　数	178 千字
版　　次	2023 年 2 月第 1 版		印　　次	2023 年 2 月第 1 次印刷

书　　号	ISBN 978-7-5645-9276-9		定　　价	68.00 元

本书如有印装质量问题，请与本社联系调换。

主审简介

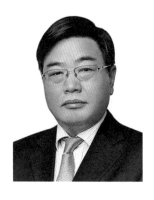

邵凤民,医学博士,主任医师,二级教授,博士研究生导师,国务院政府特殊津贴专家,中原学者,中原名医,河南省先进工作者,河南省"五一劳动奖章"获得者,河南省学术技术带头人。兼任中国研究型医院学会副会长、中国医师协会肾脏内科医师分会副会长、中华医学会肾脏病学分会常务委员、河南省医学会副会长、河南省医师协会副会长、河南省医学会肾脏病学分会主任委员、河南省肾病临床医学研究中心主任、河南省肾脏病免疫重点实验室主任、河南省肾脏病质量控制中心主任等职。《中华实用诊断与治疗杂志》主编。主持并参与国家级、省部级、厅级科研项目40余项。发表论文200余篇。获省、厅级科技成果奖10余项,其中获河南省科学技术进步奖一等奖、华夏医学科技二等奖各1项,主编、参编专著14部。

主 编 简 介

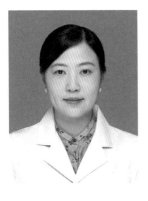

顾玥,医学博士,主任医师,副教授,硕士研究生导师,河南省人民医院肾内科亚专科主任,阜外华中心血管病医院肾内科主任,河南省卫生健康中青年学科带头人,河南省首席科普专家。兼任中国老年保健协会慢性病管理专业委员会常委,河南省研究型医院学会肾脏病学专业委员会副主任委员,河南省医学会肾脏病理学分会常务委员,河南省医师协会肾脏内科医师分会常务委员,河南省医学会肾脏病学分会委员等职。主持并参与国家级、省厅级科研项目 10 余项,发表论文 50 余篇,主编及参编专著 4 部。作为主要获奖人获得河南省科学技术进步奖一等奖、华夏医学科技二等奖各 1 项;作为第一完成人获得河南省医学科学技术进步奖一等奖 1 项。

编委名单

主　审　邵凤民

主　编　顾　玥

副主编　阎　磊　郑　燕　孙蔚楠
　　　　黄以超　王　歌　邵泽华

编　委　（以姓氏笔画为序）

王　洁　王军涛　王丽姣

田素革　向思云　刘小艳

李秀梅　李林淋　张　阳

张凤杰　张丽娜　张宏涛

陈真真　陈倩倩　武园园

范晓光　周　菁　洪丽萍

郭兰英　曹慧霞　董　洋

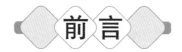

前言

　　近年来,随着人口老龄化和糖尿病、高血压、高尿酸血症、肥胖等疾病发病率逐年增高,慢性肾脏病的患病率也显著增加。我国成人慢性肾脏病的患病率为 10.8％,即每 10 个人中就有 1 个人患慢性肾脏病。慢性肾脏病是一类起病隐匿、进展悄无声息且危害性大的慢性疾病,因为其早期症状轻微不易被发现导致患病而不自知,因而延误了治疗的最佳时机,最终进展至尿毒症,甚至还会导致其它脏器不同程度的损伤,危及生命。

　　对于慢性疾病的管控,预防和治疗都很重要,但"预防"往往被人们所忽视。从国家发布的"健康中国"行动中也强调从注重"治已病"要向注重"治未病"转变,说明疾病早期进行防治是保障生命健康的关键。因此,为了让人们更充分的认识和了解慢性肾脏病,实现慢性肾脏病早发现、早诊断、早治疗,帮助慢性肾脏病患者控制和延缓疾病进展。我们根据多年临床经验及国内外先进的理念,整理编辑了这本《慢性肾脏病那些事儿》,希望能为大家送去实用的健康科普知识,将专业的医学知识用"接地气"的方式渗透到大众的生活点滴中去。

　　本书分为六个部分,分别从认识慢性肾脏病、慢性肾脏病的常见种类、肾脏病的相关检查、慢性肾脏病的治疗、慢性肾脏病患者的自我管理、肾脏病的常见问题等角度深入浅出地讲述了慢性肾脏病的相关知识,内容丰富详尽。本书针对性及实用性较强,采取问答形式,文字叙述通俗易懂、全面细致,涵盖与肾病息息相关的各个方面,如疾病的临床表现、诊断治疗、膳食营养、生活方式、心理健康及健身锻炼等知识。既可为大众做科普宣讲,也可对非肾脏病专业临床医师予以指导,同时提高普通人群和基层医生对肾脏病的关注度和认知程度。在自媒体广泛传播的当今社会,大众往往会被某些不实、夸张性的内容所迷惑,很多民众的防病及治病方式存在诸多误区。因此,本书邀请具有扎实的医学理论知识和丰富的临床实践经验的肾脏病学专家参与创作,将晦涩难懂、枯燥乏味的医学知识,采用通俗易懂的语言和生动有趣的插图撰写有温度的医学科普书,向人民群众普及医学科学知识,守护人民健康。

作为一本科普书,它所提供的信息不完全等同于医生的医嘱,不能照本引用。限于编者的水平以及知识的深度、广度,书中难免存在不足之处,恳请广大读者提出宝贵意见和建议,以便在今后的修订中予以修正和完善。

邵凤民

2023 年 1 月于郑州

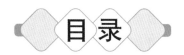

目 录

第一章　认识慢性肾脏病

第一节　肾脏的结构和功能 …………………………………………… 001

一、肾脏的结构 ………………………………………………… 001

二、肾脏的功能 ………………………………………………… 002

第二节　慢性肾脏病 …………………………………………………… 004

一、慢性肾脏病的定义 ………………………………………… 004

二、慢性肾脏病的病因是什么？ ……………………………… 005

三、慢性肾脏病常见的临床表现有哪些？ …………………… 005

四、慢性肾脏病能治愈吗？ …………………………………… 006

五、慢性肾脏病的高危人群有哪些？ ………………………… 006

六、为什么说慢性肾脏病是"沉默的杀手"？ ……………… 007

第二章　慢性肾脏病常见的种类

第一节　慢性肾炎 ……………………………………………………… 008

一、慢性肾炎的病因是什么？ ………………………………… 008

二、慢性肾炎的临床表现有哪些？ …………………………… 008

三、慢性肾炎怎么治疗？ ……………………………………… 010

四、慢性肾炎的预后怎样？ …………………………………… 011

五、慢性肾炎患者生活上应注意什么？ ……………………… 012

第二节　肾病综合征 …………………………………………………… 013

一、肾病综合征的病因是什么？ ……………………………… 013

二、肾病综合征的临床表现有哪些? 013

三、肾病综合征的并发症有哪些? 015

四、肾病综合征怎样治疗? 016

五、肾病综合征的预后怎样? 017

六、肾病综合征患者生活上应注意什么? 017

第三节　糖尿病肾病 019

一、什么是糖尿病? 019

二、糖尿病和慢性肾脏病有什么关系? 019

三、糖尿病肾病的高危人群有哪些? 019

四、糖尿病肾病的临床表现有哪些? 020

五、怎样及时发现糖尿病肾病? 020

六、糖尿病肾病怎样治疗? 021

七、糖尿病肾病患者生活上应注意什么? 022

第四节　高血压肾病 024

一、什么是高血压? 024

二、高血压和慢性肾脏病有什么关系? 024

三、高血压肾病的临床表现有哪些? 024

四、高血压肾病如何防治? 025

五、高血压肾病患者生活上应注意什么? 026

第五节　狼疮性肾炎 027

一、什么是系统性红斑狼疮? 027

二、系统性红斑狼疮为什么会引起肾损害? 027

三、狼疮性肾炎的临床表现有哪些? 028

四、狼疮性肾炎怎样治疗? 029

五、狼疮性肾炎患者需要终生使用激素吗? 029

六、狼疮性肾炎患者什么情况下可以妊娠? 030

七、狼疮性肾炎患者生活上应注意什么? 030

第六节　紫癜性肾炎 032

一、什么是过敏性紫癜？ ··· 032

二、过敏性紫癜患者一定会得紫癜性肾炎吗？ ············· 033

三、紫癜性肾炎的临床表现有哪些？ ····························· 033

四、紫癜性肾炎的主要治疗方法有哪些？ ····················· 033

五、过敏性紫癜患者生活方面应注意什么？ ················· 034

第七节　尿酸性肾病 ··· 035

一、什么是高尿酸血症？ ··· 035

二、高尿酸血症有哪些危害？ ··· 035

三、高尿酸血症与肾脏病有什么关系？ ························· 036

四、尿酸性肾病的临床表现有哪些？ ····························· 036

五、尿酸性肾病应该怎样防治？ ····································· 036

第八节　肥胖相关性肾病 ··· 038

一、判断肥胖的标准是什么？ ··· 038

二、肥胖为什么会引起肾脏疾病？ ································· 038

三、肥胖相关性肾病的高危人群有哪些？ ····················· 038

四、肥胖相关性肾病的临床表现有哪些？预后如何？ ····· 039

五、肥胖相关性肾病的主要治疗方法有哪些？ ············· 039

六、肥胖相关性肾病患者生活上应注意什么？ ············· 040

第九节　感染相关性肾病 ··· 041

一、乙肝相关性肾病 ··· 041

二、丙肝相关性肾病 ··· 042

第十节　药物相关性肾损伤 ··· 043

一、为什么说药物容易引起肾损伤？ ····························· 043

二、引起肾损伤的常见药物有哪些？ ····························· 043

三、为什么要谨慎服用镇痛药物呢？ ····························· 045

四、慢性肾脏病患者生活中使用药物如何避免加重肾损伤？ ········ 046

第十一节　肿瘤相关性肾病 ··· 048

一、肿瘤是如何损害肾脏的？ ··· 048

二、为什么肿瘤患者容易合并肾损伤? ································· 048

三、肿瘤相关性肾损伤患者应该如何做? ························· 049

第十二节　急性肾损伤 ··· 050

一、什么是急性肾损伤? ··· 050

二、急性肾损伤与慢性肾脏病有关系吗? ······················· 051

三、急性肾损伤患者如何防治,预后如何? ····················· 051

第十三节　妊娠相关性肾病 ··· 053

一、哪些人群容易出现妊娠期肾损害? ························· 053

二、妊娠期出现什么症状提示肾脏可能受损? ················· 053

三、妊娠期为什么必须检查尿常规? ···························· 054

第十四节　遗传性肾病 ··· 055

一、多囊肾 ··· 055

二、Alport 综合征 ··· 056

三、薄基底膜肾病 ··· 056

第三章　肾脏病的相关检查

第一节　血尿标本检验指标 ··· 057

一、如何看懂尿检报告单? ·· 057

二、血常规、生化检验怎样解读? ································· 060

第二节　揭开肾脏影像学检查的面纱 ··························· 063

一、肾脏彩超的价值及意义 ·· 063

二、肾脏的影像学检查还有哪些? ································ 063

第三节　认识肾穿刺活检术 ··· 065

一、肾穿刺活检术的适应证及禁忌证 ··························· 065

二、肾穿刺活检术有哪些注意事项? ···························· 066

三、肾穿刺活检术后并发症如何处理? ························· 067

第四章　慢性肾脏病的治疗

第一节　治疗慢性肾脏病的常用药物 ……………………………………… 069

　一、糖皮质激素 ……………………………………………………… 069

　二、免疫抑制剂 ……………………………………………………… 070

　三、生物制剂 ………………………………………………………… 071

　四、降压药物 ………………………………………………………… 071

　五、降糖药物 ………………………………………………………… 072

　六、利尿剂 …………………………………………………………… 075

　七、降钾药物 ………………………………………………………… 077

　八、纠正贫血的药物 ………………………………………………… 077

　九、纠正钙磷代谢紊乱的药物 ……………………………………… 080

第二节　血液透析 ………………………………………………………… 082

　一、什么是血液透析？ ……………………………………………… 082

　二、血液透析有哪些优点？ ………………………………………… 083

　三、血液透析的血管通路有哪些？ ………………………………… 083

　四、为什么血液透析1周3次？ …………………………………… 085

第三节　腹膜透析 ………………………………………………………… 086

　一、什么是腹膜透析？ ……………………………………………… 086

　二、腹膜透析有哪些优点？ ………………………………………… 087

　三、腹膜透析的方式有哪几种？ …………………………………… 087

　四、腹膜透析为什么被称为"居家透析"？ ……………………… 087

第四节　肾移植 …………………………………………………………… 089

　一、肾移植有哪些优点？ …………………………………………… 089

　二、肾移植手术是如何进行的？ …………………………………… 089

第五章　慢性肾脏病患者的自我管理

第一节　合理饮食 ·· 091

一、如何做到低盐饮食？ ································· 091

二、如何正确饮水？ ····································· 093

三、如何做到优质低蛋白饮食？ ························· 094

四、如何控制脂肪、热量的摄入？ ······················ 098

五、如何控制钾、磷、钙及维生素的摄入？ ··············· 100

第二节　运动康复 ·· 104

一、慢性肾脏病患者参与运动的好处有哪些？ ············· 104

二、哪些运动类型适合慢性肾脏病患者？ ················· 105

三、慢性肾脏病患者的运动康复处方，您了解多少？ ······· 106

四、慢性肾脏病患者什么情况下需禁止运动？ ············· 108

五、慢性肾脏病患者运动时，需注意哪些事项？ ··········· 109

第三节　规律生活 ·· 110

一、平衡膳食 ··· 110

二、合理运动 ··· 111

三、维持健康的体重 ····································· 112

四、远离损害肾脏的不良行为 ··························· 114

第四节　心理疏导 ·· 116

一、慢性肾脏病患者易出现哪些异常的心理状态？ ········· 116

二、慢性肾脏病患者心理疏导的策略有哪些？ ············· 118

第六章　肾脏病的常见问题

第一节　尿液中为什么出现泡沫？ ··························· 122

一、正常泡沫尿 ··· 122

二、异常泡沫尿 •• 122

三、蛋白尿的真面目 •• 123

第二节 红色尿一定是血尿吗？ •••••••••••••••••••••••••••• 124

一、假性血尿 •• 124

二、真性血尿 •• 124

第三节 怎样判断尿量是否正常？ •••••••••••••••••••••••• 126

第四节 如何看待夜尿增多？ •••••••••••••••••••••••••••••• 127

一、夜尿增多可能是疾病预警信号 •••••••••••••••••••••• 127

二、夜尿增多一定表明肾功能不好吗？ •••••••••••••••• 128

三、夜尿增多如何护理？ •••••••••••••••••••••••••••••••••••• 129

第五节 如何正确留取尿标本？ •••••••••••••••••••••••••••• 130

一、如何正确留取尿常规标本？ •••••••••••••••••••••••••• 130

二、如何正确留取 24 小时尿蛋白定量？ •••••••••••••• 130

三、如何正确留取尿细菌培养标本？ •••••••••••••••••••• 131

第六节 "腰部疼痛"代表患有肾脏病吗？ •••••••••••••• 133

第七节 发现肾囊肿该怎么办？ •••••••••••••••••••••••••••• 134

一、肾囊肿什么情况下需及时就医 •••••••••••••••••••••• 134

二、年龄越大,患肾囊肿风险越高 •••••••••••••••••••••• 134

三、多囊肾是一种遗传性肾病 •••••••••••••••••••••••••••• 135

第八节 肾结石与慢性肾脏病的关系？ •••••••••••••••••• 136

第九节 慢性肾脏病会遗传吗？ •••••••••••••••••••••••••••• 137

一、为什么大多数慢性肾脏病不会遗传？ •••••••••••• 137

二、遗传性肾脏病可以预防吗？ •••••••••••••••••••••••••• 138

第十节 慢性肾脏病"青睐"哪些职业？ •••••••••••••••• 139

第十一节 慢性肾脏病影响性生活吗？ •••••••••••••••••• 141

一、恰如其分,量力而行 •••••••••••••••••••••••••••••••••••• 141

二、疏导情绪,解除负担 •••••••••••••••••••••••••••••••••••• 142

三、注意事项 •• 142

第十二节　肾虚和肾病是一回事吗？ ……………………………………… 143

一、何为肾虚？ ………………………………………………………… 143

二、何为肾病？ ………………………………………………………… 144

第十三节　中草药对肾脏的伤害，您了解吗？ ………………………… 146

第十四节　什么是胡桃夹现象？ ………………………………………… 147

一、什么原因导致胡桃夹现象？ ……………………………………… 147

二、临床表现有哪些？ ………………………………………………… 147

三、需要做哪些相关的检查？ ………………………………………… 148

四、如何治疗？ ………………………………………………………… 148

第十五节　化妆品能引起肾脏病吗？ …………………………………… 150

第十六节　泌尿系统感染，您了解吗？ ………………………………… 151

一、什么样的人易得泌尿系统感染？ ………………………………… 151

二、得了泌尿系统感染应该怎么办？ ………………………………… 152

三、泌尿系统感染的患者日常生活中有哪些注意事项？ …………… 152

附录

附表 1　常见食物能量及蛋白质含量 …………………………………… 153

附表 2　常见食物含水量 ………………………………………………… 156

附表 3　常见水果、蔬菜、坚果含水量 ………………………………… 157

附表 4　常见食物每 100 克中能量、蛋白质、钾、钠、钙、磷含量 ……… 158

附表 5　标准体重对照表 ………………………………………………… 162

附表 6　常见食物嘌呤含量 ……………………………………………… 165

第一节　肾脏的结构和功能

肾脏就是老百姓常说的"腰子",正常人体内有两个(极少数人因先天性孤立肾,只有一个肾脏),位于腰部脊柱两侧,左右各一,外形酷似蚕豆,表面光滑,呈红褐色,大小如同我们的拳头,长 10 ~ 12 厘米、宽 5 ~ 6 厘米、厚 3 ~ 4 厘米,重 120 ~ 150 克,女性略轻于男性。右肾上临肝脏,位置较左肾略低,正常肾脏的位置可随呼吸和体位而轻度改变,上下移动范围为 1 ~ 2 厘米。

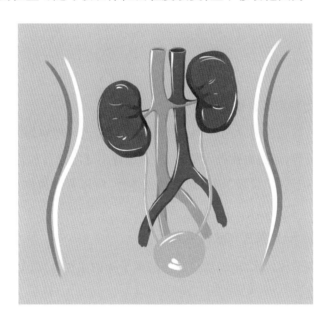

肾脏的位置

一、肾脏的结构

每个肾脏约有 100 万个肾单位("过滤器")组成,肾单位是肾脏结构和功能的基本单位。每个肾单位包括肾小球和肾小管,肾小球完成肾脏滤过功能,清除体内代谢产物和毒物;肾小管重吸收肾小球滤出的有用物质,比如水、氨基酸、葡萄糖、电解质、小分子蛋白质和矿物质等。

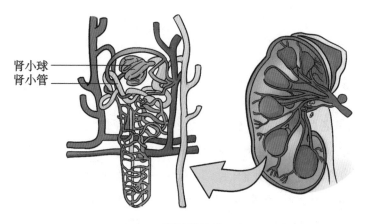

肾小球 ——
肾小管 ——

肾脏的结构

二、肾脏的功能

(一)排出代谢废物和有毒物质

人体进行新陈代谢时,会产生一些代谢废物,也可理解为"垃圾",如尿素、尿酸、肌酐等,通过血液进入肾脏,再通过肾小球的滤过和肾小管的重吸收及分泌后,把这些"垃圾"通过尿液排出体外,所以肾脏被称为人体的"清洁工"。

(二)维持水、电解质和酸碱平衡

肾脏是调节体内水、电解质稳定及酸碱平衡的主要器官,能够维持机体内环境的稳定。

(三)内分泌功能

肾脏分泌多种激素和生物活性物质,发挥其重要作用。

1.造血功能 肾脏分泌一种促进造血的物质——促红细胞生成素,促进骨髓造血,生成红细胞。肾功能受损时,促红细胞生成素合成减少,导致红细胞生成不足,会出现脸色苍白、乏力、心悸等症状,称为"肾性贫血"。

2.调节血压 肾脏可分泌肾素、前列腺素、激肽、血管紧张素等,这些激素维持机体血压平稳和血容量平衡;如果分泌不均衡,会引起血压异常。

3.调节钙磷代谢 维生素 D 经过肝、肾羟化后会形成活性维生素 D_3,有利于骨骼的生长,调节体内钙磷代谢。如果肾脏受损,活性维生素 D_3 合成减少,会出现低钙、高磷,引起甲状旁腺功能亢进,严重者会出现骨骼变形、骨折等症状。

4.降解与灭活激素 肾脏也是许多内分泌激素降解、灭活的场所,如胰岛素、甲状旁腺激素、胃泌素、降钙素等,当肾功能减退时这些激素会出现灭活障碍,导致机体内激素蓄积,引起代谢紊乱。

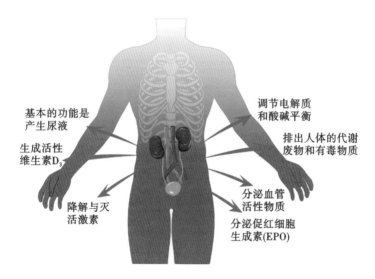

基本的功能是
产生尿液

生成活性
维生素D_3

降解与灭
活激素

调节电解质
和酸碱平衡

排出人体的代谢
废物和有毒物质

分泌血管
活性物质

分泌促红细胞
生成素(EPO)

肾脏的功能

第二节　慢性肾脏病

近年来随着糖尿病、高血压、肥胖等人群的患病率逐年增加及人口老龄化趋势日益加重,我国慢性肾脏病(chronic kidney disease,CKD)发病率也显著增加。流行病学调查资料显示,我国成人慢性肾脏病的患病率为10.8%,现约有1.3亿人患有此病。这些数据表明,慢性肾脏病已成为危害我国人民群众健康的常见慢性病之一,给患者家庭及整个社会均带来沉重的经济负担,需要我们了解和重视该疾病。

一、慢性肾脏病的定义

慢性肾脏病是指各种原因引起的肾脏结构异常(血、尿成分异常,组织学或影像学检查异常等)或功能损伤[估算肾小球滤过率<60毫升/(分钟·1.73平方米)],且持续时间≥3个月。

(一)如何判定肾功能的好坏?

肾科医生通常依据肾小球滤过率(glomerular filtration rate,GFR)来对患者的肾功能进行评估和分期,了解慢性肾脏病患者所处的病程阶段,并据此来确定防治目标,制定合理的治疗方案。正常成人GFR>90毫升/(分钟·1.73平方米),GFR越低则代表肾脏损害的程度越重。一般来说,慢性肾脏病3期以上[即GFR<60毫升/(分钟·1.73平方米)]称慢性肾功能不全;GFR<15毫升/(分钟·1.73平方米)称终末期肾脏病,即尿毒症。

(二)慢性肾脏病如何分期?

慢性肾脏病根据肾小球滤过率来进行分期,肾小球滤过率则是指单位时间内(每分钟)由两侧肾脏滤出血液的量。医生可根据患者的血肌酐、年龄、性别、人种等信息通过公式估算出肾小球滤过率,基于估算的肾小球滤过率水平,将慢性肾脏病分为1~5期,具体分期如下图所示。

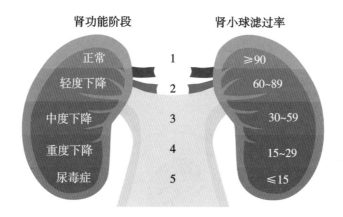

肾功能阶段　　　　　　肾小球滤过率

正常	1	≥90
轻度下降	2	60~89
中度下降	3	30~59
重度下降	4	15~29
尿毒症	5	≤15

慢性肾脏病的分期

二、慢性肾脏病的病因是什么?

在我国,特别是广大农村,原发性肾小球疾病如慢性肾炎、肾病综合征等仍是慢性肾脏病的首要病因。而在西方发达国家,如美国,糖尿病肾病是慢性肾脏病的首要病因。但现阶段,随着我国经济水平的迅速提高以及生活方式的改变,糖尿病、高血压等疾病所致的肾脏损害也迅速增多,已成为我国慢性肾脏病的重要病因。此外,狼疮性肾炎、痛风性肾病、慢性肾盂肾炎、多囊肾、长期服用损害肾脏的药物以及尿路结石、前列腺增生引起的梗阻性肾病等,也是引起慢性肾脏病的常见原因。

三、慢性肾脏病常见的临床表现有哪些?

由于肾脏的代偿功能强大,早期常无明显不适。当出现以下症状时,我们要警惕是否患有慢性肾脏病,一定要及时就医。

1. 尿液改变　血尿、蛋白尿、夜尿增多或尿量减少。

2. 高血压　不明原因的高血压,尤其是年轻患者的高血压。

3. 水肿　眼睑及颜面部、脚踝及双下肢水肿等。

4. 消化系统症状　恶心、呕吐、厌食、腹部不适等。

5. 贫血　结膜、指甲、口唇颜色苍白,头晕,疲乏等。

6. 心血管系统症状　胸闷、气喘、心悸等。

7. 电解质紊乱　四肢、面部麻木,肌肉抽搐,肌无力等。

8. 皮肤　瘙痒、皮疹等。

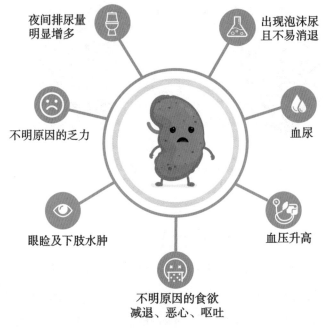

夜间排尿量明显增多

出现泡沫尿且不易消退

不明原因的乏力

血尿

眼睑及下肢水肿

血压升高

不明原因的食欲减退、恶心、呕吐

慢性肾脏病的早期症状

四、慢性肾脏病能治愈吗?

慢性肾脏病属于慢性进展性疾病,大部分最终会发展至终末期肾脏病。尽管目前没有办法治愈,但通过个体化治疗,可以减慢肾脏病进展的速度,延缓其进展至终末期肾脏病的时间,延长患者的生存期。即使不幸发展至终末期肾脏病,也可以采取有效的肾脏替代治疗,如腹膜透析、血液透析或肾移植,来维持生命。

五、慢性肾脏病的高危人群有哪些?

慢性肾脏病的高危人群包括:有肾脏病家族史、糖尿病、高血压、高尿酸血症、痛风、高龄(年龄>65 岁)及肥胖等。这类高危人群,也是重点筛查对象,建议每年至少进行 1 次肾脏相关检查。肾病的筛查很简单,一杯尿(尿常规)、一管血(肾功能)、一张彩超单(肾脏形态)。所以,我们需要定期体检,做到早筛查、早发现、早治疗。

六、为什么说慢性肾脏病是"沉默的杀手"?

肾脏,不像心脏那样"怦然心动",不像胃饮食过度而胀满,它任劳任怨,默默地扮演着体内"清道夫"的角色,过滤并清除机体的代谢废物及毒素。它总是默默地付出,受到伤害时也是默默承受,原因主要体现在以下几点。

1. 知晓率低 肾脏病早期特异性的症状比较少见,易漏诊。一般出现双下肢水肿、腰酸等症状,大家才有意识前往肾内科就诊;如果出现血压升高、恶心、呕吐、食欲缺乏、贫血、皮肤瘙痒等症状,肾内科往往不被作为首选科室,而是前往其他科室诊治,最终可能延误疾病的诊断和治疗。

2. 起病隐匿 肾脏代偿能力强大,与其他危害人类健康的常见疾病相比,慢性肾脏病表现得更为隐匿,多数患者起病时没有明显的症状,因此不容易引起重视。如高血压、糖尿病这类慢性疾病如果控制不佳,也可能在一段时间后造成肾脏损伤,但早期仅表现为轻微的尿检异常,如不定期检测则不容易被发现。

3. 进展悄无声息 从肾脏的早期损伤发展至肾功能不全,很多患者可能都没有什么突出症状。当肾脏功能损伤大于75%时,患者才会出现一些临床表现,如乏力、恶心、呕吐、腹胀、厌食、高血压、口中有氨味和皮肤瘙痒等症状,这时才有意识去医院就诊,最终发现肾脏损伤。而往往此时已进展至慢性肾脏病的中晚期,甚至只能通过血液透析、腹膜透析或肾移植来维持生命。

第一节　慢性肾炎

慢性肾炎是一个临床诊断，并非单一疾病，而是一类疾病的统称。慢性肾炎的病因多样，目前主要依靠肾穿刺活检病理分型进行分类，不同的病理类型和病理表现，其病因、对治疗的反应和预后往往不同。慢性肾小球肾炎是我国慢性肾脏病的重要组成部分，进展速度因人、因病而异，约有 10%～20% 的慢性肾炎患者 10～20 年可能进展至终末期肾脏病。

一、慢性肾炎的病因是什么？

慢性肾炎的病因不明，以肾小球免疫损伤为主要发病机制，部分起病前有上呼吸道感染或其他部位感染，少数可能是由急性链球菌感染后演变而来，但大部分由其他原发性肾小球疾病直接迁延发展而成，起病即属慢性肾炎。在疾病的进展过程中，糖尿病、高血压、高尿酸血症、贫血和代谢性酸中毒以及不合理用药等因素均会对肾脏产生影响，以上因素控制不良会导致病情进行性加重，甚至最终发展至终末期肾脏病。

二、慢性肾炎的临床表现有哪些？

（一）水肿

在整个疾病过程中，大多数患者会出现不同程度的水肿。水肿程度可轻可重，轻者仅晨起后眼睑、颜面部肿胀，随着病情的加重，可发展至脚踝、下肢，严重者可出现全身水肿，甚至出现胸水、腹水等。一般水肿由眼睑部开始，逐渐发展至全身水肿。

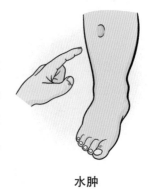

水肿

（二）高血压

部分患者以高血压为首发表现,常见的症状有头胀、头痛、眩晕、眼花、耳鸣、失眠、多梦、记忆力减退等。高血压的程度差异较大,持续高血压容易导致心功能受损,加速肾功能恶化,其程度与预后密切相关。

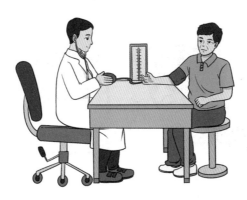

高血压

（三）尿液异常

尿液异常是慢性肾炎的基本标志,表现为尿量异常和(或)尿液成分异常。当患者肾小管功能受损时,尿液的浓缩功能发生障碍,可能出现夜尿增多和尿比重下降等现象;而当合并明显的低蛋白血症或严重肾功能损害时,可出现尿量减少。另外,几乎所有肾炎患者都有不同程度的蛋白尿和(或)血尿、管型尿。其中,尿蛋白量跨度大,可以从微量到大量不等;血尿包括肉眼血尿和镜下血尿;管型尿包括红细胞管型、颗粒管型和透明管型等。

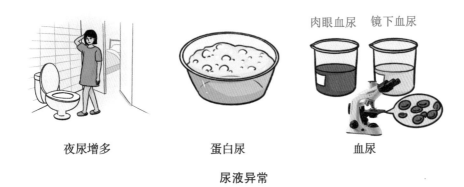

夜尿增多   蛋白尿   血尿

尿液异常

（四）其他相关症状

肾脏受到损害时，毒素清除障碍，毒素水平升高可引起"中毒"表现，常见症状有恶心、呕吐、腹胀、食欲缺乏、嗜睡、皮肤瘙痒等。而当肾脏分泌促红细胞生成素减少时，可出现贫血的表现（即肾性贫血），常见的有头晕、乏力、心悸、面色萎黄、口唇及指甲苍白等。

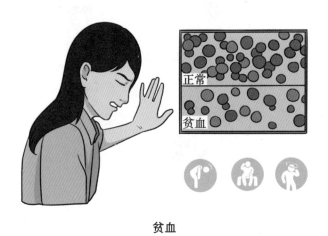

贫血

三、慢性肾炎怎么治疗？

慢性肾炎的治疗以防止或延缓肾功能进行性恶化、缓解或改善临床症状以及防治并发症为主要目的。

（一）减少尿蛋白并延缓肾功能减退

1. 免疫抑制治疗　常用药物有糖皮质激素和环磷酰胺、环孢素、他克莫司等免疫抑制剂，具体应用和选择哪类药物应根据病因及肾脏病理类型确定。

2. 血管紧张素转化酶抑制剂、血管紧张素Ⅱ受体阻滞剂、血管紧张素受体脑啡肽酶抑制剂　具有降低尿蛋白的作用，其用药剂量常需要高于其降压所需常规剂量，但应预防低血压的发生。

3. 选择性盐皮质激素受体拮抗剂　适用于2型糖尿病相关的慢性肾脏病成人患者，可降低肾小球滤过率持续性下降及发展至终末期肾脏病的风险。

4.合理摄入优质蛋白 蛋白质的供给量,应根据有无低蛋白血症、蛋白尿及尿素氮等情况综合判断,切不可出现完全限制及大量补充蛋白等极端饮食习惯。

(二)积极控制高血压

1.治疗原则

(1)降压不能过低过快,遵守平稳降压原则。

(2)从最小有效剂量开始,根据血压情况逐渐调整剂量,必要时联合用药,以达到降压目标。

(3)优选具有肾脏保护作用、能延缓肾功能恶化的降压药。

(4)血压控制的理想目标应在130/80毫米汞柱以下,能耐受且肾功能稳定者可进一步降低收缩压至120毫米汞柱。

2.治疗方法

(1)一般治疗 限制盐分摄入、戒烟、限酒、减肥、适当锻炼等。

(2)药物治疗 常用的降压药物有血管紧张素转化酶抑制剂、血管紧张素Ⅱ受体阻滞剂、血管紧张素受体脑啡肽酶抑制剂、长效钙通道阻滞剂、利尿药、β受体阻滞剂等。

(三)避免加重肾损害的因素

感染、低血容量、脱水、劳累、水电解质和酸碱平衡紊乱、妊娠及应用肾毒性药物(如氨基糖苷类抗生素、含有马兜铃酸中药、非甾体抗炎药、造影剂等),均可能损伤肾脏,应尽量避免。

四、慢性肾炎的预后怎样?

慢性肾炎持续发展,最终可能进展至终末期肾脏病,但其病变进展速度个体差异很大,主要与其病理类型及有无并发症(特别是高血压)相关,同时也与肾脏保护的程度及是否合理治疗密切相关。一般从首次发现尿液异常到发展至终末期肾脏病,可历时10~20年,甚至更长时间。部分肾脏病理类型进展快,比如系膜毛细血管性肾炎,可较短时间内发展至终末期肾脏病。慢性肾炎合并高血压、感染、血容量不足或使用肾毒性药物等情况时,可加速发展至终末期肾脏病。为了明确慢性肾炎的病理类型和判断预后,常规进行肾穿刺活检术具有重要的意义。不幸发展至终末期肾脏病的患者也不必灰心,采取透析等肾脏替代治疗可以获得长期高质量生存。

五、慢性肾炎患者生活上应注意什么?

(一)休息与活动

1.急性期　慢性肾炎患者出现严重水肿,甚至合并胸水、腹水,伴随心慌、气短、头晕、呕吐等症状,尿量明显减少或肉眼血尿,血尿素氮、肌酐显著升高等情况时,通常说明病情处于活动或进展期,这部分患者建议减少活动,以卧床休息为主,及时住院治疗,待渡过急性期,病情较稳定后,可适度活动。

2.缓解期　急性期症状得到控制,即水肿消退,实验室检查示:尿红细胞及尿蛋白(+)转为(-),血尿素氮正常或略偏高,血压控制在正常水平。这时不建议过多卧床,可做一些力所能及的轻体力工作,适当活动,但以不觉疲劳为宜。

(二)用药注意事项

严格遵照专科医生的医嘱选择和服用药物,若自行增减甚至停用药物,可能导致病情加重。同时切不可病急乱投医,迷信偏方。

(三)生活习惯

劳逸结合,避免过度劳累,也不要如临大敌,与世隔绝,应当科学合理运动(如散步、慢跑、快走等),增强身体素质和抗病能力。慢性肾炎尤其伴有贫血及低蛋白血症者,本身体质较差,不耐疲劳,易受感染,一旦生活与工作无规律、感染(尤其是上呼吸道感染)、劳累可导致病情复发和(或)加重,甚至导致肾功能在短期内恶化。

第二节　肾病综合征

肾病综合征是指由各种病因所致,以大量蛋白尿、低蛋白血症、可伴有水肿、高脂血症等临床表现的一组综合征。我们从定义就可以看出,它不是一种独立的疾病,而是一类常见的症候群。肾病综合征可发生于各个年龄段,但不同年龄的常见病因有所不同。近年来,随着人口老龄化加剧,糖尿病、肥胖、肿瘤患者日益增多,肾病综合征的发病率也在逐渐升高。

一、肾病综合征的病因是什么?

1.原发性肾病综合征　原发性肾病综合征主要是由免疫介导的肾小球损伤,而无其他的继发性因素。肾穿刺活检可明确这类患者的肾脏病理类型。原发性肾病综合征的常见病理类型有微小病变肾病、局灶节段性肾小球硬化、膜性肾病、膜增生性肾小球肾炎等。另外,IgA肾病、急性肾小球肾炎、急进性肾小球肾炎也可在疾病过程中表现为肾病综合征。

2.继发性肾病综合征　继发性肾病综合征亦很常见。比如,系统性自身免疫性疾病累及肾脏可表现为肾病综合征,如系统性红斑狼疮、过敏性紫癜等;糖尿病、肥胖等代谢性疾病也常引起肾病综合征;其他常见病因还包括感染(如乙肝相关性肾病)、某些药物(如非甾体抗炎药)、肿瘤(如系统性淀粉样变、多发性骨髓瘤)等。

二、肾病综合征的临床表现有哪些?

肾病综合征的典型症状是"三高一低",下面我们来一一介绍。

1.大量蛋白尿　每天经尿排出的蛋白≥3.5克,即为大量蛋白尿。细心的患者会发现尿液中有许多泡沫,并且长时间不易消失,这与尿液中蛋白质较多,尿液表面张力增加有关。

为什么会形成大量蛋白尿呢? 这是由于肾脏就像一个筛子,通过肾脏的关键结构"肾小球滤过膜"来过滤水分、电解质和代谢废物。肾小球滤过膜上有很多细小的筛孔,只允许小分子物质通过,而较大分子量的物质,如蛋白质等,通常不能通过筛孔过滤至尿液中。当各种病因导致肾小球滤过膜受损时,会漏出很多的蛋白质,形成大量蛋白尿,即可发生肾病综合征,该临床综合征的一系列特征性表现均由大量蛋白尿所引起。

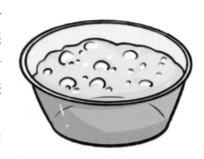

蛋白尿

2. 低蛋白血症　低蛋白血症是肾病综合征另一个重要诊断指标。正常人血浆白蛋白含量为 35～50 克/升,当血浆白蛋白 ≤ 30 克/升时,即为低蛋白血症。其主要原因是尿液中流失的蛋白质过多,超过了肝脏合成白蛋白的能力。同时,患病期间蛋白质摄入不足、吸收不良等因素也会加重低蛋白血症。

3. 水肿　水肿是肾病综合征患者常见的临床表现,也是患者就诊的主要原因。血浆白蛋白具有调节组织和血管之间水分平衡的作用,当血浆白蛋白水平显著降低时,血管中的水分就会渗入组织间隙中,引起水肿。

（1）水肿好发于组织比较疏松的部位,如眼睑、颜面部、男性的阴囊等部位。重度水肿患者可见下肢甚至全身水肿。

（2）一般表现为凹陷性水肿,即按压水肿部位,可见皮肤凹陷且不能立刻恢复。

（3）严重者还会出现胸水、腹水。

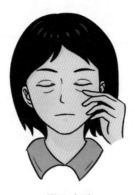

眼睑水肿

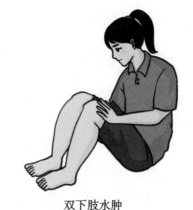

双下肢水肿

水肿

4.高脂血症 以高胆固醇血症最多见。当患者出现低蛋白血症时,身体会给肝脏发出"求救"信号,刺激肝脏合成更多的白蛋白,但是肝脏同时也会合成更多的脂蛋白,导致脂蛋白明显增多,引起高脂血症。

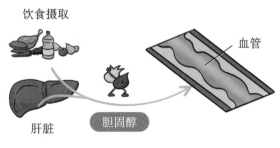

高脂血症

三、肾病综合征的并发症有哪些?

1.感染 感染是肾病综合征患者的常见并发症。由于尿液中流失大量的蛋白,也包括免疫球蛋白("人体的卫士"),其减少会导致身体免疫力下降。另外,治疗肾病综合征时经常需要使用较大剂量的激素或免疫抑制剂,也会降低机体的免疫力,容易引发感染。常见感染部位为呼吸道、泌尿道、消化道和皮肤。

2.血栓 血栓栓塞是肾病综合征最严重的并发症之一。其发生原因与血清白蛋白大量流失导致有效血容量减少、血液浓缩,高脂血症使血液黏稠度增加,以及肝脏合成凝血因子增加等因素有关。另外,激素和利尿剂的应用也会进一步加重高凝状态。最常见的血栓形成部位包括肾静脉血栓和下肢静脉血栓,有些患者也会出现肺栓塞。

3.急性肾损伤 急性肾损伤常发生于严重低蛋白血症、老年合并血管硬化、肾静脉血栓形成、病理类型为微小病变的患者。另外,呕吐、腹泻或利尿剂使用不当导致有效血容量严重不足以及不合理应用药物是其常见诱因。一旦出现急性肾损伤应积极查找原因,及时治疗,使肾功能尽快恢复。

4.蛋白质和脂肪代谢紊乱 脂蛋白合成增加主要引起高脂血症。大量蛋白质持续从尿中丢失,可引起低蛋白血症,长期蛋白代谢负平衡可以造成营养不良、生长发育迟缓、内分泌紊乱和机体免疫力下降。

四、肾病综合征怎样治疗?

不同病因、不同病理类型的肾病综合征治疗策略差异很大。肾病综合征总的治疗目的是控制原发病、减少或消除蛋白尿;对症治疗以减轻症状和预防并发症为主;远期目标则是保护肾功能,避免或延缓其发展至终末期肾脏病。

临床上主要治疗包括以下几种。

1.病因治疗 肾病综合征应尽量明确其病因并积极干预。比如,原发性肾病综合征主要是由自身免疫异常所引起,其关键的治疗即是抑制免疫反应;糖尿病肾病控制血糖达标是关键;乙肝相关肾病、淀粉样变肾病等也都应该针对原发病进行积极治疗。

2.抑制免疫与炎症反应 目前可选择的药物有糖皮质激素(泼尼松、甲泼尼龙等)、免疫抑制剂(环磷酰胺、环孢素、他克莫司、来氟米特等)和生物制剂(利妥昔单抗、泰他西普等),可抑制免疫反应、减轻肾损伤、促进肾小球滤过膜的修复。这是原发性肾病综合征及免疫相关肾病综合征的主要治疗方法。

3.对症治疗 对于严重低蛋白血症、水肿明显的患者,可以适度补充白蛋白和应用利尿剂以减轻症状;高度水肿、利尿剂效果欠佳者可选择血液透析脱水;控制血压达标,首选血管紧张素转化酶抑制剂/血管紧张素Ⅱ受体阻滞剂药物,也可以联合钙通道阻滞剂等其他降压药物;其他对症治疗还包括降糖、调节血脂、改善胃肠道症状等。

4.防治并发症 肾病综合征常见的并发症有感染、血栓及栓塞、急性肾功能衰竭、蛋白质和脂肪代谢紊乱,均应采取积极的措施进行预防,比如嘱患者增强体质,选择低脂优质蛋白饮食,避免劳累和感染,进行适当的抗凝治疗,避免容量不足和肾毒性药物使用等。

五、肾病综合征的预后怎样？

肾病综合征患者的预后差异很大，与病因、病理类型、临床表现、有无并发症及对治疗的反应等因素密切相关。肾病综合征作为一种常见的临床症候群，经过规范的治疗，部分病理类型如微小病变肾病、膜性肾病等预后较好，但病情易反复；膜增生性肾小球肾炎等病理类型则预后相对较差。但是，病友们要有信心，切忌病急乱投医，要遵医嘱用药和定期复查，保持积极、平和的心态，重视日常护理，一定能战胜疾病。

六、肾病综合征患者生活上应注意什么？

（一）饮食

"民以食为天"，对于肾病患者，饮食和治疗是相辅相成、息息相关、同等重要的。掌握饮食技巧，不仅可以满足口腹之欲，还有利于疾病的恢复。

1.蛋白质　对于肾病患者来说，蛋白质始终是一个躲不掉的棘手问题，摄入过多容易加重肾脏负担，但是"拒之千里"又容易营养不良。所以蛋白摄入的"质"和"量"均非常重要。肾病综合征患者，蛋白摄入应以优质蛋白为主，如肉、蛋、奶、大豆类等。对于肾功能正常的患者来说，每天的蛋白摄入量为 1.0 克/（千克·天），如体重 60 千克，一天摄入蛋白约为 60 克。对于肾功能受损的患者，建议蛋白摄入量为 0.6～0.8 克/（千克·天）。详见第五章第一节。

2.饮水　水是生命之源，对于水肿不明显、尿量正常的肾病综合征患者，可正常饮水（不需多饮）。对于严重水肿和少尿的患者，则要严格控制水分的摄入，每日饮水量=前一天尿量+500 毫升。但要注意的是，这个水量不仅仅包括喝的水，还包括食物中的水分，所以严重水肿和少尿的患者应减少摄入汤汤水水、粥类等含水分高的食物。

3.限盐　研究已经证明低盐饮食好处多多，对于肾病综合征患者来说，低盐饮食有益于降低蛋白尿，保护肾功能，同时还能帮助患者减少水分的摄入，减轻水肿。

4.低脂　高脂血症是肾病综合征的一个重要特征，因此要限制油脂的摄入。肾病患者炒菜时,建议把动物油换成植物油,如橄榄油、菜籽油等。同时避免进食动物内脏和一些人造奶油等。

(二)预防感染

受疾病本身和服用药物的影响,肾病综合征患者容易出现反复感染,引起疾病复发,所以预防感染至关重要。

1.注意自身卫生　保持皮肤清洁,勤换衣物,勤洗澡。外出时尽量避免去人员密集的场所,必要时戴口罩。

2.注意食物的清洁卫生　饮食宜清淡,避免辛辣刺激和生冷的食物,做到饮食规律,不要暴饮暴食。

3.作息规律　避免熬夜和劳累,以免诱发疾病。

(三)运动

适当运动可以增强免疫力,促进血液循环,减少血栓发生。所以肾病综合征患者适当的运动很重要。那么,运动时应该注意什么呢?

1.运动种类　严重水肿、重度低蛋白血症的患者不宜过多运动,以休息为主。待水肿减轻,一般情况好转,病情稳定后,可进行适当体育活动。

2.运动时间　宜选择晨起或傍晚,不宜在饱餐后运动;天气炎热避免室外运动,以免大量出汗导致脱水,加重病情。

3.运动强度　肾病综合征患者进行体育锻炼时,要循序渐进,量力而行,贵在坚持。运动时间每次应控制在 20～30 分钟,以不感到疲劳为宜。

4.运动项目　以有氧运动为主,如散步、慢跑、打太极拳、骑自行车等。

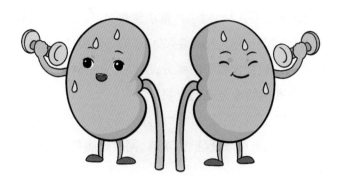

第三节　糖尿病肾病

近年来,糖尿病的发病率日益升高,已成为一个严峻的公共卫生问题。据最新的《中国成人糖尿病流行与控制现状》调查研究显示,中国成人糖尿病患病率高达11.6%。同时,我国糖尿病肾病的患病人数也逐年升高,糖尿病已成为慢性肾脏病常见的病因之一。数据显示,30%~40%的糖尿病患者在整个病程中可出现肾脏损伤,但其发生、发展通常比较隐匿,出现明显症状时已很难逆转。因此,糖尿病肾病的早期发现和治疗对于改善预后非常关键。

一、什么是糖尿病?

糖尿病是一组由多病因引起以慢性高血糖为特征的代谢性疾病,是由于胰岛素分泌不足和(或)利用缺陷所引起。长期高血糖和伴随的脂肪及蛋白质代谢紊乱可引起多个系统受损,导致肾脏、心脏、神经、视网膜等组织器官的慢性进行性病变和功能减退。

二、糖尿病和慢性肾脏病有什么关系?

糖尿病肾病是糖尿病常见的微血管并发症之一,已经成为影响糖尿病患者预后的主要因素。长期高血糖是糖尿病肾病发生的关键原因,与之相关的糖脂代谢紊乱、多种细胞因子、氧化应激反应及肾脏血流动力学改变均是参与其发生发展的重要因素。糖尿病肾病的病理改变包括肾小球、肾小管、肾间质及肾血管,不同患者由于糖尿病类型、疾病持续时间等不同,其病理表现也存在明显差异。

三、糖尿病肾病的高危人群有哪些?

糖尿病肾病是糖尿病严重的并发症之一,其高发人群主要集中在以下几类。

(1)确诊1型糖尿病5年以上者。

（2）首次确诊 2 型糖尿病者。

（3）有糖尿病肾脏疾病家族史者。

（4）糖尿病长期血糖控制差,血糖不稳定者。

（5）糖尿病合并其他微血管并发症者。

（6）患糖尿病且有不良的生活习惯者,如吸烟、饮酒等。

四、糖尿病肾病的临床表现有哪些?

糖尿病肾病患者除了可出现糖尿病经典的"三多一少"（多饮、多食、多尿及体重减轻）症状外,早期通常无特异性表现;但随着病程的进展,可出现下列一些特有的症状。

1. 蛋白尿　患者可见尿中泡沫增多,早期表现为微量白蛋白尿,随着病情进一步发展,可表现为大量蛋白尿。

2. 水肿　大量蛋白随尿液丢失,出现低蛋白血症,从而引起水肿,通常表现为凹陷性水肿;后期由于肾小球滤过率明显下降,导致尿量减少,也会引起水肿。

3. 高血压　许多糖尿病患者往往伴随有高血压,而在无高血压的糖尿病患者中,当肾功能损伤到一定程度,也可出现肾性高血压。

4. 消化道症状　因为肾脏排毒功能受损,使毒素在体内蓄积,影响胃肠道功能,可引起食欲下降、恶心、呕吐等症状。

5. 贫血　肾功能受损导致促红细胞生成素分泌不足,致使红细胞生成障碍,引起肾性贫血。患者可出现口唇、指甲、脸色苍白和头晕,乏力等表现。

6. 其他症状　糖尿病肾病患者还可出现视网膜病变、电解质紊乱、心功能不全、失眠、性格改变、骨骼变形等全身症状。

五、怎样及时发现糖尿病肾病?

如果没有以上症状,就代表一定没有糖尿病肾病吗? 其实不然,因为在糖尿病肾病早期阶段是可以没有任何症状的。那么,怎样才能及早发现糖尿病肾病呢?

定期做糖尿病肾病的相关筛查非常重要。原则上,1 型糖尿病患者从患病 5 年后以及首次确诊为 2 型糖尿病的患者,均应定期到内分泌和肾内科门诊进行随访,行尿常规、尿微量白蛋白、尿蛋白/肌酐、血肌酐等检查,并规律复查。正所谓"冰冻三尺,非一日之寒",糖尿病肾病的发展是一个慢性过程,并不是一开始就出现上述明显症状。熟悉糖尿病肾病的进展过程对其早期诊断和治疗有着至关重要的作用。其中糖尿病肾病分为以下 5 期。

Ⅰ期:临床无肾病表现,尿白蛋白排泄率正常,肾小球滤过率升高,肾脏体积增大。此期若经积极治疗可恢复。

Ⅱ期:临床无肾病表现,间断尿白蛋白排泄率增高,肾脏结构轻微异常。经过规范的治疗,病情仍可逆转。

Ⅲ期:早期糖尿病肾病,尿白蛋白排泄率持续增高,肾脏结构已出现明显异常。在此期进行治疗,逆转难度增加,但仍然有望恢复或阻止其发展。

Ⅳ期:临床糖尿病肾病,出现大量蛋白尿,可伴水肿、高血压等症状。进入此期肾脏恢复的可能性明显降低,肾病会逐渐进展。

Ⅴ期:终末期糖尿病肾病,患者出现上述典型的糖尿病肾病症状,如血压升高、水肿、食欲减退、肾功能相关指标异常(血尿素氮及肌酐升高)等。绝大多数患者肾功能已不可恢复,病情发展到一定程度需进行透析等肾脏替代治疗。

需要注意的是,在糖尿病肾病早期,尿常规检查通常不能发现异常,而微量白蛋白尿是更为敏感的指标,故糖尿病患者要定期进行尿微量白蛋白检查,一旦发现异常,及时就医。

六、糖尿病肾病怎样治疗?

糖尿病肾病的治疗主要包括以下几种。

1.控制血糖　良好的血糖管理是糖尿病肾病防治的关键,患者空腹血糖应控制于 4.4~7.0 毫摩尔/升,非空腹血糖不宜超过 10 毫摩尔/升,糖化血红蛋白不宜超过 8%。控制血糖的方式包括合理饮食、适当运动和选择合适的降糖药物,其中降糖药物包括口服降糖药、皮下注射胰岛素和胰岛素泵。

2.限制蛋白质的摄入 优质低蛋白饮食策略可以延缓慢性肾脏病的进展,早期及时进行饮食干预对患者至关重要。

3.控制血压 高血压不仅是加速糖尿病肾病进展的重要因素,也是影响患者心脑血管疾病预后的主要危险因素,有效地控制血压可以减少蛋白尿,延缓肾脏病进展的速度。

4.肾脏替代治疗 终末期肾脏病患者需进行肾脏替代治疗,包括腹膜透析、血液透析及肾移植。其中,肾移植是目前最有效的治疗方法。但是,糖尿病肾病患者移植肾存活率比非糖尿病者略低,且单纯肾移植并不能防止糖尿病肾病的再发生,也不能改善其他的糖尿病相关并发症。

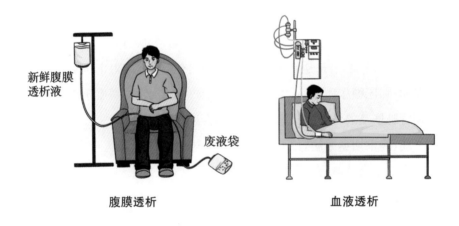

新鲜腹膜
透析液

废液袋

腹膜透析　　　　　　　　　　　血液透析

七、糖尿病肾病患者生活上应注意什么?

(一)饮食控制

糖尿病肾病患者通过科学合理的饮食安排,可以有效地延缓病情的进展,保护肾脏。所以,饮食上需要注意以下几点。

1.合理控制总热量 食物营养应按照碳水化合物55%～60%、蛋白质15%、脂肪25%～30%进行分配,适当摄入膳食纤维每日20～35克。

2.限制蛋白质摄入 肾功能正常者,推荐优质蛋白(动物蛋白)的摄入量是0.8克/(千克·天);肾功能下降者,建议低优质蛋白饮食,蛋白质摄入量为0.6克/(千克·天),并适当补充必需氨基酸;如果患者合并大量蛋白尿,应适当增加优质蛋白的摄入。

3. 低盐饮食 盐的摄入量控制在每日 5 克以内。出现明显水肿、高血压的患者则控制在 2 ~ 3 克。

4. 低脂饮食 脂肪摄入量应限制在每日 40 克以下;胆固醇应限制在每日 300 毫克以下,高胆固醇血症者建议每日胆固醇摄入量不超过 200 毫克（相当于一个鸡蛋黄）。

(二)规律运动

规律运动有利于控制血糖、减少心血管危险因素、减轻体重。必要时,运动前要接受心肺和运动功能的医学评估。运动强度和运动量以身体微出汗,呼吸微喘,即运动时感到有些吃力为宜。

成年糖尿病患者,建议每周进行至少 150 分钟的中等强度运动(快走、骑车、打太极拳、乒乓球、羽毛球、高尔夫球等)。肾功能不全但病情较稳定者,可进行散步、慢舞、太极拳、八段锦等有氧运动,空腹血糖>16.7 毫摩尔/升或血糖<3.9 毫摩尔/升、糖尿病酮症酸中毒、严重心脑血管疾病(如不稳定型心绞痛、严重心律失常、短暂性脑缺血发作)、糖尿病合并急性感染等情况下禁忌运动,待病情稳定后方可逐步恢复运动。

总之,通过合理运动和控制饮食,配合适当的药物,大部分患者的血糖可控制在目标范围内,延缓肾脏病的进展。

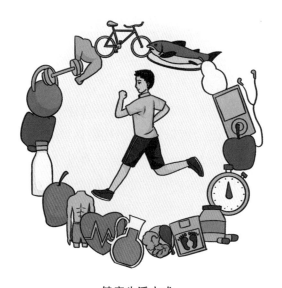

健康生活方式

第四节 高血压肾病

高血压是人群中常见的慢性疾病之一,近年来统计数据显示我国成人高血压患病率为 25.2%,总患病人数已超过 2.7 亿。在慢性肾脏病患者中,高血压的患病率则高达 58.0%~86.2%,明显高于普通人群,且随着肾功能的下降,高血压的患病率也逐渐升高。另外,高血压本身也可引起肾脏损伤。但由于慢性肾脏病人群的高血压通常更难以控制,虽然其知晓率和治疗率尚可,达标率却偏低。血压稳定达标是延缓慢性肾脏病发展的关键措施之一,因此,合理控制血压对肾病患者尤为重要。

一、什么是高血压?

未使用降压药的情况下,非同日 3 次测量诊室血压,收缩压(SBP)≥140 毫米汞柱 和(或)舒张压(DBP)≥90 毫米汞柱可诊断为高血压。"原发性高血压"是指无明确原因引起的血压升高。而由肾小球疾病、肾血管狭窄及内分泌肿瘤等因素引起的高血压,则称为"继发性高血压"。

二、高血压和慢性肾脏病有什么关系?

高血压与肾脏疾病关系密切,互为因果。一方面,肾脏是高血压最常损害的器官之一,长期高血压可直接造成肾脏小动脉或肾实质损害,引起高血压肾病,肾脏受损后又使血压进一步升高,且难以控制。另一方面,慢性肾脏病也常常引起高血压,称为肾性高血压,其发生率随着肾功能的恶化而逐渐升高,到了肾功能衰竭期,80% 以上的患者均伴有明显的高血压。因此,慢性肾脏病和高血压可互为因果,形成恶性循环,导致肾病持续进展,最终进入终末期肾脏病还会引起心脑血管等肾外并发症。综上所述,建议高血压患者定期做尿检,最好每年进行一次全面的肾脏检查。严格控制血压是延缓肾脏病变发展的关键措施之一。

三、高血压肾病的临床表现有哪些?

良性高血压肾病患者多为中老年,高血压病史 5 年以上,部分有高血压家族史。早期常无特殊表现，仅有夜尿增多，尿检可发现微量白蛋白尿，继之出现轻至中度蛋白尿（一般为+～++），少数患者可出现镜下血尿。良性高血压肾病患者的病情多进展缓慢，肾功能长期呈轻度下降，但血压控制不达标者，进展加快。另外，这类患者还通常合并有高血压所致其他脏器损伤，如动脉硬化性视网膜病变、左心室肥厚、脑卒中等。

恶性高血压肾损害多见于中青年人，肾损害源于急剧升高且持续不降的血压，血压常升至200/130毫米汞柱以上，病情进展迅速，可发生一系列与恶性高血压相关的临床表现，比如剧烈头痛、恶心、呕吐、头晕、耳鸣、心衰等，当出现眼底出血、渗出或视盘水肿时，视力可迅速减退；在肾脏方面，表现为持续性蛋白尿（可为大量蛋白尿）、血尿（显微镜下血尿甚至肉眼血尿）和管型尿，肾功能常急剧减退，短时间内即可发展至终末期肾脏病。

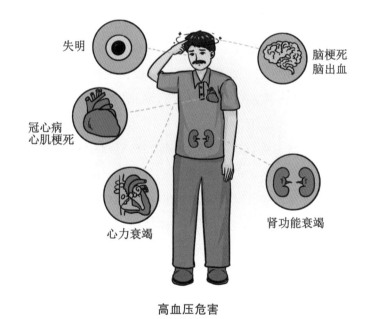

高血压危害

四、高血压肾病如何防治？

所有高血压患者均应严格控制血压。一方面遵医嘱规律服用合适的降压药物，常用降压药有钙通道阻滞剂（如××地平）、血管紧张素转化酶抑制剂/血管紧张素Ⅱ受体阻滞剂(如××普利/××沙坦)、利尿剂(如呋塞米、氢氯噻嗪)和β受体阻滞剂(如美托洛尔)。同时,进行必要的生活方式干预,比如保持良好的情绪、限盐、适当的体育锻炼和控制体重等;避免劳累和感染;避免接触重金属毒物及可能损害肾脏的药物。

所有高血压病史5年以上,尤其血压控制不佳者,均应定期检查尿微量白蛋白,如有异常需高度警惕早期高血压肾损害的发生。当出现夜尿增多、明显的蛋白尿或血尿,应及时行肾功能、24小时尿蛋白定量和眼底检查。

患者一旦确诊为高血压肾病,应尽早转诊至肾内科进行随诊,接受肾病专科医生的处置意见,平稳控制血压,治疗相关的并发症,尽可能延缓肾脏病进展,防止终末期肾脏病的发生。

五、高血压肾病患者生活上应注意什么?

改变不良生活方式有利于血压的控制。具体措施包括以下方面。

1. 合理饮食　高盐饮食不利于血压的达标,建议高血压患者每日盐的摄入量应控制在5克以内。饮食应多样化,根据蛋白尿、肾功能、血钾、钙磷代谢等情况调整饮食,适当摄入蔬菜、水果,减少饱和脂肪及总脂肪摄入。

2. 控制体重　将体重指数(BMI)控制在18.5～23.9千克/平方米。

3. 适当运动　有氧运动可以降低血压,如散步、慢跑、太极拳、骑自行车和游泳等。建议非透析慢性肾脏病患者在心血管状况和整体可以耐受的情况下,每周运动3～5次,每次至少30分钟。

4. 戒烟限酒　因烟叶内含有的尼古丁、焦油等物质会引起血压升高,故建议患者戒烟。

5. 调整心理状态　不良心理因素均可诱使血压增高,患者应当通过改变自己的行为方式,提高对自然环境和社会的适应能力,避免情绪激动及过度紧张。

第五节　狼疮性肾炎

系统性红斑狼疮(systemic lupus erythematosus,SLE)是一种常见的自身免疫性疾病,而肾脏是系统性红斑狼疮最常累及的器官。在我国,40%~60%的系统性红斑狼疮患者伴有肾脏损伤,称为"狼疮性肾炎"(lupus nephritis,LN),LN 是系统性红斑狼疮最为常见和严重的并发症,也是我国最常见的继发性免疫相关性肾小球疾病。接下来,我们一起来了解下系统性红斑狼疮和狼疮性肾炎,揭开那层神秘的面纱。

一、什么是系统性红斑狼疮?

很多人对系统性红斑狼疮并不了解,闻之色变,以为它是一种传染病。在这里可以肯定地告诉大家,它并不传染,也并非无法医治,不能长期控制的疾病。系统性红斑狼疮是自身免疫介导的,以产生大量自身抗体及全身多器官受累为特征的弥漫性结缔组织病。系统性红斑狼疮的发病原因非常复杂,现阶段仍未完全明确。目前,人体自身免疫异常、遗传背景、性激素水平、感染、物理因素(日光和紫外线照射)和药物等多种因素均与系统性红斑狼疮的发生相关。

中国大陆地区系统性红斑狼疮患病率为 30~70/10 万,女性患病率明显高于男性,尤其多见于育龄期女性(14~45 岁),也可在任何年龄段被确诊;男性患者疾病严重程度和病死率明显高于女性患者,其原因尚未明确。

二、系统性红斑狼疮为什么会引起肾损害?

研究显示,系统性红斑狼疮患者病情活动时,在遗传、雌激素、环境等因素的综合作用下,机体的免疫细胞发生异常,如 T 淋巴细胞数量减少、B 淋巴细胞过度增生,同时产生大量的自身抗体,这些自身抗体和抗原结合形成免疫复合物后沉积在小血管、关节、皮肤和肾脏等组织器官,在补体的参与下会出现严重的免疫炎症反应,最终引起多个系统的损害。当这些异常免疫复合物在肾脏沉积,导致肾脏结构和功能受损,即引起狼疮性肾炎。

鉴于系统性红斑狼疮容易引起肾脏损伤,所有狼疮患者均需要完善尿常规、尿蛋白定量和肾功能等检查,起病时肾脏无异常的系统性红斑狼疮患者也需要在后续病程随访中定期复查这些指标。系统性红斑狼疮患者如果出现肾脏损伤的相关表现,如血尿、蛋白尿、夜尿增多、水肿、高血压等,需警惕合并狼疮性肾炎的可能,必要时可进行肾穿刺活检术明确病理类型,因为它是明确肾脏受累情况和指导治疗的最佳依据。

三、狼疮性肾炎的临床表现有哪些?

狼疮性肾炎是系统性红斑狼疮诸多的临床表现之一,而少数系统性红斑狼疮患者起病时肾脏是唯一受累的器官。因此,狼疮性肾炎除了肾脏的一些表现外,还会出现其他组织器官受累的表现,比如皮肤、肌肉、关节、血液系统、呼吸系统、神经系统、消化系统等。

(一)常见肾脏相关的临床表现

狼疮性肾炎的临床表现多样,差异大,可表现为无症状性血尿/蛋白尿、肾病综合征、肾炎综合征、急进性肾炎等多种类型。其中肾炎综合征较常见,出现蛋白尿、血尿、不同程度的水肿和高血压;还有很多狼疮性肾炎患者表现为肾病综合征,可见大量蛋白尿和明显的水肿;部分患者病情进展快,肾小球滤过率迅速下降发展至终末期肾脏病。为了明确肾病活动及指导治疗,大部分狼疮性肾炎患者均建议积极行肾穿刺活检术来明确病理类型。

(二)其他系统临床表现

1. 全身症状　发热、疲倦、口腔溃疡、体重下降等。

2. 皮肤黏膜　80%患者在病程中出现皮疹。

最常见的皮疹:皮肤暴露部位出现对称性皮疹。

最典型的皮疹:两面颊和鼻梁部位呈蝶形红斑,也可在面部及四肢、躯干见盘状红斑。

3. 关节和肌肉　关节痛、肌痛、缺血性骨坏死等。

4. 呼吸系统　发热、咳嗽、胸痛、呼吸困难等。

5. 血液系统　贫血,白细胞及血小板减少,无痛性淋巴结肿大,脾大等。

6. 神经系统　头痛、意识障碍、癫痫、四肢瘫痪等。

7.消化系统 常见的表现包括食欲缺乏、呕吐、腹痛、腹泻、假性肠梗阻等。需要注意的是,由于消化道损伤表现多样且无特异性,临床上容易误诊、漏诊。

四、狼疮性肾炎怎样治疗?

不同狼疮性肾炎患者的病理类型、临床表现多样,因此,该病的治疗也强调因人而异,应由专科医生综合评估风险与获益,制定个体化的治疗方案。狼疮性肾炎的治疗目标是尽量达到肾病的缓解,稳定肾功能,同时防治相关并发症。具体治疗措施包括一般治疗和药物治疗。

1.一般治疗 加强宣教,消除恐惧心理,重视长期用药和规律随访的重要性;生活上避免过度劳累,注意防晒,减少紫外线照射。另外,还应注意合理饮食、适度运动,提高机体免疫力,预防上呼吸道感染,严格控制高血压、高血脂等危险因素。

2.药物治疗 狼疮性肾炎的基础治疗药物为羟氯喹,对于无特殊禁忌的患者均建议应用羟氯喹。大部分狼疮性肾炎患者需要积极地进行免疫抑制治疗,常用方案为糖皮质激素联合环磷酰胺、吗替麦考酚酯、环孢素、他克莫司等免疫抑制剂。另外,贝利尤单抗、泰他西普等生物制剂也可以选择。狼疮性肾炎的治疗分为诱导阶段和维持阶段,强调早期强效诱导和长疗程维持,切记不要随意停药,以免病情加重和复发。

目前,尚无药物或手段可以完全治愈系统性红斑狼疮。但是,通过积极、正规的药物治疗,有望很好地长期控制狼疮性肾炎的病情活动,患者可回归正常生活,长期生存。

五、狼疮性肾炎患者需要终生使用激素吗?

狼疮性肾炎治疗的目标是控制病情活动、防止复发、保护肾功能、尽量减少并发症、改善患者的生活质量并提高生存率。糖皮质激素是治疗狼疮性肾炎最关键的药物,可有效控制病情及改善预后;但是糖皮质激素长期服用,可能会出现高血糖、高血压、骨质疏松、向心性肥胖等多种副作用,它可谓是一个让人又爱又恨的药物。通常,狼疮性肾炎患者的病情处于活动期时需要用较大量激素,病情稳定后逐渐减量,最后使用最小剂量激素长期维持(切不可擅自停药)。为避免复发,目前多数专家及指南建议激素或其他免疫抑制剂需维持治疗 3～5 年,甚至更长时间,仅病情长期稳定的患者可在医师指导下小心停用激素,但也仍需密切随访和定期复查,以免延误治疗。

六、狼疮性肾炎患者什么情况下可以妊娠?

妊娠是很多狼疮患者极为关注的问题。一般来说,妊娠有可能会导致患者病情复发和恶化,因此不主张没有准备就进行妊娠。对于处于疾病缓解期,又有强烈妊娠要求的患者,在血压、狼疮活动指标及肾功能基本正常的情况下,是可以妊娠的。

(1)病情不活动且保持稳定至少 6 个月。

(2)糖皮质激素使用剂量为泼尼松 15 毫克/天(或相当剂量)以下。

(3)24 小时尿蛋白定量<0.5 克。

(4)无重要脏器损害。

(5)停用免疫抑制药物如环磷酰胺、甲氨蝶呤、雷公藤、吗替麦考酚酯等至少 6 个月。

(6)对于服用来氟米特的患者,建议先进行药物清除治疗后,再停药至少 6 个月后才可以考虑妊娠。

一旦怀孕,要定期前往医院肾内科、风湿科及妇产科随诊。遵医嘱用药,注意休息,避免感冒、腹泻等,期间如有病情复发、加重,立即前往医院,严重时需终止妊娠。

七、狼疮性肾炎患者生活上应注意什么?

(1)调节情绪,保持积极乐观的态度。

(2)注意劳逸结合,适当锻炼。

(3)注意预防感冒,积极预防各种感染。

(4)避免皮肤直接暴露在太阳光下,很多患者存在光过敏反应,会加重病情。

（5）注意戒烟、戒酒。

（6）避免使用碱性肥皂和染发剂，少食感光性食物，如香菇、香菜、芹菜、木耳、无花果、芒果等。

（7）避免乱食用药物和保健品，尤其是含有雌激素的。

（8）避免食用过多羊肉、狗肉、马肉、鹿肉、驴肉等温热食物。

（9）饮食中注意补充优质蛋白和多种维生素，少食高脂肪、高胆固醇食物。

第六节　紫癜性肾炎

过敏性紫癜性肾炎,简称紫癜性肾炎,是由于免疫复合物沉积在肾脏血管壁上导致的血管炎症、坏死所致,是过敏性紫癜最常见的并发症。紫癜性肾炎常发生于儿童或青壮年,是继发性肾小球肾炎较常见的一种。

一、什么是过敏性紫癜?

过敏性紫癜属于系统性小血管炎,主要侵犯皮肤、胃肠道、关节和肾脏。过敏性紫癜的发病可能与感染和变态反应有关。人们日常生活中遇到的皮肤过敏,表现为瘙痒性皮疹、皮肤红肿,就是一种变态反应。许多患者起病前有近期感染史,最常见的是上呼吸道感染;部分患者有过敏史,如某些药物或食物过敏,或因植物花粉、虫咬、寒冷刺激等引起。过敏性紫癜好发于儿童,80%～90%发病年龄在7～13岁,但也可发生于成人。

皮肤紫癜通常是过敏性紫癜最突出的表现。那么,什么是紫癜?紫癜即为出血性皮疹,当患者接触了致敏物质后,引起全身血管的炎性病变,皮肤就表现为红色疹点,称作紫癜。紫癜样皮疹大小不等,呈针尖至黄豆大小,数量多时可融合成片。过敏性紫癜也可以累及关节,多发生于踝关节和膝关节,表现为关节肿痛和活动障碍,但一般不发生关节变形。当累及消化系统时,常表现为腹痛,以脐周和下腹部为主,呈阵发性绞痛,可伴有恶心、呕吐、便血,行内镜检查可见胃肠道黏膜紫癜样病变。

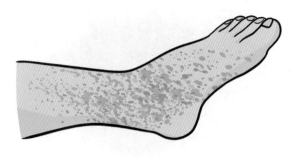

过敏性紫癜的皮肤表现

二、过敏性紫癜患者一定会得紫癜性肾炎吗?

不一定。仅部分过敏性紫癜患者会合并肾脏受累,称为紫癜性肾炎,但具体发生率报道不一。国内报道35%~55%过敏性紫癜儿童会发生肾损伤,成年人肾损伤的发生率高于儿童。紫癜性肾炎是儿童最常见的继发性肾脏病;在成年人中,紫癜性肾炎是仅次于狼疮性肾炎的一种继发性免疫相关肾小球疾病。因此,所有确诊过敏性紫癜的患者,均应及时行尿常规及肾功能检查,起病时化验无异常者也应该继续随访和复查肾功能相关指标,警惕发生紫癜性肾炎。

三、紫癜性肾炎的临床表现有哪些?

紫癜性肾炎多发生于出疹后4~8周内,少数为数月之后,极个别见于出疹之前或出疹后3年。紫癜性肾炎大多为慢性病程,可表现为多种临床综合征,包括孤立性血尿/蛋白尿、急性肾炎综合征、肾病综合征等,可伴有水肿、高血压等临床表现;严重者呈急进性肾炎综合征,迅速发展至终末期肾脏病。成人紫癜性肾炎的临床表现一般较儿童重,出现肉眼血尿、高血压和肾功能不全的比例更高。

四、紫癜性肾炎的主要治疗方法有哪些?

在治疗方面,医生一般会根据患者的年龄、肾脏的临床和病理表现及其他器官受累情况选择不同的治疗方案。成年患者通常肾损害较重,预后较儿童患者差,因而治疗应更加积极。具体治疗方法包括以下几个方面。

1. 一般治疗　适当减轻工作量,避免劳累,保持良好的心态;预防紫癜复发而加重肾脏损害,应注意预防上呼吸道感染、清除慢性感染病灶(如慢性扁桃体炎、咽炎),积极寻找过敏原,避免再次接触;疾病发展期,应注意休息和维持水、电解质平衡,水肿、大量蛋白尿者应低盐饮食和限水;避免应用肾毒性药物,如磺胺类、链霉素、吲哚美辛、布洛芬等。

2. 对于有明确肾脏损害的患者,可使用糖皮质激素(如强的松、甲泼尼龙)进行治疗,可有效控制疾病的进展;同时,也可有效控制皮疹、缓解疼痛

（如腹痛、关节痛）等症状。

3. 冲击治疗　对肾穿刺活检显示大量新月体（比例超过50%或弥漫性病变），临床表现为急进性肾炎者，可给予甲泼尼龙和环磷酰胺冲击治疗。

4. 对症治疗　如积极控制高血压、控制感染、抗过敏和镇痛等治疗。

5. 肾脏替代治疗　终末期肾功能衰竭患者需进行透析或肾移植。

五、过敏性紫癜患者生活方面应注意什么？

（1）饮食上应注意补充丰富的营养物质和足够的热量。有消化道症状者应选择易消化食物，不可过度饮食，以减少胃肠道刺激，避免诱发或加重活动性出血；有活动性出血时应禁食。

（2）过敏性紫癜患者可到医院进行过敏原检测，尽量避免接触致敏物质或食用易导致过敏的食物。

（3）避免食用辛辣刺激、油腻及海鲜类的食物，如辣椒、生葱、姜、蒜、洋葱、胡椒、各种油炸食物、鱼、虾、蟹等。

（4）紫癜发作期应卧床休息，减少消耗，避免过多或剧烈的活动；稳定期可适度活动和锻炼；关节肿痛者要注意局部关节制动和保暖。

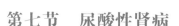

第七节 尿酸性肾病

随着人们生活水平提高和生活方式的改变,高尿酸血症已成为继"三高"之后的"第四高",其危害不容忽视。高尿酸血症导致的肾脏损伤,称为尿酸性肾病,严重时可导致终末期肾脏病。

一、什么是高尿酸血症?

我们先来认识一下尿酸,尿酸是人体内嘌呤代谢的终产物,而嘌呤是脱氧核糖核酸(DNA)和核糖核酸(RNA)组成的碱基。人体约80%的尿酸来源于细胞内的核酸,经分解代谢成嘌呤,最终产生尿酸,称为内源性尿酸;而另外20%则来源于富含嘌呤的食物,称为外源性尿酸。人体每日产生的尿酸约2/3通过肾小球滤过、肾小管重吸收和再分泌,随尿液排出体外;约1/3则通过消化道排出体外。

高尿酸血症是指一种人体嘌呤代谢紊乱引起的代谢异常综合征。即正常嘌呤饮食状态下,非同日两次空腹抽血化验血尿酸水平成年男性及绝经后女性高于420微摩尔/升(7毫克/分升),绝经前女性高于360微摩尔/升(6毫克/分升),即称为高尿酸血症。它多发于男性,女性患病人群以绝经后女性居多,420微摩尔/升就成了高血尿酸血症的"警戒线"。由于高尿酸血症对于人们的健康影响深远,所以把每年的4月20日定为"世界高尿酸血症日",希望能引起人们的重视。

二、高尿酸血症有哪些危害?

长期高尿酸血症不仅会引起痛风反复发作,还会对人体的循环系统、内分泌代谢系统、泌尿系统等多个系统产生严重影响,可诱发或加重心血管疾病、糖尿病及慢性肾脏病等。在泌尿系统方面,高尿酸血症可引起急性或慢性尿酸性肾病,导致肾功能不全,严重时可发展至终末期肾脏病。因此,当发现患有高尿酸血症时应积极采取防治措施。

三、高尿酸血症与肾脏病有什么关系?

高尿酸血症与肾脏病关系密切,两者互相影响、互相促进、互为因果关系。

尿酸是机体的一种代谢废物,需要通过肾脏来进行排泄,当血尿酸水平过高,超过肾脏的排泄能力导致体内蓄积,由于尿酸盐直接沉积于集合管和肾间质而造成肾损伤,主要表现为肾小管间质病变和肾小球滤过功能下降。反之,慢性肾脏病同样能够引起高尿酸血症。每天人体内产生的大部分尿酸均需要经由肾脏排泄,当肾脏功能出现异常时,排泄代谢废物的能力下降,即不能完全排泄出体内多余的尿酸,导致血液中的尿酸蓄积,引起继发性的高尿酸血症。

四、尿酸性肾病的临床表现有哪些?

尿酸性肾病主要有两种类型,即急性尿酸性肾病和慢性尿酸性肾病。

1.急性尿酸性肾病　通常发生于短时间内大量尿酸产生时,如横纹肌溶解综合征或某些肿瘤化疗后导致的大量细胞破坏,主要表现为突发性血尿、少尿,病情急重时可发生急性肾功能不全,甚至导致死亡。

2.慢性尿酸性肾病　多见于中年以上男性,绝大多数伴有痛风性关节炎或痛风石、尿酸性尿路结石。早期可有轻度腰痛和少量蛋白尿,随病情进展出现持续性蛋白尿,可伴血尿。肾功能方面早期多表现为尿液浓缩功能减退,出现夜尿增多和低比重尿,晚期出现肾功能损伤和高血压,10%～20%的患者发展至终末期肾脏病。

五、尿酸性肾病应该怎样防治?

(一)调整生活方式和规律随访监测

1.调整生活方式　包括健康饮食、适度运动、控制体重和戒烟限酒等。建议高尿酸血症患者根据个人情况坚持适度运动(每天30分钟以上中等强度的锻炼,如散步、慢跑、快走、骑自行车、打太极拳、练瑜伽等)。肥胖者应减重,控制体重在正常范围。

2.规律随访监测　建议治疗前由专科医师全面评估肾功能和合并症、并发症情况,在治疗过程中规律随访和监测肾小球滤过率、蛋白尿及血尿酸水平。

(二)饮食治疗

研究显示,饮食治疗可以降低10%~18%的血尿酸水平或使血尿酸降低70~90微摩尔/升。推荐高尿酸血症患者的饮食应以低嘌呤食物(详见附表7)为主,尽量避免食用海鲜、动物内脏及红肉,不饮啤酒、白酒、黄酒及红酒,也应减少富含果糖的饮料摄入。对于正在接受非透析治疗的慢性肾脏病患者,应结合低蛋白饮食营养方案(详见第五章第一节)。

(三)降尿酸药物治疗

经过生活方式干预后血尿酸仍明显升高,尤其是伴有痛风者,可应用降尿酸药物进行治疗。常用的降尿酸药物包括抑制尿酸生成药物(别嘌醇和非布司他)和促进尿酸排泄药物(苯溴马隆和丙磺舒)。药物降尿酸治疗的目标值为血尿酸<360微摩尔/升,对于反复发作痛风且伴有明显痛风结晶时,建议控制血尿酸<300微摩尔/升。不推荐长期维持血尿酸水平<180微摩尔/升。

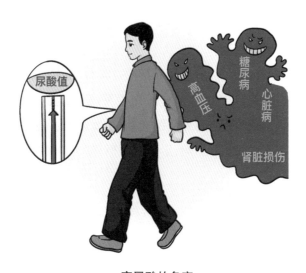

高尿酸的危害

第八节　肥胖相关性肾病

近年来,随着人们生活水平的提高,饮食结构和生活方式的改变,我国的肥胖人群也越来越多,预计2030年全球肥胖者会达到20亿。肥胖是冠心病、糖尿病、高血压及肾脏病等多种慢性疾病的重要危险因素之一,已成为全社会非常关注的公共健康问题。

一、判断肥胖的标准是什么?

体重指数(body mass index,BMI)是用来诊断肥胖的标准,计算公式是$BMI = 体重(千克) \div [身高(米)]^2$。举例说明:某年轻男性,体重60千克,身高1.73米,那么他的体重指数$(BMI) = 60 千克 \div (1.73 米 \times 1.73 米) = 20.05 千克/平方米$。

我国健康成人体重的BMI范围是18.5～23.9千克/平方米,BMI 24～27.9千克/平方米者为超重,大于等于28千克/平方米者为肥胖(详见第五章第三节)。

二、肥胖为什么会引起肾脏疾病?

研究表明,肥胖是引起肾脏疾病独立危险因素之一,由肥胖引起的肾脏损害被称为肥胖相关性肾病。

肥胖可以引起肾小球高滤过,长期高滤过状态会引起肾脏损伤;肥胖也可以通过激活交感神经和肾素–血管紧张素系统引起血压升高,导致肾损伤。另外,肥胖人群通常伴有各种代谢紊乱,如高血压、高血糖、高血脂和高尿酸血症,这些因素之间相互影响,形成恶性循环,也是导致肾脏病发生、发展的重要原因。

三、肥胖相关性肾病的高危人群有哪些?

青壮年肥胖者是肥胖相关性肾病的高危人群,男性多于女性,但老年及儿童肥胖者也可发生。该群体均应定期监测体重指数、血压、血脂、血糖、尿常规、肾功能等指标。

四、肥胖相关性肾病的临床表现有哪些？预后如何？

与非肥胖引起的肾脏疾病相比，肥胖相关性肾病的临床症状相对较轻，进展也较慢，主要表现为蛋白尿，多以轻、中度蛋白尿为主，仅有约10%表现为大量蛋白尿（>3.5克/24小时）。少部分肥胖相关性肾病患者会出现肾功能不全，严重者进展至终末期肾脏病，最终需行肾脏替代治疗。肥胖相关性肾病患者的预后也与高血压、糖尿病、动脉粥样硬化和心脑血管并发症有关。因此，我们应提高对本病的认识，做到早发现、早诊断、早治疗，以改善预后。

五、肥胖相关性肾病的主要治疗方法有哪些？

控制体重是降低肥胖相关性肾病发生的重要措施。对于肥胖相关性肾病患者，总的治疗原则：①减轻体重；②控制血压；③降低血脂；④纠正高血糖。最终目的是控制各种危险因素，延缓疾病进展。具体方法如下。

1. 减轻体重　改变生活方式，培养健康的生活习惯，包括健康饮食、适度运动、戒烟限酒等；积极减重，尽可能达到目标体重，必要时还可通过药物或手术方式达到减重目的。这些措施有益于减少蛋白尿和延缓肾脏病的进展。

2. 控制血压　有效控制高血压，可减少蛋白尿，减轻肾脏炎症反应和保护肾功能。常用的降压药物：血管紧张素转化酶抑制剂，如卡托普利、贝那普利等；血管紧张素Ⅱ受体阻滞剂，如氯沙坦、厄贝沙坦等；血管紧张素受体脑啡肽酶抑制剂，如沙库巴曲缬沙坦；钙通道阻滞剂，如硝苯地平缓释片等。

3. 降低血脂　注意低脂饮食，常用降脂药物为他汀类，如阿托伐他汀、辛伐他汀等。他汀类药物除降低胆固醇外，还能改善血管内皮细胞功能。

4. 纠正高血糖　肥胖者通常存在胰岛素抵抗，即机体对胰岛素的敏感性降低，持续、严重的胰岛素抵抗状态可导致高血糖发生，通过健康饮食、减轻体重、适当运动等方式有助于改善胰岛素抵抗，必要时应遵医嘱应用降糖药物。

六、肥胖相关性肾病患者生活上应注意什么？

肥胖最基础的治疗是控制饮食,通过控制饮食降低能量的摄入,减轻体重,最终达到延缓肾脏病进展的目的。具体要求如下。

1.制定合理的饮食计划和目标　食物的种类要齐全,以谷类为主,避免高脂、高糖、高热量饮食,多食新鲜蔬菜和水果。

2.养成良好的饮食习惯　生活要有规律,进餐应定时定量,细嚼慢咽。

3.保持膳食平衡　保证蛋白质、必需脂肪酸、维生素、矿物质和膳食纤维素等营养素的合理摄入及分配比例。

第九节　感染相关性肾病

感染是最常见的疾病种类之一,是指细菌、病毒、真菌、寄生虫等病原体侵入人体后所引起的局部或全身性炎症反应。感染的病因非常多,临床表现亦多种多样,其中很多感染性疾病都可引起肾脏损伤,统称为感染相关性肾病。

一、乙肝相关性肾病

乙型病毒性肝炎,简称乙肝,是一种由乙型肝炎病毒(HBV)感染机体后所引起的疾病。乙型肝炎病毒是一种嗜肝病毒,主要存在于肝细胞内并损害肝细胞,引起肝细胞炎症、坏死、纤维化。乙肝主要传播途径有血液传播、母婴传播及性传播,皮肤黏膜破损传播也有一定比例。

乙型肝炎病毒可以导致肾损伤,其发病可能与乙型肝炎病毒抗原抗体复合物沉积于肾小球引起免疫损伤、病毒直接感染肾脏以及乙肝病毒感染后导致自身免疫疾病有关,称为乙型肝炎病毒相关性肾炎(HBV-GN)。儿童和青少年乙肝 e 抗体(抗 HBe)反应不完善,可能是其 HBV-GN 高发的主要原因。并非所有乙肝患者出现的肾脏损伤都是 HBV-GN,只有慢性 HBV 感染导致的免疫复合物性肾小球疾病才可诊断 HBV-GN,确诊需要依赖肾穿刺活检术。

(一)乙型肝炎病毒相关性肾炎有哪些表现?

乙型肝炎病毒相关性肾炎通常表现为蛋白尿、血尿或肾病综合征,典型病理改变以膜性肾病常见,也可表现为 IgA 肾病、膜增殖性肾炎等。

(二)乙肝病毒相关性肾炎怎样治疗?

乙肝病毒相关性肾炎是由乙肝病毒感染所致,因此,这类人群的干预重点在于积极抗乙肝病毒治疗,尽可能控制乙肝病毒在体内的复制。但是,对于临床表现为肾病综合征者,在积极抗病毒治疗的基础上,可试用短程糖皮质激素治疗,有助于减轻或消除蛋白尿。值得注意的是,糖皮质激素可减弱宿主清除 HBV 的能力,有促进 HBV 再生和细胞内复制的潜在危险,因此应遵医嘱服用,并注意监测 HBV-DNA 等指标的变化。另外,表现为大量蛋白尿的患者也可考虑联合使用其他免疫抑制剂,如他克莫司、环孢素、吗替麦考酚酯等,使用期间也需严密观察,避免药物相关的不良反应。

二、丙肝相关性肾病

丙型病毒性肝炎是一种因感染丙型肝炎病毒(HCV)而导致的以肝脏损伤为主的常见传染性疾病。该疾病人群普遍易感,以丙型肝炎病毒阳性的人为传染源,主要传播途径有血液传播、经破损的皮肤和黏膜传播、性传播和母婴传播。

丙型肝炎病毒感染人体后,通过免疫反应形成免疫复合物损伤肾小球,可引起多种类型的肾脏疾病,常伴有冷球蛋白血症,称为丙型肝炎病毒相关性肾炎(HCV-GN)。HCV-GN 的明确诊断和病理分型需要依赖于肾穿刺活检术。

(一)丙型肝炎病毒相关性肾炎有哪些表现?

丙型肝炎病毒相关性肾炎主要表现为血尿、蛋白尿和高血压,少部分患者表现为肾病综合征和肾功能减退;肾外表现约 1/2 患者伴有混合性冷球蛋白血症的症状,如关节痛、紫癜、末梢性神经病等。HCV-GN 常见的病理类型为膜增生性肾小球肾炎,也可表现为膜性肾病、IgA 肾病等类型。丙肝病毒相关性肾炎的预后与病理类型有关,约 1/3 可获完全或部分临床缓解,一部分患者肾脏损伤可持续进展至终末期肾脏病。

(二)丙型肝炎病毒相关性肾炎怎样治疗?

丙肝病毒相关性肾炎是由丙型肝炎病毒感染所致,因此,积极地抗丙肝病毒治疗非常重要。除此之外,还应针对不同病理损伤类型的丙肝相关性肾炎进行个体化的治疗。比如,部分表现为肾病综合征者可使用激素和(或)免疫抑制剂控制蛋白尿;合并冷球蛋白血症者可采用血浆置换等特殊治疗手段。

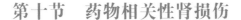

第十节　药物相关性肾损伤

肾脏是机体的主要排泄器官,特别容易受到药物的影响,某些药物可对肾脏产生直接毒性作用或通过免疫反应造成肾脏损伤。不同年龄层的人群都要重视药物的肾毒性,特别是老年人和儿童,对于药物种类和剂量的选择需慎重,因为很多药物相关的慢性肾损伤是长期或超量服用药物所致。据国家食品药品监督管理总局(SFDA)药品不良反应监测中心报告,我国近年来每年约有19.2万人死于药物不良反应,其中药源性肾脏疾病占34.2%。因此,用药一定要严格遵照医嘱,切不可自行加大用药剂量和延长用药时间。

一、为什么说药物容易引起肾损伤?

与身体的其他器官相比,肾脏自身的一些生理特性使之成为药物损伤的主要靶器官。肾脏易受药物损伤的原因包括以下几点。

(1)肾脏血流量大,健康成年人两侧肾血流量1000～1200毫升/分钟,约占全心输出量的25%。

(2)肾脏血管内皮表面积大,与药物接触面积大。

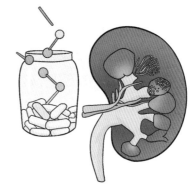

(3)药物或排泄物在肾脏浓度高。

(4)肾脏对药物敏感性高、代谢率高、耗氧高。

(5)髓质肾单位、肾小管间质区域血液供应相对不足。

药物性肾损伤

(6)老年人肾脏储备能力下降。

二、引起肾损伤的常见药物有哪些?

1.非甾体抗炎药　这类药物是引起肾脏损伤的常见药物之一,包括阿司匹林、对乙酰氨基酚、双氯芬酸、布洛芬等。非甾体抗炎药可以引起急性肾脏损伤,主要见于急性间质性肾炎;长期大量使用则可引起慢性间质性肾炎和肾乳头坏死。

2.抗生素 氨基糖苷类是所有抗生素中最易引起肾脏损伤的药物之一;氨苄西林、替卡西林等青霉素类抗生素以及各种头孢菌素类药物均可以造成肾脏损伤,引起急性肾小管坏死、急性间质性肾炎和慢性肾小球肾炎等肾病类型。

3.磺胺类 磺胺类药物经肾脏排泄,可以引起过敏性间质性肾炎或形成结晶导致梗阻性肾病。

4.抗肿瘤药 肾毒性较大的有顺铂、环磷酰胺、丝裂霉素等传统抗肿瘤药。很多新型抗肿瘤药也可引起肾脏损伤,应注意监测肾功能。

5.钙调磷酸酶抑制剂 环孢素 A 和他克莫司,均是作用很强的免疫抑制剂,用药时间过长可引起肾小管间质病变等肾脏损伤。

6.甘露醇 甘露醇为单糖,在体内不被代谢,大剂量使用时,可引起肾小管损伤。

7.降压药 血管紧张素转化酶抑制剂和血管紧张素 II 受体阻滞剂均可能引起肾脏损伤,在使用初期需要监测肾功能。

8.消化系统用药及调节代谢药 如西咪替丁、奥美拉唑等胃黏膜保护剂,别嘌醇等降尿酸药和他汀类降脂药,应避免滥用。

9.金属制剂 如汞、锂、镉、铅及金制剂。

10.造影剂 主要是含碘造影剂,容易引起急性肾小管损伤,尤其多见于造影剂使用剂量大、老年、有慢性肾脏病和糖尿病等基础病的人群。

11.中草药 如关木通、木防己、青木香、朱砂莲、天仙藤,可引起急性或慢性间质性肾炎和肾小球肾炎。

总之,药物相关肾脏病关键在于预防,如已发生肾损伤应立即停药,根据症状及肾功能损害程度给予对症处理;另外,对于慢性肾脏病患者来说,选择药物尤其要谨慎,应在医生的指导下用药,不要自作主张、盲目服药,尽可能避免肾毒性药物的使用。

三、为什么要谨慎服用镇痛药物呢?

解热镇痛药是目前发现容易引起肾脏损伤的药物之一。解热镇痛药使用不当不仅可出现消化道黏膜溃疡、胃出血、血小板减少性紫癜等不良反应,还可以引起急性或者慢性肾脏损伤,甚至肾功能衰竭,称为"镇痛药肾病"。

急性镇痛药肾病通常在服药后数小时或数天内出现。患者通常服药超量,或者存在其他引起肾功能异常的危险因素,包括合并使用其他肾毒性药物、容量不足(腹泻、大汗、失血等)、低血压等。患者可出现腰痛、血尿、蛋白尿、尿量减少、水肿、血压升高等表现,血肌酐、尿素氮、尿酸升高,严重者出现少尿、无尿甚至多器官功能衰竭。病情较轻的患者通常在 1~2 周内恢复,病情重的患者则可能需要长时间治疗,甚至演变为终末期肾脏病。

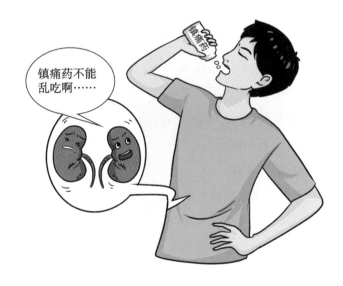

滥用药物

慢性镇痛药肾病是长期、大量服用某类肾毒性药物所致。患者在早期通常无自觉症状或仅有夜尿增多、乏力等表现,有的还可出现血压升高、肾小管酸中毒和少量的蛋白尿。病情进展至中晚期后,可见血肌酐、尿素氮升高及与肾功能衰竭相关的一些症状,如贫血、恶心、呕吐等。慢性镇痛药肾病若不及时停用致病药物并接受正规治疗,会逐渐加重,最终引起终末期肾脏病。

常用的解热镇痛药包括布洛芬、阿司匹林、对乙酰氨基酚、吲哚美辛、双氯芬酸、酮洛芬、萘普生、氨基比林、塞来昔布、罗非昔布、尼美舒利等。所有的解热镇痛药都有引起肾损伤的风险。因此在服用这些药物时一定要遵医嘱。

四、慢性肾脏病患者生活中使用药物如何避免加重肾损伤?

1. 重视药物优势,降低"损伤"　俗话说是药三分毒,凡是药物都会有一定的副作用。但是当药物的治病作用明显大于副作用,即获益大于风险时,根据病情需要选择使用。

治疗肾病过程中,患者最常应用的就是降压药和降尿蛋白药物。降压药中常用的是普利类和沙坦类药物,这类药物不仅可降低血压,其降尿蛋白、延缓肾功能恶化的作用也很明显,所以是不可或缺的一线用药。但有少部分患者会出现血肌酐、血钾升高等情况,如果副作用严重,可通过酌情减量或换药,以减轻药物对身体的不良影响。

2. 严格遵循医嘱用药,加强与医生的沟通　由于肾脏的特殊性,医生在开药前都会尽量选择对肾功能损伤小的药物,只要按照医嘱服药,就会减少出现药物相关肾损伤的可能性。

除此之外,患者病情稳定后院外规律服药期间,如果出现呼吸道感染等异常情况,应立即与自己的主管医生联系,询问使用何种药物,或直接去医院就诊,避免服用肾毒性药物。

3. 了解肾毒性药物,避免肾脏雪上加霜　现阶段仍有不少因为滥用药物导致肾衰竭的案例,主要原因是人们对肾毒性药物并不了解,甚至未曾听说。因此,建议患者服药前先咨询医生,了解药物的类型、用药时间、用药剂量等,避免造成肾脏损伤。

4. 不接触不明药物,不存在侥幸心理　治疗肾病,有些患者会选择中医,用中药来帮助肾脏排毒、调理肾脏;有些肾病患者需要用西药,可快速有效地控制病情,延缓肾脏病进展。但不管选择哪类药物,均需要从正规医院取药,切记不要轻信其他获药渠道,千万别为了省钱或其他一些原因,存在侥幸心理,反而延误疾病的治疗。

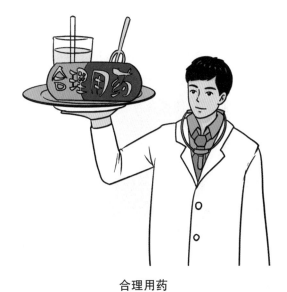

合理用药

第十一节　肿瘤相关性肾病

恶性肿瘤是危害人类健康和生命的一大类疾病，也与肾脏疾病的发生密切相关。近年来，肿瘤肾脏病学（onco-nephrology）是一门新兴学科，备受关注，有助于肾脏病和肿瘤学紧密合作，便于明确肿瘤患者发生肾损伤的原因，并对其进行优化精准治疗，使患者有望获得更好的预后。

一、肿瘤是如何损害肾脏的？

（1）肾外肿瘤浸润肾脏或是肿瘤转移累及肾脏导致受损。

（2）肾脏本身的肿瘤，破坏肾脏自身的结构，损伤肾脏。

（3）肿瘤产生各种因子、免疫复合物，诱发多种类型的肾脏病，称副肿瘤肾病。

（4）肿瘤的代谢产物及其治疗过程所致的肾脏损害。

二、为什么肿瘤患者容易合并肾损伤？

肿瘤患者是肾损伤的高危人群。与普通患者相比，肿瘤患者有独特的病理生理学改变，往往年龄偏大，常合并高血压、糖尿病等基础疾病，部分患者甚至本身患有慢性肾脏病，肾脏的基础功能较差，因此更易受到损伤。这些患者也往往食欲欠佳，在治疗后常发生呕吐、腹泻等并发症，导致水、电解质紊乱和酸碱失衡，上述因素都可导致肾前性急性肾损伤（AKI）的发生。此外，造影剂、肾毒性抗生素、非甾体抗炎药、质子泵抑制剂等药物在肿瘤患者中广泛应用也是肾损伤的高危因素。肾脏本身的肿瘤，以及肾外肿瘤或是转移瘤浸润肾脏也可引起肾脏结构或功能受损。除了直接浸润或转移外，肿瘤细胞还可以分泌生长因子、细胞因子和免疫复合物等，导致副肿瘤综合征，如肿瘤相关的膜性肾病、微小病变肾病等。另外，抗肿瘤药物，包括环磷酰胺、顺铂等传统抗肿瘤药以及靶向药、免疫调节药等新型抗肿瘤药，在使用过程中也均可能引起肾脏损伤，导致急性或慢性肾脏病。

三、肿瘤相关性肾损伤患者应该如何做？

无论是肿瘤本身造成的肾损伤，还是抗肿瘤治疗引起的肾损伤，均建议患者积极预防、及早发现、规范治疗。肿瘤患者应及时就医，在临床医师的充分评估下，在合适的时机选择合适的抗肿瘤药物，尽量避免易引起肾损伤的各种危险因素，监测肾功能和尿检指标，以尽早发现肾损伤。

总之，肿瘤相关性肾脏损伤的预后一方面取决于基础肿瘤的恶性程度及肾损伤的严重程度，另一方面则取决于诊断和干预是否及时。最终的目的是尽可能兼顾治疗肿瘤和保护肾脏，改善患者的预后并延长生存期。

第十二节　急性肾损伤

急性肾损伤(acute kidney injury，AKI)是临床上一类常见疾病，可由感染、药物、缺血、中毒、急性尿路梗阻等多种原因所引起。近年来的临床研究数据显示，AKI 的全球发病率约为 2100/100 万，住院患者更为常见，如重症监护室(ICU)、心外术后、创伤、心衰、肿瘤、应用肾毒性药物等都属于 AKI 高危人群，在这部分高危患者中 AKI 的发生率更高，部分地区可高达 20%。与非 AKI 患者相比，AKI 患者发展为慢性肾脏病的风险和死亡风险均显著升高。因此，我们要充分认识和重视急性肾损伤，尽可能做到提前预防，在病程早期加以识别，以及进行有效的干预。

一、什么是急性肾损伤?

急性肾损伤是指由多种原因在短时间内所导致的肾功能快速下降，在数小时至数日、数周内出现血清肌酐水平升高，表现为尿量减少、水和电解质失衡、酸碱平衡紊乱、尿素氮潴留等一系列的综合症状。

(一)急性肾损伤的诊断标准

(1)48 小时内血清肌酐上升≥26.5 微摩尔/升(0.3 毫克/分升)。

(2)已知肾损伤发生在 7 天之内，血清肌酐较原来水平增高 50% 以上。

(3)每小时尿量少于 0.5 毫升/千克，并持续 6 小时以上(排除梗阻性肾病或者脱水状态)。

(二)急性肾损伤的临床表现

急性肾损伤的病因不一样，其临床表现也不太相同，但大多数均起病急，全身症状明显。其中，缺血、药物等原因导致的急性肾小管坏死是最常见的急性肾损伤病理类型根据临床表现和共同特征，急性肾损伤通常可分为少尿期、多尿期和恢复期。其常见的临床症状如下。

1. 少尿期或无尿期　急性肾损伤患者可见尿量急剧减少，每日尿量少于 400 毫升为少尿，少于 100 毫升为无尿，尿液带血或者呈浓茶色，少尿期一般持续时间为1~3周。患者在该阶段由于尿量显著减少和血清肌酐升高,会出现各个系统的一些临床表现,包括消化系统(如食欲减退、恶心、呕吐、腹泻)、神经系统(如乏力、易疲劳、肌无力)、血液系统(如贫血)、心血管系统(如高血压、心力衰竭)、水电解质紊乱和酸碱平衡失调(如高钾血症、代谢性酸中毒、低钙、高磷)等。

2.多尿期 每日尿量大于2500毫升为多尿。进行性尿液增多是急性肾损伤患者肾功能恢复的一个重要标志。值得注意的是,进入多尿期后肾功能并不能立即恢复,且容易合并电解质紊乱,故仍需密切观察。

3.恢复期 血尿素氮和血清肌酐明显下降,尿量逐渐恢复正常,各种临床症状改善。

二、急性肾损伤与慢性肾脏病有关系吗?

急性肾损伤与慢性肾脏病密切相关。一方面,无论急性肾损伤的病因如何,均有可能发展为慢性肾脏病。部分急性肾损伤经过适当的治疗或通过机体自我修复,肾脏的结构和功能可完全恢复至患病之前的状态,此为"急性肾损伤康复"。但如果经过3个月治疗,受损的肾脏仍不能完全恢复至患病前,此时可能发展为慢性肾脏病。

另一方面,慢性肾脏病患者也是急性肾损伤的高危人群。这类人群的肾脏抵抗力比正常的肾脏弱,更容易受伤,在某些较轻微的损伤因子作用下,即容易并发急性肾损伤,这种情况临床上称为"慢性肾脏病叠加急性肾损伤"。例如,部分慢性肾脏病患者在腹泻、感冒或者服用药物后会在短时间内出现血清肌酐快速升高、肾功能下降的现象,经过适当的治疗,一部分患者肾功能可以恢复至原来的状态,但并不是每一次都能完全恢复。

三、急性肾损伤患者如何防治,预后如何?

早期诊断对患者预后至关重要,早期治疗可改善急性肾损伤的不良预后,降低发展至慢性肾脏病的概率。

急性肾损伤与慢性肾脏病均是可以预防和治疗的,需注意生活细节,避免应用肾毒性药物,切不可相信中药偏方。老年人及合并高血压、糖尿病、慢性心血管疾病等肾病的高危人群应定期监测肾功能,规范用药、合理饮食、适当锻炼等均可以预防急性肾损伤的发生。

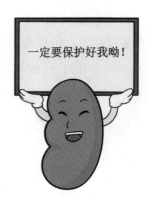

第十三节 妊娠相关性肾病

妊娠是很多女性经历的一项重要的生理活动,所有孕妇均要面对来自生理和心理两方面的严峻考验。在妊娠的特殊环境下,肾脏也会呈现一系列的适应性改变,严重时可导致疾病状态。比如,为适应妊娠期机体的需要,肾脏的长径增加 1.0 ~ 1.5 厘米,体积增加约 30%;由于孕妇及胎儿代谢产物增多,肾血流量及肾小球滤过率均会增加,这时肾脏处于一种高血流量、高滤过状态,负担是明显增加的。对于一个健康的孕妇来说,这种负担通常不会引起实质性肾脏损害,那为什么会有一部分孕妇出现肾脏疾病呢?让我们来了解一下吧!

一、哪些人群容易出现妊娠期肾损害?

一般来说,与无基础疾病的孕妇相比,本身患有高血压、糖尿病、肾脏疾病(如肾病综合征、慢性肾炎)、自身免疫性疾病(如系统性红斑狼疮)等慢性病的孕妇,发生妊娠期肾损伤的概率增高。如果在原有疾病未得到良好控制、未满足妊娠条件的情况下怀孕,又或是不遵守妊娠后注意事项,很容易诱发肾脏损伤或是造成原有肾脏疾病的复发和加重。

二、妊娠期出现什么症状提示肾脏可能受损?

1.尿中泡沫增多　妊娠过程中,如果发现尿液中泡沫明显增多,或产检时行尿常规检查显示尿蛋白阳性,建议前往肾内科门诊就诊,行 24 小时尿蛋白定量检查。如果尿蛋白定量在 150 ~ 300 毫克/天,可暂时认为正常,因为妊娠时肾脏处于高灌注、高滤过状态;如果 24 小时尿蛋白定量超过了 300 毫克,尤其已合并低蛋白血症,则提示肾脏可能出现了问题。

2.高血压　所有女性在妊娠期间均应监测血压,如果在妊娠早期发现血压升高或蛋白尿,常提示妊娠前已存在高血压或是肾脏疾病;妊娠 20 周后新发生的收缩压≥140 毫米汞柱和(或)舒张压≥90 毫米汞柱,称为妊娠高血压综合征,简称"妊高征",患妊高征的孕妇容易合并肾脏损伤,应密切观察。

3.水肿　多数孕妇在孕中、后期会出现下肢水肿,这并不代表一定患有肾脏疾病,但是如果合并高血压、蛋白尿和肾功能异常,则提示肾脏受损。

4.发热、腰痛、尿频、尿痛　妊娠期泌尿系统感染很常见,多数患者并没有自觉症状,如果出现发热、腰痛、尿频、尿痛等症状,通过检查发现尿中白细胞增多、尿培养阳性可确诊泌尿系统感染,则应前往肾内科就诊,及时治疗。

三、妊娠期为什么必须检查尿常规?

妊娠期间,孕妇机体的物质代谢、内分泌及血容量都会发生很大的变化,会使其肾脏负担加重,同时随着子宫逐渐增大对腹膜后的脏器压迫也越来越明显。在整个妊娠过程中,肾脏、输尿管和膀胱都要经受各种考验。而尿液是肾脏疾病的一面镜子,孕检时检查尿常规对于准妈妈来说至关重要。

(1)如果尿蛋白呈阳性,提示可能患有妊高征和(或)肾脏疾病。

(2)如果尿糖或酮体呈阳性,应警惕糖尿病的发生。

(3)如果尿中有红细胞和白细胞,提示可能存在尿路感染,需进一步留取中段尿行尿培养检查,并及时治疗。

第十四节 遗传性肾病

大多数肾脏病是不会遗传的,但遗传性肾脏病并不罕见。某些慢性肾脏病患者与有血缘关系的亲属,如父母、子女、兄弟姐妹或者堂(表)兄弟姐妹,同患某一种慢性肾脏病,这种情况通常属于遗传性肾脏病。对于有家族史者,应对其近亲属进行常规筛查和随访,必要时进行基因检测,争取做到早发现、早诊断、早治疗。

一、多囊肾

多囊肾是一类由基因突变所致的遗传性肾病,按其遗传方式可分为常染色体显性遗传多囊肾病(ADPKD)和常染色体隐性遗传多囊肾病(ARPKD)两类。该病的主要病理特点是肾脏囊肿进行性增大、增多,破坏正常的肾脏结构,部分患者可进展至终末期肾脏病。

(一)常染色体显性遗传多囊肾病

主要致病基因为 *PKD*1 和 *PKD*2,其发病率为 1/4000 ~ 1/1000,是最常见的遗传性肾脏病。ADPKD 主要表现为双侧(偶为单侧)肾内大小不一的囊肿,导致肾脏结构失常、体积增大,可引起肾功能逐渐下降,期间常伴有高血压;除了肾脏外,还可伴发肝囊肿、胰腺囊肿、颅内动脉瘤、憩室病、腹壁疝等肾外病变。在诊断方面,对于有明确 ADPKD 家族史者,主要依靠肾脏影像学进行诊断,如超声、CT 或磁共振成像(MRI);而无家族史的散发患者、影像学表现不典型者、疑似儿童患者的早期诊断及生殖遗传咨询等,可通过基因检测来明确诊断。

ADPKD 的治疗主要是调节生活方式、控制血压、预防囊肿破裂或囊内感染等。另外,近年来研究表明精氨酸血管加压素 V2 受体拮抗剂——托伐普坦能有效抑制多囊肾患者囊肿生长,延缓肾功能的恶化,包括美国在内的多个国家已批准该药用于治疗快速进展型成年 ADPKD 患者。

(二)常染色体隐性遗传多囊肾病

常染色体隐性遗传多囊肾病(ARPKD)又称婴儿型多囊肾,在新生儿的发病率约为 1/26500,其病理改变主要为肾集合管囊肿形成和肝纤维化,临床表现差异很大,患儿多在新生儿期死亡。ARPKD 主要致病基因为 *PKHD*1,基因诊断是诊断 ARPKD 的金标准,推荐对所有影像学提示为 ARPKD 的患儿进行基因检测以明确诊断。目前 ARPKD 的治疗以对症为主,缺乏特异性的治疗。

二、Alport 综合征

Alport 综合征,亦称遗传性进行性肾炎,是最常见的遗传性肾脏病之一,是由编码肾小球基底膜Ⅳ型胶原的基因突变所致。其存在 3 种遗传方式,即 X 连锁显性遗传、常染色体显性遗传和常染色体隐性遗传。Alport 综合征主要累及肾、耳及眼,故也称"眼–耳–肾综合征",肾脏以血尿、蛋白尿及肾功能进行性减退为主要特征。Alport 综合征患者的临床表现与遗传方式相关,X 连锁显性遗传型 Alport 综合征肾脏预后较差(尤其是男性患者),几乎全部将发展至终末期肾脏病,常染色体显性遗传型的患者临床表现则相对较轻。本病目前尚无特效治疗,以对症治疗为主,若进入终末期肾脏病,需进行肾脏替代治疗。

三、薄基底膜肾病

薄基底膜肾病是以肾小球性血尿为唯一或突出临床表现的一种遗传性肾小球疾病,发病与编码Ⅴ型胶原的基因突变相关,大多数患者符合常染色体显性遗传。其病理改变主要是在电镜下观察到肾小球基底膜(GBM)弥漫性变薄。临床表现以无症状性血尿最为常见,部分患者(成人多见)伴有轻–中度蛋白尿;绝大多数患者肾功能可长期维持在正常范围,预后良好,以往曾称为"良性家族性血尿"。治疗方面,对于仅表现为血尿而血压、肾功能均正常的患者,无需特殊药物治疗,定期监测血压和肾功能即可。

第三章

肾脏病的相关检查

第一节 血尿标本检验指标

慢性肾脏病常规检验包括尿常规、尿红细形态分析（也叫尿红细胞位相）、24 小时尿蛋白定量或尿蛋白/肌酐、血常规、血生化（包括肝肾功能、电解质、血脂等）检查。

一、如何看懂尿检报告单？

（一）尿常规

尿常规是医学检验"三大常规"项目之一，很多肾脏病早期即表现为尿比重、尿蛋白或有形成分的异常。对于某些可引起尿液改变的全身性及其他脏器疾病如糖尿病、血液病、肝胆疾病、流行性出血热等，尿常规也有很重要的参考价值。同时，尿液的化验检查还可以反映相关疾病的治疗效果及预后，通过此项检查可以判断相应的病症。

尿常规报告单

代号	项目名称	结果	参考范围		代号	项目名称	结果	参考范围
尿液外观：					尿液有形成分分析：			
COL	颜色	浅黄色			WBC(UF)	白细胞计数	7.3	0~28 /μL
TRA	透明度	清亮			WBC-M	白细胞（高倍视野	1.31	0~5 /HPF
尿液干化学分析：					RBC	红细胞计数	57.4 ↑	0~25/μL
SG	比重	1.008	1.003~1.03		RBC-M	红细胞（高倍视野	10.33 ↑	0~3 /HPF
PH	酸碱度	7.0	4.5~8		EC	上皮细胞计数	0.20	0~10/μL
PRO	蛋白质	2+ +	–		EC-M	上皮细胞（高倍视	0.04	0~5 /HPF
LEU	白细胞	–	–		CAST	管型计数	0.00	0~2 /μL
BLD	隐血	1+ +	–		Hyaline.Cast	透明管型	0.00	
GLU	尿糖	–	–		BACT	细菌计数	5.5	0~400 /μL
URO	尿胆原	–	–/+–		X' TAL	结晶	0.0	0~10/μL
BIL	胆红素	–	–		YLC	类酵母细胞	0.20	0~5 /μL
NIT	亚硝酸盐	–	–		MUCUS	粘液丝	0.13	– /μL
KET	酮体	–	–		Cond.	电导率	12.1	5~38 mS/cm

化验单通常用"-""+-""+"分别代表阴性、弱阳性、阳性。如蛋白质"+"的多少,代表尿蛋白浓度的变化。比如"+""++""+++"说明尿蛋白的浓度逐渐增高。

1.颜色与透明度　正常尿液的颜色呈淡黄色,清澈透明。

大量饮水时尿量增加,尿液稀释颜色变浅甚至透明;饮水少或出汗多时尿量减少,尿液浓缩,颜色偏重,变为深黄。

2.尿酸碱度(pH 值)　人体尿液最适宜的 pH 值为 6.2~6.9,波动范围为 4.5~8.0。pH 值随每天饮食成分改变,吃肉多时呈酸性,吃蔬菜水果多时呈碱性。感染、痛风和药物代谢也会影响尿液的 pH 值。

3.酮体　没有糖尿病的人尿中出现酮体,提示身体处在饥饿状态或者送检的标本不新鲜;有糖尿病的患者尿中出现酮体需要警惕血糖控制不佳,避免出现酮症。

4.葡萄糖　这一项同样也是糖尿病患者需要特别注意的一项,正常为阴性,"+"越多,说明尿液中葡萄糖含量越高,提示血糖控制不佳。

肾病患者如果没有糖尿病,却出现尿糖升高,需要警惕肾小管间质损伤。

在使用一些药物的情况下,比如阿司匹林、水杨酸、链霉素等,有可能出现假性糖尿。

5.尿胆原和胆红素　尿胆原阳性多见于肝病和血液病。胆红素阳性多见于肝病、胰腺疾病,如肝硬化、阻塞性黄疸等。

6.隐血　隐血也称潜血,指肉眼看不见的血液情况,需要在显微镜下才能看见红细胞的状况。尿隐血阳性不一定代表尿中有红细胞,一些因素可能导致检查出现假阳性结果,如尿中含有大量的细菌。月经、便秘、痔疮、肛裂等也会有阳性结果。所以尿隐血阳性,无论几个"+"都不一定是血尿。如需明确就要做尿沉渣镜检。

7.红细胞　新鲜尿液离心、取沉渣做显微镜检查,如果沉渣中红细胞数≥3 个/HP(高倍视野),称为血尿。导致出现血尿的原因有很多,常见的主要有肾炎、泌尿系统结石、感染、损伤、肿瘤等。

肾病患者如果高倍镜下发现尿红细胞较多,可能提示病情出现波动,劳累、感染等都有可能诱发红细胞增多。

8.蛋白质　蛋白尿是肾病的一个重要提示,尿常规中如果出现"+"需要引起重视。

对于肾病患者来说,尿常规中的"+"只是一个粗略评估,最好进一步检测24小时尿蛋白定量。因为尿常规的"+"不一定和尿中蛋白质的总量对应一致。

但在临床中,也有不少第一次检查蛋白尿(或隐血)"+-"或者"+"的健康人,几次复查后尿常规又变成阴性。因此,医生通常为了确定是否真的存在蛋白尿,会建议患者多复查几次,多次阳性才有意义。

正常人在剧烈运动、发热等生理状态不稳定的情况下,也可以出现一过性的蛋白尿,休息后可消失。

9.白细胞　白细胞如果有"+",高倍镜下白细胞数量超过5个,提示可能泌尿系统感染。

10.尿比重　尿比重的增减主要反映肾脏的浓缩和稀释功能。低比重尿见于慢性间质性肾炎、尿崩症等,高比重尿常见于肾前性急性肾损伤。年龄、饮水量及出汗量也会影响尿比重。

(二)尿红细胞形态分析

尿红细胞形态分析是一项查看血尿来源的检查,新鲜尿液在高倍镜视野下红细胞>3/HP时,表示有血尿。出现血尿,意味着泌尿系统的某个部位出了问题。为了大概辨别是哪个部位出了问题,医生就会让您做这项检查,尿液留取的方法同尿常规(详见第六章第五节),不同的是尿液必须新鲜,留取后20分钟内送检,最好立即送检。

尿红细胞形态分析报告单

代号	项目名称	结果	参考范围	代号	项目名称	结果	参考范围
尿液外观:				尿液有形成分分析:			
ZRBC	尿红细胞数	1140	↑ 0~28 μL				
ZCHXB	正常形态红细胞	60%					
尿液干化学分析:							
YXHXB	影红细胞	1%					
XXHXB	小红细胞	17%					
YBXHXB	芽孢形红细胞	2%					
HXHXB	环形红细胞	20%					

(三)24小时尿蛋白定量

24小时尿蛋白定量是检测尿蛋白的重要指标,可以精确地测出24小时尿液中蛋白的含量。

正常人尿液中的蛋白质含量极微,24 小时小于 0.15 克。如果肾脏受到损伤时,尿液中便会出现蛋白,按照尿蛋白的含量大致分为:

少量蛋白尿:0.15～1.0 克/24 小时。

中量蛋白尿:1.0～3.5 克/24 小时。

大量蛋白尿:>3.5 克/24 小时。

但留取 24 小时尿液由于过程繁琐,留取时间较长,容易出现污染、遗漏等现象,所以正确留取 24 小时尿液标本对检验结果的准确性非常重要(详见第六章第五节)。

(四)尿蛋白/肌酐

尿蛋白/肌酐也是监测尿蛋白排泄情况的一种可靠检查,意义同 24 小时尿蛋白定量,不同的是标本的留取比 24 小时尿蛋白定量简单、方便,对于一些不方便留取 24 小时尿蛋白定量的人,如老人、小孩,可以通过测定晨尿的尿蛋白/肌酐来大致判断尿蛋白情况(留取方法同尿常规)。

二、血常规、生化检验怎样解读?

(一)血常规检验的意义

血常规检验是临床上最基础的化验检查之一,是检查血液中血细胞情况,包括红细胞、白细胞和血小板。其主要作用是:红细胞、血红蛋白检测可判断患者是否贫血及贫血的严重程度;血小板数量明显降低提示出血倾向;白细胞分类计数可判断有无感染以及什么类型的感染。另外,红、白细胞及血小板异常也是自身免疫病、血液病等系统性疾病的重要诊断指标。

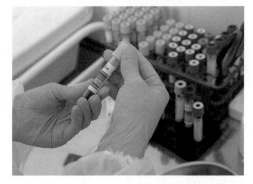

血液检查

血常规报告单

代号	项目名称	结果	参考范围	代号	项目名称	结果	参考范围
WBC	白细胞	4.77	(3.5~9.5)×10⁹/L	MCV	红细胞平均体积	98.1	82~100 fL
#NEUT	中性粒细胞计数	3.84	(1.8~6.3)×10⁹/L	MCH	平均血红蛋白量	30.7	27~34 pg
%NEUT	中性粒细胞百分比	80.5 ↑	40%~75 %	MCHV	平均血红蛋白浓度	313 ↓	316~354 g/L
#LYMPH	淋巴细胞计数	0.53 ↓	(1.1~3.2)×10⁹/L	RDW-SD	红细胞分布宽度SD	47	35~56 fL
%LYMPH	淋巴细胞百分比	11.1 ↓	20%~50 %	RDW-CV	红细胞分布宽度CV	13.2	10~15 %
#MONO	单核细胞计数	0.32	(0.1~0.6)×10⁹/L	PLT	血小板	128	(125~350)×10⁹/L
%MONO	单核百分比	6.7	3%~10 %	MPV	平均血小板体积	10.9	6.8~13.5 fL
#EOS	嗜酸性粒细胞计数	0.07	(0.02~0.52)×10⁹/L	P-LCR	大型血小板比率	31.60	13%~43 %
%EOS	嗜酸性粒细胞百分比	1.5	0.4%~8 %	PCT	血小板压积	0.140	0.11~0.28 %
#BASO	嗜碱性粒细胞计数	0.01	(0~0.06)×10⁹/L	PDW	血小电分布宽度	12.0	10~18 fL
%BASO	嗜碱性粒细胞百分比	0.2	0~1 %	CRPCRP	C-反应蛋白	2.84	0~10 mg/L
RBC	红细胞	2.12 ↓	(4.3~5.8)×10¹²/L	NRBC#	有核红细胞计数	0	10⁹/L
HGB	血红蛋白	65.0 ↓	130%~175 g/L	NRBC%	有核红细胞比率	0	/100WBC
HCT	红细胞压积	20.80 ↓	40%~50 %				

(二) 肾功能检验的意义

检验肾功能各项指标,可诊断有无肾脏疾病,评估疾病严重程度,判断临床治疗效果和预后。

肾功能报告单

代号	项目名称	结果	参考范围	代号	项目名称	结果	参考范围
K	钾	5.44 ↑	3.5~5.3 mmol/L	AG	阴离子间隙(免费项目	14.30	8~16 mmol/L
Na	钠	137	137~147 mmol/L				
CL	氯	102.5	99~110 mmol/L				
Ca	钙	1.62 ↓	2.11~2.52 mmol/L				
P	磷	2.49 ↑	0.85~1.51 mmol/L				
CO2	二氧化碳	20.2 ↓	22~29 mmol/L				
UREA	尿素	34.31 ↑	2.5~7.1 mmol/L				
CREA	肌酐	608 ↑	44~104 mmol/L				
UA	尿酸	688 ↑	208~428 mmol/L				
GLU	葡萄糖	3.81 ↓	3.88~6.11 mmol/L				
RBP	视黄醇结合蛋白	114.3 ↑	25~70 mg/L				
Cysc	胱抑素C	4.49 ↑	0.55~1.05 mg/L				
B/C	尿素/肌酐（免费）	0.06					
OSM	血晶体渗透压	323.00 ↑	280~320 mOsm/L				

临床上主要的肾功能检验项目如下。

1.血尿素氮(BUN)　尿素氮是人体蛋白质代谢的主要产物,主要经肾脏排泄。成人尿素氮正常范围为2.5~7.1毫摩尔/升,测定值会随饮食情况而有所波动。因此,做此项检查时需空腹抽血化验。其临床意义如下。

(1)增加:各种原因引起的急、慢性肾功能不全,心力衰竭,胃肠道出血,溶血,高蛋白饮食,高组织分解代谢(烧伤,高热,肾上腺皮质激素治疗)等。

(2)降低:可见于低蛋白饮食及肝脏疾病。

2.血清肌酐(Scr) 血清肌酐是人体肌肉代谢的产物,随尿液排泄。它的参考值按各个医院的标准有一定差异,一般来说血清肌酐参考值为44~104微摩尔/升。血清肌酐是反映肾功能较为敏感的参考指标,当高出参考值时通常提示肾脏出现损伤,发生肾功能不全。其临床意义如下。

(1)增加:肾功能不全,终末期肾脏病,心力衰竭,肢端肥大症,甲状腺功能亢进等。

(2)降低:进行性肌肉萎缩,严重消瘦等。

3.血尿酸 尿酸是嘌呤代谢的终末产物,体内总尿酸的80%由核酸分解代谢产生,20%由摄入富含嘌呤的食物分解代谢产生。体内尿酸池贮存的尿酸盐约1200毫克,其中50%~60%每日更新代谢,故每日生成并排泄的尿酸为600~700毫克,其中1/3由肠道排泄,2/3由肾脏排出。其临床意义如下。

增加:长期摄入高嘌呤饮食,肾功能不全,急、慢性白血病,多发性骨髓瘤,肝功能衰竭及某些药物影响等。

4.尿素氮/肌酐(BUN/Scr) BUN/Scr正常值(12~20)∶1,是鉴别肾性和肾前性急性肾损伤的参考指标之一。其临床意义如下。

(1)增加:高蛋白饮食,高代谢分解状态,肾灌注减少(脱水,低血容量休克,充血性心力衰竭等),尿路梗阻性疾病,糖皮质激素的使用等。

(2)降低:低蛋白饮食,急性肾小管坏死等。

第二节　揭开肾脏影像学检查的面纱

在慢性肾脏疾病诊断中彩色多普勒超声检查为其提供了重要依据,2012 年改善全球肾脏病预后组织(Kidney Disease:Improving Global Outcomes, KDIGO)明确指出影像学所提示的肾脏缩小或肾皮质萎缩是诊断慢性肾脏病的重要标准之一。肾脏彩超检查便捷、灵敏且清晰度较高,可以有效观察患者肾脏情况,便于为慢性肾脏病诊断和治疗提供重要的参考依据,值得临床推广和应用。

一、肾脏彩超的价值及意义

(1)确定肾脏的位置、形态、大小是否正常;如果一侧找不到肾脏,则应了解有无手术史,注意有无异位肾(盆腔、胸腔)、萎缩肾、先天性肾发育不全或肾缺失,并做仔细检查和鉴别。

(2)检查肾皮质、髓质的厚度和回声强度,肾窦区回声结构及其所占比例有无异常,有无积水。

(3)检查肾内有无异常回声及其部位、大小、形态和回声特征。

(4)观察肾周有无积液或其他异常征象。

(5)观察肾脏病变与毗邻器官和血管的关系。

(6)观察肾脏随呼吸的活动情况。

二、肾脏的影像学检查还有哪些?

1. CT 检查　该检查可清楚显示肾脏的形态和结构,有无囊肿或结石;可发现肾脏的占位性病变并有助于明确肿块的性质;对"肾结核、肾脓肿"等泌尿系统感染也具有较大的诊断价值。另外,当肾穿刺活检术后有肾周血肿等并发症时,也可通过 CT 检查判断其损伤部位和范围,具有重要的临床意义。

2. 磁共振成像(MRI)检查　MRI 也是肾脏疾病的重要检查方法之一。普通的慢性肾脏病人群并不需要常规进行 MRI 检查,该检查主要适用于对"肾脏良、恶性肿瘤,囊肿性病变,肾积水和某些感染性疾病"的辅助诊断。

3.肾动脉造影　利用造影方法观察肾动脉情况是诊断肾血管疾病的重要检查方法之一。下列情况适合行肾动脉造影:①肾血管病变,如肾动脉狭窄、肾动脉血栓形成、肾血管性高血压。②肾脏占位病变,当其他检查方法未能明确性质者,该法可帮助鉴别肾脏肿块的性质,如为实体肿瘤其中多有血管成分,囊肿则一般无血管成分。③肾创伤,其他检查方法未能发现病变,而肾动脉损伤症状明显时,可做肾动脉造影。④肾移植前后的检查,移植前了解患者的肾动脉情况或移植术后处理并发症时,均可做肾动脉造影。

4.肾动态显像　肾动态显像是了解肾脏形态、功能及尿路引流情况的一种检查方法,通过注入示踪剂,应用特殊的探头置于双肾的位置,高速摄像并采集放射性信号,可以观察双侧肾脏血流灌注、实质形态、功能以及尿路是否通畅。肾动态显像是评估总的肾小球滤过率及分肾功能的重要方法。

第三节　认识肾穿刺活检术

肾穿刺活检术简称"肾穿",是一种在彩超引导下使用肾活检针经背部皮肤刺入肾下极,取材后进行病理检查的方法。肾穿刺活检术是获得肾脏组织标本的重要手段,通过光镜、免疫荧光、电镜等多种病理学技术,我们可以清楚观察到患者的肾脏发生了哪些病变,有助于肾脏疾病明确诊断、判断病理分型及病因、指导治疗以及评估预后,是目前诊断肾脏疾病的金标准。

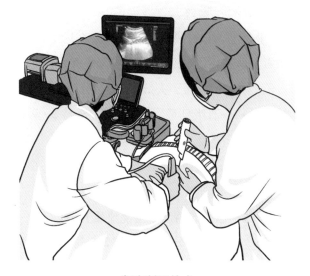

肾穿刺活检术

一、肾穿刺活检术的适应证及禁忌证

(一)适应证

肾穿刺活检术的适应证非常广泛。在临床上,没有禁忌证的大多数蛋白尿和(或)肾小球性血尿、继发于系统性疾病的肾脏损伤、病因不明的肾功能不全等均可考虑行肾穿刺活检,包括不典型的急性肾小球肾炎、急进性肾炎、儿童激素抵抗型肾病综合征、成人原发性肾病综合征、狼疮性肾炎、骨髓瘤肾病等。

（二）禁忌证

肾穿刺活检术作为一项有创性检查也存在一定的风险,目前,其主要禁忌证包括:孤立肾、凝血功能严重异常、重度高血压、未控制的精神疾病、体位不良、肾脏感染、严重肾萎缩等。需要注意的是,部分相对禁忌证如高血压、凝血功能异常等,如果得到纠正,仍可进行肾活检的检查。

二、肾穿刺活检术有哪些注意事项?

（一）肾穿刺前的注意事项

1. 练习憋气 肾脏随呼吸会上下移动,如果在穿刺时呼吸则容易划伤肾脏,导致出血,后果严重,因此,穿刺前几天需要在床上进行俯卧位呼气屏气练习,也就是患者平趴在床上,腹部垫一枕头,使腰部呈水平,胸及肩膀紧贴床面,头偏向一侧,双手上举置于头部两侧。摆好位置后缓慢地吸气(吸气时不能耸肩、抬屁股),一直吸到最大量,憋气并坚持 20 秒以上,然后缓慢吐气、放松,重复练习 1～2 次。

2. 练习床上排大小便 因为肾穿后需要卧床休息 24 小时,无异常后方可下床。

3. 保证充足的睡眠和稳定的情绪 避免血压升高。

4. 保证大便通畅 如果大便干燥,穿刺前 2 天遵医嘱服通便药。

（二）肾穿刺当天的注意事项

（1）肾穿刺当天饮食清淡宜消化,穿刺前排空大小便,避免术后床上排大便的不适感。

（2）肾穿刺前测血压,血压过高是肾穿刺的相对禁忌证。

（3）肾穿刺时不必过度紧张,尽量放轻松,配合医生口令进行吸气、憋气、呼气即可。在憋气过程中一定不要说话、咳嗽或活动,如果感到不适,可以用手拍床示意。

（三）肾穿刺后的注意事项

1. 需要卧床休息 24 小时 前 6 小时内绝对平卧位休息,四肢可以缓慢小幅度活动但严禁翻身及扭转腰部;12 小时后如果尿液颜色和生命体征没有异常,在护士及家属协助下可以翻身侧卧位休息;24 小时后无异常表现,可以在家属陪同下适当下床活动,下床时,一定要注意起床三部曲,即"平躺 30 秒、坐起 30 秒,站立 30 秒",然后再行走。1 周内尽量多卧床休息,避免弯腰、碰撞及腰部用力的动作,1 个月内避免剧烈运动。

2. 适当多饮水(尿少、水肿患者应在医护人员指导下控制饮水量) 最好喝白开水,以增加尿量,防止血块堵塞尿路。

3. 饮食清淡易消化 避免摄入甜食、牛奶及豆制品等易产气食物,以免引起腹胀。

4. 密切观察尿液颜色 尤其是前 3 次,一定请医护人员查看并送化验室检验,以明确是否存在尿红细胞明显增多等情况。

5. 其他 如果出现头晕、心慌、腰腹疼痛等症状,需及时告知医护人员进行处理。

三、肾穿刺活检术后并发症如何处理?

1. 血尿 镜下血尿的发生率几乎 100% ,一般于 1 ~ 5 天内消失,无需特殊处理。肉眼血尿发生率为 2% ~ 16% ,大多于 1 ~ 3 天内消失。持续肉眼血尿者需延长卧床时间,必要时应用止血药物。

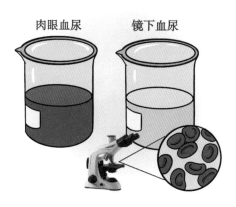

血尿

2. 腰痛 多因肾周血肿或卧床时间过长所致,多于 1 周内消失,只有极少数患者可持续很长时间。如果腰部出现绞痛,提示血块可能堵塞肾盂或输尿管,应立即报告医生,做好相关检查的准备。

3.动静脉瘘　肾穿刺后动静脉瘘易发生于高血压、肾硬化和血管炎等患者,确诊需行肾血管造影。小的动静脉瘘可自行愈合,不需特殊处理,严重者应及时行肾血管介入治疗。

4.肾周血肿　肾穿刺后50%~90%的患者会出现肾周血肿,一般较小,无临床症状,无需特殊处理,多在1~2周内自行吸收;较大血肿发生率低,多在穿刺后当天出现,患者可能会出现腰痛、腹痛、恶心、呕吐,此时应卧床休息、限制活动,大多数肾周血肿3个月内可自行吸收;如果伴有血压下降、心率增快等症状,则需紧急处理,必要时行外科手术治疗。

5.其他并发症　包括感染、误穿周围脏器等,但发生率均极低。

第一节　治疗慢性肾脏病的常用药物

我国成人慢性肾脏病的患病率为10.8%,现约有1.3亿人患慢性肾脏病,也就是全国平均每10人里面就有1名慢性肾脏病患者,但我们却普遍忽视慢性肾脏病的存在,更不了解到底有哪些药物能够用于治疗肾脏疾病。接下来让我们来了解一下治疗慢性肾脏病的常见药物有哪些?

一、糖皮质激素

糖皮质激素是人体内极为重要的一类调节分子,对机体的发育、代谢及免疫功能均有调节作用。生理性的糖皮质激素是由肾上腺皮质所分泌,而糖皮质激素类药物是人工合成的,目前常用的有泼尼松、泼尼松龙、甲泼尼龙、氢化可的松、地塞米松等,其在肾脏病治疗中有着举足轻重的地位。糖皮质激素具有很强的抗炎和免疫抑制作用,可与细胞内相应受体结合,减少细胞因子的产生。另外,还可以影响肾小球毛细血管的通透性。因此,糖皮质激素能迅速控制部分肾脏疾病的病情活动,如原发性肾病综合征、狼疮性肾炎等。

但不容忽视的是大量、长期和不恰当应用激素均可能给患者带来诸多不良反应。医生常把它称作"双刃剑"。只有正确配合医生,合理使用此类药物进行治疗,才可能有效延缓疾病进展并减少不良反应的发生。

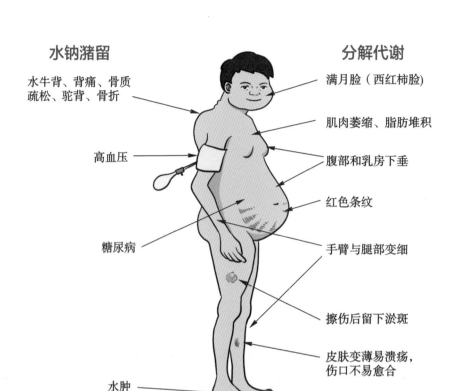

水钠潴留

水牛背、背痛、骨质疏松、驼背、骨折

高血压

糖尿病

水肿

分解代谢

满月脸（西红柿脸)

肌肉萎缩、脂肪堆积

腹部和乳房下垂

红色条纹

手臂与腿部变细

擦伤后留下淤斑

皮肤变薄易溃疡，伤口不易愈合

糖皮质激素的不良反应

二、免疫抑制剂

免疫抑制剂是一类对机体免疫反应具有抑制作用的药物，可用于自身免疫功能异常所致的免疫炎症性疾病，如原发性肾病综合征、狼疮性肾炎等。目前肾脏疾病中常用的免疫抑制剂有环磷酰胺、环孢素、他克莫司、吗替麦考酚酯、硫唑嘌呤、甲氨蝶呤、来氟米特等。肾病患者是否需要应用免疫抑制剂以及选择何种药物，需要专科医生根据患者的临床表现和病理类型决定。但是，这些药物都具有一定的副作用，所以应用该类药物的慢性肾脏病患者需严格遵医嘱用药。

三、生物制剂

生物制剂是应用生物技术制成的抗体或天然抑制剂的重组产物,用于疾病的靶向治疗,其主要以炎症过程或免疫反应中的特定分子或受体为靶目标。国内外已开展多项临床研究来探讨新型生物制剂治疗免疫介导肾脏疾病的临床疗效及安全性,结果显示其在改善患者临床症状和提高生存质量方面均具有重要价值。目前,可用于治疗肾脏疾病的生物制剂有利妥昔单抗、贝利尤单抗、泰他西普和依库珠单抗等。

四、降压药物

很多慢性肾脏病患者均合并有高血压,而血压控制不佳可引起肾脏病进展,也可导致多种并发症,甚至危及生命,如脑出血、脑梗死、心力衰竭、猝死等。因此,慢性肾脏病患者应合理控制血压,在药物选择方面首选长效降压药,需按时、按量、长期服用,不可以随意增减药量或停药。

(一)慢性肾脏病合并高血压者的治疗药物有哪些?

高血压患者在调整生活方式的基础上应及时启动药物治疗。如无相关禁忌证,通常首选血管紧张素转化酶抑制剂(ACEI)/血管紧张素Ⅱ受体阻滞剂(ARB)类药物,代表药物有以下两种。

1. ACEI　卡托普利、依那普利、贝那普利等。

2. ARB　厄贝沙坦、缬沙坦、氯沙坦等。

需要注意的是,应用 ACEI/ARB 类降压药物期间应检测血清肌酐及血钾情况,如有异常需遵医嘱进行调整,必要时停用。

通常情况下,慢性肾脏病合并高血压者需要联合用药才能将血压控制在理想水平,即需要在上述药物基础上联合使用钙通道阻滞剂(CCB)、β 受体阻滞剂及 α 受体阻滞剂等药物。代表药物有以下 3 种。

1. CCB　硝苯地平、氨氯地平、非洛地平、贝尼地平等。

2. α 受体阻滞剂　哌唑嗪、特拉唑嗪等。

3. β 受体阻滞剂　美托洛尔、普萘洛尔、比索洛尔等。

总体而言,无论采用哪种单药或联合降压方案,血压控制达标都是首要的。

（二）慢性肾脏病患者血压不高，为什么还要服用降压药？

很多慢性肾脏病患者虽然没有高血压，医生仍会建议应用血管紧张素转化酶抑制剂或血管紧张素Ⅱ受体阻滞剂类药物，是因为这类药物除了降低血压外，更重要的是可有效减少蛋白尿及延缓肾脏病的进展。因此，伴有蛋白尿的慢性肾脏病患者如果没有出现明显的低血压（收缩压100毫米汞柱以下）或头晕、头痛等症状，正常肾功能或轻度肾功能损害的，在医生的指导下都可以服用上述药物，以起到降低蛋白尿的作用。

五、降糖药物

严格控制血糖，对预防和延缓糖尿病肾病的发生、发展具有重要意义。而对血糖进行综合管理的"五驾马车"中，其中一架马车便是药物治疗。接下来，我们来了解一下有关降糖药物的相关知识。

（一）口服降糖药物

目前常用口服降糖药物有双胍类（二甲双胍）、磺脲类（格列本脲、格列齐特、格列喹酮等）、噻唑烷二酮类药物（罗格列酮、吡格列酮等）、α-糖苷酶抑制剂（阿卡波糖）、二肽基肽酶-4抑制剂（西格列汀、维格列汀等）、钠-葡萄糖协同转运蛋白2抑制剂（恩格列净、卡格列净等）。

1. 口服降糖药注意事项

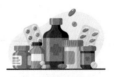

（1）遵医嘱用药　　（2）不随意停药　　（3）定时规律服药

（4）定时监测血糖　　（5）服药期间戒酒

口服降糖药注意事项

2. 口服降糖药的误区　　口服降糖药对糖尿病的治疗非常重要,但是由于患者对药物的认识不足,也会存在以下误区。

(1)忽视饮食、运动治疗

有的患者可能只按时服用降糖药物,而忽视饮食、运动治疗。这样不仅不能控制好血糖,还会出现血糖较大的波动,造成的结果是对药物治疗失去信心,将导致最后不能坚持科学的药物治疗,有时还可能导致严重的不良反应。

(2)跟着感觉走

有的患者认为,自己感觉不到有什么不适症状就表示糖尿病已经完全治好了,会擅自停药或减少用量。其实这样做是非常危险的,因为可能有些并发症已经发生了,只是患者本身并没有明显的症状。一定要根据自己的血糖水平,让医生为您决定是否应该换药或增减药量。

(3)急于换药

有的患者降糖心切,缺乏知识或耐心,往往服药几天后见血糖下降不明显,就认为这种药物没有效果,急于换药。其实口服降糖药在体内是随时间延长药物作用逐渐增强的过程,所以遇到问题应及时咨询医生,不宜自行决策。

(4)越贵越好

不少患者认为药物的降糖效果与其价格是成正比例的,价格高就是良药,价格低疗效也就差。这种想法是错误的。药物的价格不能作为选择的依据,选择口服降糖药要综合评估,一定要在专科医生的指导下选择降糖药物。

综上所述,在使用口服降糖药的时候,一定要遵医嘱,并注意监测血糖的变化,及时在专科医生指导下调整药物种类和剂量,并结合饮食及运动,把血糖控制在目标范围内。

(二)注射胰岛素

对于胰岛素绝对缺乏的糖尿病患者,口服降糖药效果不佳,该类患者以及糖尿病合并严重并发症者,均需要选择胰岛素控制血糖。目前常用的胰岛素有速效/短效胰岛素(门冬胰岛素、赖脯胰岛素、重组人胰岛素等)、中效/预混胰岛素(精蛋白锌重组人胰岛素、诺和灵30R、优泌林70/30等)和长效胰岛素(甘精胰岛素、德谷胰岛素等)。

1. 皮下注射胰岛素需要注意什么?

(1)应有计划地选择注射部位,不同部位轮换注射,两次注射的部位应间隔1厘米以上,避免在同一部位重复注射,影响胰岛素的吸收和皮下脂肪硬结的形成。

(2)胰岛素注射时应使用专用注射器或注射笔,以保证注射剂量的准确性。

(3)开启后的胰岛素在阴凉干燥处保存,有效期为启封后1个月内。

(4)首次安装的胰岛素笔芯需排气后使用。

(5)胰岛素笔注射针头应一用一换。

(6)使用胰岛素时应加强血糖监测,遵医嘱根据血糖情况调整胰岛素用量,注意避免发生低血糖。

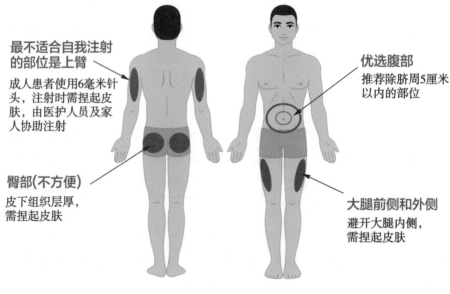

最不适合自我注射的部位是上臂
成人患者使用6毫米针头,注射时需捏起皮肤,由医护人员及家人协助注射

臀部(不方便)
皮下组织层厚,需捏起皮肤

优选腹部
推荐除脐周5厘米以内的部位

大腿前侧和外侧
避开大腿内侧,需捏起皮肤

注射胰岛素注意事项

2. 胰岛素怎样正确保存?

胰岛素是一种生物制品,在受热、冷冻、剧烈震动的情况下易遭到破坏,一般胰岛素药品有效时间为2年,只要妥善地储存,在有效期内均可维持

药效。

（1）未启封的胰岛素：应在2～8℃的冰箱中保存，避免结冰。

（2）已开封的胰岛素：应注明开启日期，在28℃室温下于阴凉干燥处保存，避免阳光直射和靠近热源，有效时间为启封后28天，超过这个时间，药物效价会有所下降。

（3）特殊情况下胰岛素的保存：外出旅行时，胰岛素笔应随身携带，避免放置于行李中托运，因为强烈的颠簸会使胰岛素变性失效。

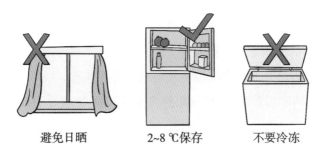

避免日晒　　　　2~8℃保存　　　不要冷冻

胰岛素的保存方法

（三）血糖控制正常了，是不是就可以立即停止用药了呢？

当然不是。血糖正常是管理糖尿病的基础。一般来讲，降糖治疗以控制饮食为主，降糖药物治疗为辅，需终生用药，以维持体内正常血糖水平，延缓或减少糖尿病并发症发生、发展。如果患者通过综合治疗后，血糖得到控制，可以在医生的指导下减少用药剂量，甚至暂时停药。但并不意味着糖尿病已经根治了，患者更不能放松饮食控制和运动治疗，应该定期复查血糖，如发现血糖再次升高需要重新开始使用药物。

六、利尿剂

肾脏是维持机体水平衡的主要器官。对于慢性肾脏病患者来说，由于肾小球滤过功能下降、低白蛋白血症等多种因素，经常表现为不同程度的水肿。这时，为了改善水肿症状，需要选择合适的利尿剂。

1. 常用利尿剂有哪些？

不同种类利尿剂的原理、作用和适应证均有所不同,临床上可以选择的利尿剂包括以下 6 种。

(1)袢利尿剂,如呋塞米、托拉塞米,这类利尿剂作用强大,应用广泛。

(2)噻嗪类利尿剂,如氢氯噻嗪,有利尿、降压的作用。

(3)保钾利尿剂,如螺内酯,高钾血症者不宜使用。

(4)渗透性利尿剂,如甘露醇。

(5)血管加压素受体拮抗剂托伐普坦,尤其适用于水肿伴低钠血症者。

(6)碳酸酐酶抑制剂,如乙酰唑胺,目前已较少使用。

2. 利尿剂的使用原则是什么？

临床上患者使用利尿剂有以下几条原则需要注意。

(1)除低钠血症者外,大部分水肿患者应以限制钠盐的摄入为基础,饮食中忌用腌制的食品,比如咸菜、腐乳、咸蛋、咸肉等。

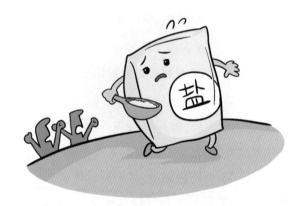

限制钠的摄入

(2)水肿不是首选使用利尿剂的指征,应先查明原因并针对性治疗。

(3)小量、间断应用利尿剂,坚持缓慢利尿的原则。只有在急性肺水肿、充血性心力衰竭、部分急性肾衰竭者才有强化利尿的必要。

(4)利尿过程中需密切监测不良反应,特别是血容量异常和电解质紊乱(低钠血症、低钾血症等)。

七、降钾药物

钾是维持人体细胞生理活动主要的阳离子,对保证机体正常的渗透压和酸碱平衡、糖和蛋白质的代谢都非常重要,同时还可以保证神经肌肉正常的兴奋性。食物中的钾约90%在肠道吸收,其余随粪便排出。钾通过肾脏、肠道和汗腺排泄,正常成年人排钾的主要途径是尿液,肾脏对钾的排泄能力强,而且比较迅速。

慢性肾脏病患者尤其是肾功能下降以后,肾脏排钾的能力下降,血液中的钾就会升高。另外,使用保钾利尿剂或血管紧张素转化酶抑制剂/血管紧张素Ⅱ受体阻滞剂类降压药也可以导致血钾升高。高钾血症是慢性肾脏病患者常见的并发症之一,当血钾>5.0~5.5毫摩尔/升,排除因实验室检查误差或溶血等造成的假性高钾血症后,即可诊断高钾血症。

1.高钾血症的危害　高钾血症对人体的危害是很大的。高钾血症可影响神经传导,导致四肢、手足、口周麻木,以及全身乏力、不典型瘫痪等;严重的高钾血症可抑制心肌细胞,导致缓慢型心律失常,如心动过缓、房室传导阻滞等,甚至导致心跳骤停,危及生命。因此,高钾血症一定要注意预防、尽早发现、积极治疗,以避免严重的恶性心律失常的发生。

2.高钾血症的治疗　一旦出现高钾血症,首先要减少钾的摄入,包括含钾的食物及易引起血钾升高的药物。常见的药物治疗主要包括以下几种。

(1)稳定心肌细胞,应用葡萄糖酸钙或氯化钙静脉注射。

(2)促进钾离子进入细胞内,可应用葡萄糖+胰岛素、碳酸氢钠等。

(3)促进钾离子排出体外,常用药物有排钾利尿剂、阳离子交换树脂和新型钾离子结合剂-环硅酸锆钠。

(4)血液透析或腹膜透析,这是处理严重高钾血症,尤其是终末期肾脏病且已透析患者的首选方案。

八、纠正贫血的药物

血红蛋白是红细胞内运输氧气的特殊蛋白质,是红细胞的最主要成分。正常红细胞形似面包圈样,在人体中可以把携带血红蛋白的红细胞想象成货车,这些货车会把装载着的氧气输送至机体的各个器官,维持其生理功能。氧对于我们的生存是至关重要的。如果由于某些原因,这些运送氧气的司机们都罢工了,氧气就不能再被运至机体的器官和组织,人也无法继续生存。而贫血,就好比劳动力短缺,也就是没有足够多的货车来运输氧气,导致各个器官因为缺氧出现一系列的临床表现。贫血时身体会感觉疲劳,出现头晕、乏力、面色苍白等贫血症状,严重时还会有呼吸困难、心悸等表现。

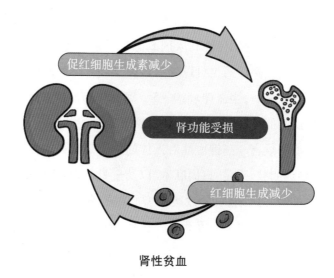

肾性贫血

在慢性肾脏病患者中,随着肾功能的不断下降,由肾脏合成的促红细胞生成素(EPO)也相应减少,没有足够的 EPO,骨髓得不到"加班"的指令信息,会导致红细胞生成明显减少,导致贫血。另外,还有很多其他因素也参与慢性肾脏病患者贫血的发生,如营养不良、铁缺乏和利用不足、炎症状态等。这类由肾脏疾病导致的贫血,我们统称为"肾性贫血"。但同时,持续且严重的贫血状态也会加速慢性肾脏病的进展,影响其预后,二者是密切相关的。下面我们来一起了解下治疗肾性贫血的药物。

1.促红细胞生成素　正常情况下,人体大部分的促红细胞生成素是由肾脏产生,可刺激骨髓生成红细胞。当肾脏损伤时,促红细胞生成素分泌减少,不能有效刺激骨髓造血而导致贫血。因此,合成的重组人促红细胞生成素可以治疗肾性贫血。

促红细胞生成素使用时应注意以下情况。

（1）促红细胞生成素应该在 2～8 ℃环境中避光保存和运输，避免过冷或过热导致药物成分变质失效。慢性肾脏病患者在家可将促红细胞生成素放置在冰箱的冷藏室，注意冷藏室的温度要保持在 2～8 ℃。

（2）促红细胞生成素最常见的副作用是引起高血压。使用促红细胞生成素治疗时，要严密监测血压情况，并遵医嘱使用降压药，如血压控制不佳可考虑换药。

（3）使用期间应每 2～4 周做血常规检查，根据检查结果调整剂量。

2. 低氧诱导因子脯氨酰羟化酶抑制剂（HIF-PHI）　该药物是一种新型的治疗肾性贫血的口服药物，与重组人促红细胞生成素相比，对血压的影响更小，有利于改善铁代谢，且治疗效果不受机体炎症状态的影响。由于该药物可显著提高肾性贫血患者的血红蛋白水平，改善其贫血症状和提高生活质量，且安全性较好，现已在临床中广泛应用。如罗沙司他的用法为每周口服 3 次，每次用量根据血红蛋白水平调整。用药期间需每 2～4 周做血常规检查，根据检查结果调整使用剂量。

3. 铁剂　铁是人体必需的微量元素，它的作用是帮助人体合成血红蛋白，当人体铁缺乏时就会影响血红蛋白的合成而引起贫血。我们身体内的铁主要由食物中获得。当肾功能衰竭时，患者常有食欲下降的症状，进食减少会导致铁的摄入减少。另外，体内蓄积的毒素和某些药物（如磷结合剂）也会影响铁的吸收。因此，肾性贫血患者当存在铁缺乏时，为了纠正贫血需要补充铁剂。

铁剂的种类有以下几种。

（1）口服铁剂：多糖铁复合物、硫酸亚铁、富马酸亚铁等。

（2）注射铁剂：蔗糖铁、右旋糖酐铁等。注射铁剂适用于口服铁剂不能耐受、口服铁剂吸收不好或是严重缺铁的患者。

使用铁剂要注意以下几点。

（1）铁剂不易放置过久，以免被氧化而影响疗效。

（2）在口服铁剂时，常有胃肠道反应，包括胃灼热感、恶心、胃痛、腹泻、便秘等，建议于进餐后或进餐时服药，以减轻胃肠道反应。

(3)有些食物会影响铁的吸收,如牛奶、浓茶、咖啡等,不宜同时服用。另外,口服铁剂会使大便颜色偏黑,请不必惊慌。但如果黑便比平时明显增多,呈柏油样,则需要告知医生,以排除消化道出血可能。

九、纠正钙磷代谢紊乱的药物

钙磷代谢紊乱及肾性骨病是慢性肾脏病尤其是终末期肾脏病的重要并发症之一,统称为慢性肾脏病矿物质和骨异常(CKD-MBD)。CKD-MBD主要表现为钙、磷、甲状旁腺素(PTH)或维生素 D 代谢异常,骨转化、矿化、骨量、骨强度等异常,以及血管或其他软组织钙化。纠正钙磷代谢紊乱和治疗肾性骨病的关键在于降低血磷和甲状旁腺素,常用治疗药物包括以下几种。

(一)磷结合剂

血磷通常是指血浆中的无机磷,肾脏是磷的主要排泄器官,健康的肾脏可以将身体内多余的磷随尿液排出。当慢性肾脏病患者肾功能下降时,磷排出减少,可导致高磷血症。当残余肾功能减少,透析又不能足够地清除血液中的磷时,除了限制饮食中磷的摄入外,还应结合其他降磷措施。而口服磷结合剂以减少肠道磷的吸收即是慢性肾脏病患者高磷血症的主要治疗措施之一。

目前常用的磷结合剂有以下几种:①含铝的磷结合剂。如氢氧化铝、醋酸铝、碳酸铝镁。②含钙的磷结合剂。如碳酸钙、醋酸钙等。③不含钙和铝的磷结合剂。碳酸镧、碳酸司维拉姆等。

使用磷结合剂要注意这些问题:①碳酸钙及碳酸镧应在进餐时服用,并与食物一同嚼服,可以减少食物中磷的吸收;醋酸钙及碳酸司维拉姆不易嚼服,在餐中吞服即可。②服药期间如果出现持续或反复高钙血症,则应限制含钙磷结合剂的使用,推荐使用不含钙的磷结合剂。③应避免长时间服用含铝的磷结合剂,一般只在短期(4 周内)服用,避免发生铝中毒。目前此类药物不常用。

(二)骨化三醇

骨化三醇属于活性维生素 D,主要作用是抑制甲状旁腺细胞增殖,减少甲状旁腺激素的合成和分泌;同时促进肠道对钙的吸收,调节身体内钙磷平衡和骨代谢。对于慢性肾脏病患者而言,随着肾功能下降,肾脏排磷的能力下降而导致高磷血症;同时降低了活性维生素 D 的分泌,肠道对钙的吸收减少,引起血钙降低,出现低钙血症,最终导致机体钙磷失衡。因此,补充骨化三醇主要是为了治疗低钙血症及维持甲状旁腺激素在合理范围内,防止肾性骨病的发生。

常用的骨化三醇有口服胶丸及骨化三醇注射液,使用时需注意:①首次使用骨化三醇治疗或增加剂量时,第 1 个月内建议每 2 周监测 1 次血钙和血磷水平,之后每月监测 1 次。②应每月监测 1 次甲状旁腺激素的水平,至少连续监测 3 个月,达到目标范围后,可每 3 个月监测 1 次甲状旁腺激素。③为了减少高钙血症的发生,建议在睡前服用骨化三醇。

(三)西那卡塞

西那卡塞是一种钙敏感受体激动剂,也称拟钙剂,可以提高甲状旁腺主细胞上的钙敏感受体对血钙的敏感性,从而抑制甲状旁腺激素的分泌,降低血清甲状旁腺激素以及血钙水平。严重的继发性甲状旁腺功能亢进症,全段甲状旁腺激素水平居高不下,经活性维生素 D 治疗效果不佳,或高钙、高磷不易控制,心血管钙化程度加重者,医生会建议使用西那卡塞。服用时应整片吞服,不能掰开,应与食物同服或餐后立即服用,需注意的是该药可引起低钙血症,治疗期间应监测血钙水平。

慢性肾脏病患者治疗期间,无论服用哪一种药物均需要专科医生根据病情制定个体化、合理的药物治疗方案,以期达到"延缓疾病进展、保护肾功能、避免发展至终末期肾脏病"的目标。

第二节　血液透析

血液透析是目前我国终末期肾脏病患者最主要的肾脏替代治疗方式之一。根据 2022 年全国血液净化登记系统（Chinese National Renal Data System，CNRDS）报告，我国大陆地区现有维持性血液透析（以下简称血透）患者约 84.4 万人，且每年新增的血液透析患者数仍在快速增长之中，其中糖尿病、高血压、高龄所致的患者日益增多。

一、什么是血液透析？

血液透析（Hemodialysis，HD），简称为"血透"，民间也有"肾透析""洗肾"等说法。通过将体内血液引流至休外，经一个由数万根空心纤维组成的透析器（人工肾），将血液与含机体浓度相似的电解质溶液（透析液）进行物质交换，清除体内的代谢废物、维持电解质和酸碱平衡，同时清除体内过多的水分，并将经过净化的血液回输至患者体内的整个过程称为血液透析。

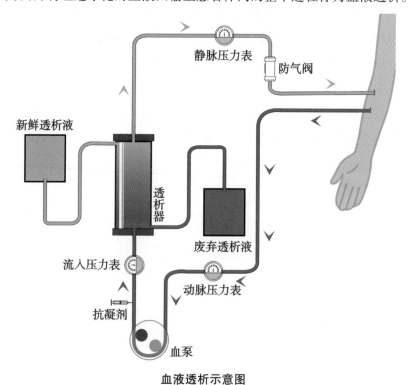

血液透析示意图

通常透析时间为 4~5 小时/次,每周透析 3 次;要完成透析过程,需要建立血管通路。

二、血液透析有哪些优点?

(1)1 周有 4 天不用进行透析。

(2)在短时间内可以清除体内的毒素、多余的水分及纠正电解质、酸碱平衡紊乱。

(3)全程有专业医护人员操作,比较省心,同时还可以随时得到紧急救护。

(4)可以经常和其他血透患者进行沟通交流。

(5)开展时间长,覆盖面广,多数县级以上医疗单位均有血透治疗。

三、血液透析的血管通路有哪些?

血液透析需要将患者体内血液引流至体外才能完成治疗,我们可以将患者血液由体内引流至体外的途径称为血管通路。血管通路是血液透析患者的生命线。

目前最常见的血管通路包括中心静脉导管和动静脉内瘘。

1. 中心静脉导管　中心静脉导管分为无隧道无涤纶套导管和带隧道带涤纶套导管。该血管通路建立方便快捷,能够提供充足血流,在临床应用广泛。

(1)无隧道无涤纶套导管:常见留置部位包括颈内静脉、颈外静脉和股静脉,因为其保留时间短,容易出现导管感染、血栓等并发症,只用于急性病血液透析和慢性肾脏病长期血管通路未建立或不可用时。

(2)带隧道带涤纶套导管:可以在体内保留时间相对较长,可以作为动静脉内瘘的过渡,也可以作为长期血管通路使用,但仍存在感染、血栓形成、中心静脉狭窄等并发症风险。

2. 动静脉内瘘　血管条件合适的患者,推荐将动静脉内瘘作为首选长期血管通路。动静脉内瘘分为自体动静脉内瘘(AVF)和移植物动静脉内瘘(AVG)。

（1）自体动静脉内瘘　将患者动脉和邻近的浅表静脉（一般选择非优势侧前臂靠近手腕部位，血管条件达不到时选择上臂或对侧，也有人选择下肢作为手术部位）做血管缝合，术后动脉血直接流入静脉，静脉内血流量增加，逐渐出现血管扩张、内膜增厚（静脉动脉化）等变化，穿刺后满足血液透析需求，即达到内瘘成熟标准。

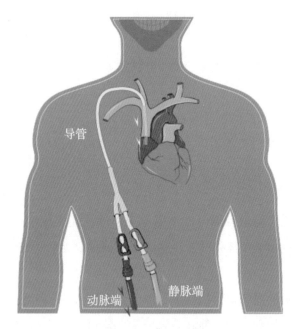

中心静脉导管示意图

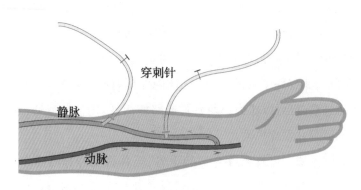

自体动静脉内瘘示意图

（2）移植物动静脉内瘘　有些患者血管条件相对较差，达不到建立自体动静脉内瘘要求，即可评估建立移植物动静脉内瘘。它是将人造血管放置在浅表皮下，与患者体内动脉和静脉分别做血管缝合，以此连接动脉和静脉，经过一定时间后可以穿刺进行血液透析。所以，AVG 也可以称为"人工血管内瘘"。

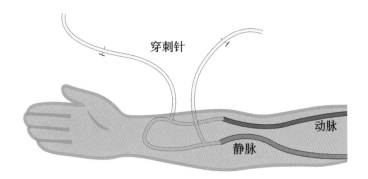

移植物动静脉内瘘示意图

一般推荐的血管通路优选方式依次为：自体动静脉内瘘>移植物动静脉内瘘>带隧道带涤纶套导管>无隧道无涤纶套导管。但是，具体到每一个患者，需要结合个人意愿和全身情况综合评估，建立适宜的血管通路。

四、为什么血液透析 1 周 3 次？

（1）能够充分清除体内的毒素及多余的水分，维持内环境稳定。

（2）有利于纠正贫血和控制血压。

（3）可以减少并发症的发生、发展。

第三节　腹膜透析

腹膜透析是目前治疗终末期肾脏病的主要肾脏替代疗法之一。根据2022年中国大陆地区统计数据显示我国透析患者突破百万,其中接受腹膜透析的患者人数约14.05万,约占透析总人数的14%。近些年,腹膜透析随着透析管路连接系统的简化更新、新型腹膜透液生物相容性的提高、自动化腹膜透析技术的持续革新和医保制度的日趋完善、腹膜透析的整体技术不断进步、腹膜透析患者的生存率逐年提高等因素,终末期肾脏病的患者选择腹膜透析进行治疗的人数日益增多。

一、什么是腹膜透析?

腹膜透析(peritoneal dialysis, PD)是利用人体自身的腹膜作为透析膜,通过灌入腹腔的透析液与腹膜另一侧的毛细血管内的血液进行溶质和水的交换,清除体内潴留的代谢废物和过多的水分,同时通过透析液补充机体所必需的物质。通过不断地更新腹膜透析液,达到肾脏替代或支持治疗的目的。

进行腹膜透析之前,需要做一个小手术——腹膜透析置管术,把腹膜透析导管末端放入腹腔最低点,透析液通过这个管路灌入腹腔。

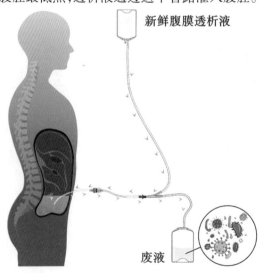

新鲜腹膜透析液

废液

腹膜透析示意图

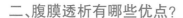

二、腹膜透析有哪些优点？

(1)腹膜透析是最接近生理状态的治疗方案,能更好地保护残余肾功能。

(2)操作简单,应用广泛,不需特殊设备,患者可以在家中自己进行操作。

(3)透析时间灵活,自由程度高,无需每周数次往返于医院,生活自主性高,费用较血液透析低。

(4)无需体外循环,无血流动力学改变,对有心血管疾病伴循环不稳定的患者安全性较高。

(5)不需要全身应用抗凝血药,不增加出血风险,适用于有出血倾向的透析患者。

(6)不需要做血管穿刺,避免穿刺疼痛。

(7)发生乙型和丙型病毒性肝炎感染的机会少。

三、腹膜透析的方式有哪几种？

常用的透析模式有两种:持续非卧床腹膜透析(CAPD)、自动化腹膜透析(APD)。

1.持续非卧床腹膜透析 常规 CAPD 每天交换透析液 3～5 次,每次使用透析液 1.5～2 升,每袋透析液白天在腹腔内留置 4～6 小时,晚上留置 10～12 小时。

2.自动化腹膜透析 其方法是患者在夜间睡前与腹膜透析机连接,先将腹腔内透析液引流干净,然后进行透析液交换,每次使用 2～3 升透析液,在腹腔内留置 2.5～3.0 小时,最末袋透析液灌入腹腔后关闭透析机,并与机器脱离。白天透析液一般在腹腔内留置 14～16 小时,并可根据患者容量情况,调整透析液留置时间和交换次数。

四、腹膜透析为什么被称为"居家透析"？

腹膜透析非常方便、灵活,是一种可以居家的透析治疗方式,且操作简单,患者或家属经过专业人员培训即可掌握换液方法。患者可以比较自由地进行日常活动,如旅游、工作、学习。这种透析方式只需要操作者具备较好的居家自我管理能力及注意日常换液操作规范即可。

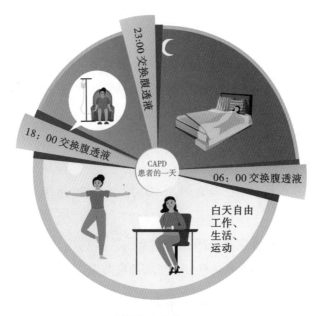

CAPD 患者的一天

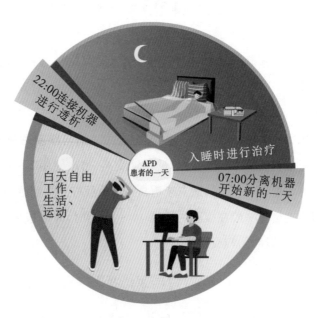

APD 患者的一天

第四节 肾移植

肾移植(renal transplantation,RT),通俗的说法为换肾,就是将捐献者的肾脏移植给有肾脏病变并丧失肾脏功能的患者。它是治疗终末期肾脏病最理想的治疗手段,但是受肾源的限制,目前无法广泛开展。

一、肾移植有哪些优点?

(1)肾移植成功后,患者的生活质量会得到明显改善。

(2)肾移植后,只需按时服药无需进行透析治疗。

(3)体力及精神状态改善,可以参与大部分日常活动,比如全职工作。

二、肾移植手术是如何进行的?

肾移植手术是在全身麻醉下进行的,手术过程中,患者是无意识的,也感觉不到疼痛,通常需要3~4个小时,将新肾移植入患者下腹髂窝,并将髂窝血管与新肾血管吻合。待新肾血供良好后,将新肾输尿管与膀胱吻合,缝合伤口,即可完成手术。

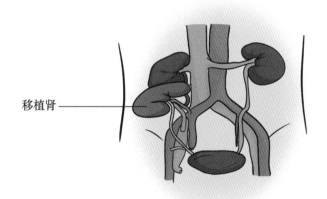

移植肾

肾移植示意图

由于考虑到原肾可能具有一定的功能,为了降低手术风险,一般不切除原肾。因此,在肾移植后,患者有 3 个肾。然而,如果原肾的存在危及患者的健康并导致不良后果,则应考虑切除它。

第一节　合理饮食

对于慢性肾脏病患者来说,合理饮食与药物治疗同等重要,有利于减少体内代谢废物产生,减轻肾脏负担;改善营养状况及钙磷代谢紊乱,减少并发症的发生;缓解乏力、水肿等临床不适症状,从而提高慢性肾脏病患者的生活质量、降低住院频率、延缓肾小球硬化并最终延迟患者开始透析的时间。

一、如何做到低盐饮食?

对于慢性肾脏病患者来说,低盐饮食可以降低血压、减少蛋白尿、延缓疾病进展。因此,应避免摄入高盐分的食物和调味品。常见高盐分食物有咸菜、火腿、香肠、虾皮、豆腐乳、卤制品、沙拉酱和西式快餐等;调味品包括酱油、鸡精、味精等。

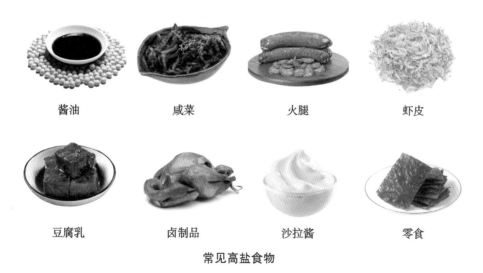

酱油　　　　咸菜　　　　火腿　　　　虾皮

豆腐乳　　　卤制品　　　沙拉酱　　　零食

常见高盐食物

医学专家建议:无高血压、水肿的患者每日摄入食盐量应控制在5克以内为宜,合并高血压、水肿的患者则控制在2~3克,必要时进行无盐饮食。

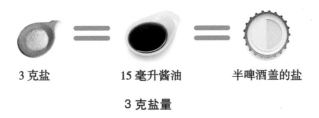

3克盐　　　15毫升酱油　　　半啤酒盖的盐

3克盐量

1. 减少用盐的小技巧有哪些?

(1)可利用葱、蒜、姜、醋、酒、柠檬汁、白糖、蜂蜜等作为调味品,增加食物的可口性,合并糖尿病的患者避免使用含糖分的调味品。

(2)减少外出聚餐,少吃外卖。

(3)炒菜出锅时再撒盐,以减少盐的用量而达到同等咸度。

(4)不吃盐腌制食品,如酱菜、腊肉、咸鱼、火腿肠、熏肉等。

(5)定量用盐,不凭感觉控盐,使用控盐勺。

(6)尽量避免摄入豆瓣酱、蚝油等调味品,如果使用,应减少相应的盐量。

(7)购买食品时,参考营养成分表,选择钠少的食物。

⚠ **请注意**

我们所说的盐也就是氯化钠,1克钠≈2.5克盐。

以上说的盐不只是煮菜放的盐,还包括放的调味品如鸡精、酱油中的盐,还有食品中含的盐。

比如想知道零食薯片含多少盐,我们得看它的营养成分表,下图中的成分表显示,100克薯片钠的含量为708毫克。

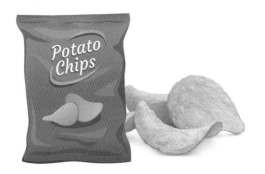

营养成分表

项目	每 100 克	营养参考值
能量	2098 千焦	25%
蛋白质	4.6 克	8%
脂肪	24.9 克	42%
反式脂肪	0 克	25%
碳水化合物	63.3 克	22%
钠	708 毫克	35

再比如说我们吃的面条,如果一点盐都不放,是不是没有盐了? 也不是的! 还得看包装袋上面的食物成分表,如下图。

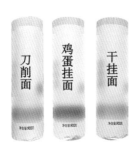

营养成分表

项目	每 100 克	营养参考值
能量	1480千焦	18%
蛋白质	10.0 克	17%
脂肪	1.4 克	2%
碳水化合物	74 克	25%
钠	540 毫克	27%

这些都是日常的"隐形盐"。记住一条:所有的盐都得加上!

2. 慎用低钠盐

目前,国内许多专家建议推广低钠盐来降低全民盐摄入量,以预防高血压、心血管疾病的发生。然而,低钠盐并非人人有益。因为低钠盐是以钾盐来替代钠的,它的主要成分是氯化钠、碘酸钾或碘化钾,也就是说低钠盐其实是高钾低钠盐,钾的含量很高。所以,慢性肾脏病患者应避免食用低钠盐。

二、如何正确饮水?

若每日尿量超过 1000 毫升而且无水肿的患者,应保证每日至少摄入1200 毫升水(包括稀饭、水果、蔬菜等食物中的水),以利于体内代谢废物的排出；若每日尿液量小于400毫升、水肿或合并有严重心血管疾病的患者，需要严格控制水分摄入：每日水分摄入量＝前一日尿量+500毫升。

1.不喝水不等于控制好水分的摄入

因为体内的水有3个来源：①饮水约占50%。②食物中水约占40%。③体内代谢产生水约占10%。所以，不但要减少饮水量，饮食中还需要注意水分含量较高的食物，比如粥、牛奶、果汁、西瓜等。

2.缓解口渴的小妙招，您了解吗？

（1）用凉水漱口、吃酸的东西（柠檬片）、含小冰块、咀嚼口香糖等。

（2）每天将限定的水装进瓶内，可有效控制水的摄入。

（3）小口喝水，每次入口后水尽量在口腔内多含会儿。

3.慢性肾脏病患者能否喝茶？

由于茶叶中含有钾、咖啡因等物质，部分肾脏病患者还是需要避讳的，如高钾血症的患者、血压控制不佳的患者、容易失眠的患者。

三、如何做到优质低蛋白饮食？

（一）什么是优质低蛋白

低蛋白饮食是指根据患者的肾功能情况，限制蛋白质的摄入量，是治疗慢性肾脏病、延缓疾病进展的重要环节。有利于减少代谢废物产生、减少蛋白尿、改善血脂、保护肾功能。

优质蛋白是指帮助慢性肾脏病患者保持良好营养状态的"好蛋白"，更容易被身体吸收和利用，产生的代谢废物相对较少，一般来源于肉类、蛋类、奶类、大豆类。

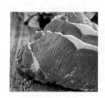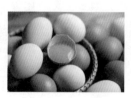

优质蛋白

其中对大豆类蛋白质，大多数患者都存有疑问："不是说肾病患者不能吃豆制品吗？为什么它又是好蛋白呢？"。看完下面的解释，你们都会明白了。

　　大豆类包括黄豆、黑豆、青豆3种,但是绿豆、红豆、芸豆、豌豆则属于杂豆类,不包括在"好"蛋白范围中。现有医学研究提示大豆类蛋白不仅能够降低肾小球高滤过作用,起到保护肾功能的作用,还在改善血脂方面优于动物蛋白。

　　因此可以明确地告诉广大慢性肾脏病患者,大豆制品是可以吃的,比如豆腐、豆浆(黄豆制品),但是能吃不代表可以无节制地吃,虽说大豆类及其豆制品与肉蛋奶一样均属于优质蛋白,对于这一类食物,慢性肾脏病患者还是应该根据病情控制摄入量。

　　在这里需要告诉慢性肾脏病患者关于肉类的选择:红肉主要指的是猪、牛、羊、驴等畜肉;白肉指的是鸡、鸭、鹅和鱼肉等禽鱼类。

　　从脂肪营养角度看,白肉相比红肉对心脏好,不容易增加血脂负担;从补铁来看,红肉比白肉含铁量较高,对于贫血的患者来说是个不错的选择。由于慢性肾脏病患者需要限制一日总蛋白的量,因此,吃肉具体量要根据一日蛋、奶、豆制品摄入量来判断。

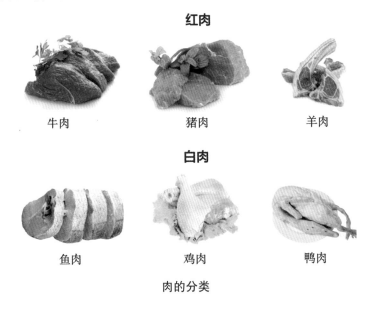

红肉

牛肉　　　　　　猪肉　　　　　　羊肉

白肉

鱼肉　　　　　　鸡肉　　　　　　鸭肉

肉的分类

　　对于慢性肾脏病患者来说,每日蛋白摄入量是有要求的,摄入过多,会增加肾脏负担影响肾功能;摄入过少,会导致营养不良,加速肾功能恶化。因此优质低蛋白饮食对慢性肾脏病患者尤其重要。

　　慢性肾脏病患者蛋白摄入量应根据病情、体重、肾功能等情况来确定,一般是按照肾小球滤过率把慢性肾脏病分为 5 个分期(详见第一章第二节),根据分期来决定蛋白摄入量。

(二)如何计算每日蛋白摄入量

第一步:计算标准体重

男性标准体重=(身高-100)×0.9

女性标准体重=(身高-100)×0.9-2.5

式中,体重单位为"千克",身高单位为"厘米"。

第二步:了解自己的病情,属于慢性肾脏病几期,根据病情及分期选择摄入蛋白质的标准。

第三步:计算每日蛋白摄入总量。

提醒:每日摄入蛋白总量中,优质蛋白占 50%~70%,非优质蛋白占 30%~50%。

举例:

刘××,男性,30 岁,身高 172 厘米,体重 79 千克,已婚,大专文化程度,文员。体检发现肾功能异常 5 个月,内生肌酐清除率 63 毫升/分钟,肌酐 230 微摩尔/升。诊断:慢性肾脏病 2 期。

请问:该患者每天需摄入多少的蛋白质? 优质蛋白是多少?

解答:

第一步:计算标准体重=(身高-100)×0.9

=(172-100)×0.9

≈65 千克

第二步:该患者内生肌酐清除率为 63 毫升/升,根据慢性肾脏病分期标准,该患者处于慢性肾脏病 2 期,蛋白质的摄入量应 0.8 克/(千克·天)(详见慢性肾脏病患者蛋白质推荐量表)。

第三步:该患者每日总蛋白摄入量=标准体重×0.8 克/(千克·天)

=65 千克×0.8 克/(千克·天)

=52 克

由于慢性肾脏病患者要求优质蛋白要占总蛋白的 50%~70%,假设优质蛋白占 70%,那么该患者每日所需优质蛋白=52 克×70%≈36 克。

慢性肾脏病患者蛋白质推荐量表

分期	蛋白质推荐量
非糖尿病肾病 1~2期	①CKD1~2期患者应避免高蛋白饮食[>1.3克/(千克·天)] ②非持续性大量蛋白尿的CKD1~2期患者推荐蛋白摄入量0.8克/(千克·天);不推荐蛋白摄入量≤0.6克/(千克·天) ③对大量蛋白尿的CKD1~2期患者,建议蛋白摄入量0.7克/(千克·天),同时加用酮酸治疗
糖尿病肾病 1~2期	①推荐CKD1~2期的糖尿病患者避免高蛋白摄入量≥1.3克/(千克·天) ②推荐CKD1~2期的糖尿病患者建议蛋白摄入量为0.8克/(千克·天)
非糖尿病肾病 3~5期	①推荐CKD3~5期非透析患者限制蛋白质摄入同时补充酮酸制剂,以降低终末期肾脏病或死亡风险 ②推荐CKD3~5期非透析患者低蛋白饮食[0.6克/(千克·天)]或极低蛋白饮食[0.3克/(千克·天)],联合补充酮酸制剂
糖尿病肾病 3~5期	①推荐CKD3~5期糖尿病且代谢稳定的患者限制蛋白质摄入以降低尿蛋白、延缓CKD进展、改善代谢紊乱及患者预后 ②推荐CKD3~5期糖尿病且代谢稳定的患者蛋白质摄入量为0.6克/(千克·天),并可补充酮酸制剂0.12克/(千克·天) ③建议饮食蛋白结构中增加植物蛋白摄入比例
维持性腹膜 透析患者	①推荐无残余肾功的患者蛋白质摄入量1.0~1.2克/(千克·天);有残余肾功能患者0.8~1.0克/(千克·天) ②建议全面评估患者营养状况后,个体化补充复方酮酸制剂0.12克/(千克·天)
维持性血液 透析患者	①建议血液透析患者蛋白质摄入量1.0~1.2克/(千克·天) ②低蛋白饮食的血液透析患者补充复方酮酸制剂0.12克/(千克·天)可以改善患者营养状况
肾移植患者	①肾脏移植术后应根据患者内生肌酐清除率的变化适当调整蛋白质摄入量 ②移植后3个月推荐高蛋白饮食,蛋白质摄入量1.4克/(千克·天);移植术后大于3个月推荐限制/低蛋白饮食,蛋白质摄入量为0.6~0.8克/(千克·天)为宜,并可补充复方酮酸制剂0.12克/(千克·天)

CKD:慢性肾脏病。酮酸制剂:遵医嘱用药。××克/(千克·天):每天每公斤体重摄入××克,建议每天摄入总蛋白质中优质蛋白占50%~70%。

剩下的16克蛋白从哪里来？

蛋白除了优质蛋白外,还有一类被称为非优质蛋白,主要来源于植物性食物,此类蛋白不易于人体消化吸收,整体利用率低,产生代谢废物多,增加肾脏负担,对于慢性肾脏病患者来说,不宜过多摄入。如米、面、蔬菜、水果、坚果、菇类(香菇、金针菇等)、芽菜(黄豆芽、绿豆芽等)、豆荚类(四季豆、豌豆等)。

常见食物蛋白质含量简表

食物	蛋白质含量/克
传统主食(小麦粉、稻米等)50克	4
传统杂粮主食(玉米、荞麦等)50克	4
传统主食(土豆、红薯等薯等)100克	1~2
低蛋白主食(藕粉、粉条、芡粉等)50克	<1
瘦肉50克	9
鸡蛋60克(1个)	8
牛奶250毫升	8
大豆25克/北豆腐100克/南豆腐150克	9
蔬菜500克	5
坚果25克	7
水果200克(1个)	1
植物油	0

食物重量均为生重,蛋白质含量为近似值。

四、如何控制脂肪、热量的摄入？

(一)脂肪的摄入

慢性肾脏病患者需要做到低脂饮食,限制油脂的摄入,每日食用油量控制在25~30克/天或25~30毫升/天。炒菜时以含不饱和脂肪酸的油为主,也就是植物油,如豆油、葵花油、菜籽油、玉米油、花生油或橄榄油等;减少食用含饱和脂肪的油(动物油),如猪油、牛油、羊油等;避免食用过量反式脂肪酸(<2 克/天),如人造奶油、起酥油等。这样不仅可以预防动脉血管硬化,还可以降低胆固醇。

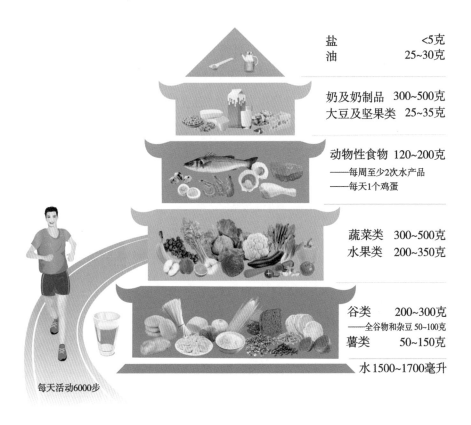

| 盐 | <5克 |
| 油 | 25~30克 |

奶及奶制品 300~500克
大豆及坚果类 25~35克

动物性食物 120~200克
——每周至少2次水产品
——每天1个鸡蛋

蔬菜类 300~500克
水果类 200~350克

谷类 200~300克
——全谷物和杂豆 50~100克
薯类 50~150克

水 1500~1700毫升

每天活动6000步

中国居民平衡膳食宝塔(2022)

(二)热量的摄入

不管是何种肾脏病,每日必须保证充足的热量。热量摄取以维持标准体重为原则,每天每公斤体重 126~146 千焦(30~35 千卡)。若热量摄取不足,会分解体内储存的蛋白质,增加含氮废物(肌酐、尿素、尿酸等)的产生,加重肾脏负担。故应以复合碳水化合物为主的糖类和植物油为主的单不饱和脂肪酸构成热量的主要来源,糖类、脂肪最好与富含蛋白质的食品一起摄入。不同的肾脏疾病,饮食要求又略有差异,需听取医生及营养师的建议。

五、如何控制钾、磷、钙及维生素的摄入?

(一)钾

钾是生命必需的电解质之一,可维持细胞、神经和肌肉的正常功能,人体内约90%的钾由尿液排出,剩余部分由肠道、汗液排出,所以肾脏是排钾的主要器官。对于慢性肾脏病患者来说,随着肾功能的下降,排钾的能力也随之下降,容易导致人体血液中钾的含量升高。目前国内血钾正常值范围为3.5~5.5毫摩尔/升,当血钾大于5.5毫摩尔/升时,被称为高钾血症。

1.高钾血症的危害有哪些?

(1)早期:乏力、恶心、心动过缓等。

(2)中期:指端麻木、肌无力、血压降低、神志恍惚、嗜睡等。

(3)晚期:呼吸困难、心律不齐,严重者会出现心跳骤停,甚至死亡。

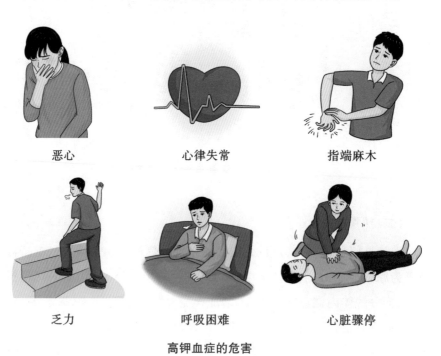

恶心　　　　　　　心律失常　　　　　　指端麻木

乏力　　　　　　　呼吸困难　　　　　　心脏骤停

高钾血症的危害

2. 如何控制钾的摄入?

高钾血症是慢性肾脏病患者晚期常见的死亡原因之一,因此,肾功能处于3期及以上的慢性肾脏病患者日常饮食中需要注意钾的摄入量。

(1)若每日尿量大于1000毫升和血钾正常时,不必过度限制钾的摄入。

(2)若出现少尿或高钾血症时,应限制高钾食物和易引起血钾升高的药物。

(3)若出现高钾血症,除了积极控制食物中钾的摄入量,还需要及时就医处理。

常见高钾食物列表

类别	名称
水果类	香瓜、哈密瓜、番茄、猕猴桃、香蕉、枣、草莓等
蔬菜类	菠菜、芹菜、胡萝卜、竹笋、扁豆、海带、干木耳、香菇、香椿、韭菜等
饮料	果汁、咖啡、人参精、运动饮料等
调味剂	低钠盐、无盐酱油、番茄酱、鸡精等
薯类	马铃薯、芋头、山药等
其他	坚果类、巧克力、水果干、药膳汤、蔬菜汤、肉类、肉汁等

提醒:颜色深的蔬菜和水果,根茎类蔬菜,汤汁类食物含钾一般较高。

去钾小妙招

(1)根茎类食物:去皮、切片或切丝,浸泡水。

(2)绿叶蔬菜:先切后洗、烹饪前用开水焯一下。

(3)避免食用"汤泡饭"及低钠盐。

(二)磷

磷是机体的重要元素,占人体总量的1%,除了参与构建骨骼和牙齿外,还参与维持细胞正常的功能和代谢。我们从食物中摄入的磷,65%~70%被肠道吸收参与人体新陈代谢,未被吸收的磷经肠道直接随粪便排出体外,人体吸收的磷约 2/3 经肾脏随尿液排出体外,所以肾脏是排磷的主要器官。对于慢性肾脏病患者而言,随着肾功能的下降,排磷的能力也随之下降,引起体内磷的蓄积,当血液里含磷大于 1.45 毫摩尔/升时,称之为高磷血症。

1. 高磷血症的危害有哪些?

高磷血症会引起继发性甲状旁腺功能亢进、肾性骨病、维生素 D 代谢障碍,造成皮肤瘙痒、血管钙化、软组织钙化等症,并促进严重心脑血管事件的发生。所以,慢性肾脏病 3 期以上的患者需关注血磷的管理。

2. 如何恰当地"忌口",既保证营养又合理控磷?

(1)食品添加剂　食品添加剂中磷含量高且易吸收,日常生活中自己多做饭,少买加工食品、零食、饮料、快餐、火锅丸类及饺类,对有食品添加剂的食物需慎用。

(2)动物内脏　动物内脏属于高磷、高嘌呤食物,因此动物的肝、腰、脑、心等内脏少吃或不吃。

(3)奶类及乳制品　奶粉、鲜奶、乳酪、干酪、发酵乳以及养乐多等乳酸饮料等含磷高,需少吃。

(4)菌菇类　菌菇类食物含有丰富的磷和钾,所以金针菇、香菇等菌菇类要少吃。

(5)肉汤、菜汤　汤中含有食物中溶解的磷,日常生活中应少喝。

(6)肉　肉类也是营养丰富但含磷高的食物。不喝肉汤只吃肉,每天 1~2 两瘦肉(50~100 克),肉以白肉为主,各种肉类合理搭配。

(7)豆腐　豆腐中富含多种对人体有益的营养成分,可以补充蛋白质、改善膳食结构,磷含量虽然也偏高,但并不易被人体吸收。如果想少吃点肉,可以把 1 两肉换成 2 两豆腐;如果不爱喝牛奶可换成豆浆。

(8)坚果　坚果含磷量高。如何健康吃坚果:①控制量。不建议每天都吃,每周吃 3~5 次即可,每次也不要吃太多,以一小把为宜。②尽量生吃。少吃或不吃炒制、炸制的坚果,可考虑吃生坚果,或吃煮熟的坚果,比如放进粥或米饭中。

(9)全谷类　莲子、薏仁、糙米、全麦制品、小麦胚芽、麦片等日常少吃。

(10)其他　蛋黄、肉松、骨髓、鱼干、可乐、汽水、酵母粉、可可、鱼卵等都是含磷高的食物,少吃或者不吃。

控磷小技巧

(1)煮鸡蛋:弃蛋黄,吃蛋白。

(2)水煮肉法:先焯水再烹饪,吃肉不喝汤。

(3)捞米饭、沥米饭:先将洗干净的米放入开水中煮至五成熟左右沥干水分,再入蒸锅中蒸熟即食,勿饮米汤。

(4)温水浸泡蔬菜后反复搓洗,能清除一部分磷;部分新鲜绿叶蔬菜可焯水后再凉拌或清炒。

(5)建议避免食用加工食品、零食(因为加工时使用较多的食品添加剂和防腐剂等均含磷)。

(6)建议避免喝饮料,如可乐、果汁饮料等软饮料。

(7)尽量选择新鲜食材烹饪,减少外出就餐。

(三)钙

慢性肾脏病患者合理的摄入含钙食物、多晒太阳、从事力所能及的体力活动,有助于肾性骨病的预防。

含钙丰富的食物:奶及奶制品、豆类、油菜、小白菜、木耳、蘑菇、柠檬、芝麻酱、花生、松子、榛子、海参、鱼类、紫菜、海带、虾、蛋黄等。

提醒:虽然有些食物含钙比较丰富,同时含钾和磷也丰富,如果肾病患者体内钾高、磷高时,需限制或者禁食。

(四)维生素

慢性肾脏病患者会出现不同程度的维生素缺乏,特别是水溶性维生素,包括维生素 B、维生素 C 等,可通过摄入蔬菜、水果补充,严重缺乏者可口服维生素片剂(遵医嘱)。避免摄入过多脂溶性维生素,如维生素 A、维生素 E 等。

第二节　运动康复

慢性肾脏病患者随着疾病进展，将会出现不同程度的心肺功能下降、营养不良、肌肉萎缩、乏力等症状，从而导致日常体力活动减少；传统观念也认为剧烈运动可能引起交感神经兴奋，造成肾脏血液供应不足加重肾损害，因此慢性肾脏病患者普遍存在活动量减少的问题。

随着肾脏病专家深入研究，发现运动不仅不会加剧肾功能恶化，反而减轻机体炎症状态、改善肌力及肌肉容积、降低心血管疾病风险、提高心肺耐力和生活质量方面有着药物不可替代的重要作用，所以慢性肾病患者需要重视运动带来的益处。

一、慢性肾脏病患者参与运动的好处有哪些？

1. 提高心肺耐力　慢性肾脏病患者随着肾功能的下降，机体功能及活动耐力降低，肌肉逐渐萎缩。因此，通过科学合理的运动锻炼可促进肌肉蛋白质合成，增加肌肉容量，提高心脏和肺部耐力。

2. 调节血压、血糖、血脂　运动锻炼通过糖原氧化，改善慢性肾脏病患者的糖脂代谢，增强机体能量代谢，减轻动脉粥样硬化，降低心血管疾病发生的风险，从而改善预后。

3. 改善肌力及肌肉容量　运动可以增加慢性肾脏病患者肌肉蛋白的合成，减少肌肉蛋白降解、减轻慢性肾脏病患者机体炎症状态、改善胰岛素抵抗和性激素水平等。

4. 改善营养和心理健康状态，提高生活质量　运动可以改善慢性肾脏病患者的营养、焦虑及抑郁状态，提高患者生活质量。

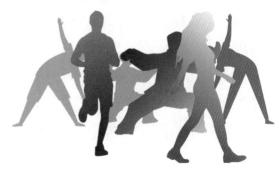

运动锻炼

二、哪些运动类型适合慢性肾脏病患者?

虽然目前没有报道哪种类型的运动在慢性肾脏病患者中受到限制,但是最常推荐的运动类型为有氧运动、抗阻力运动、柔韧性运动。

1.有氧运动　指人体在氧气充分供应状况下进行的运动训练。常见有氧运动项目有跳广场舞、健身操、韵律操,步行,快走,打太极拳、八段锦,慢跑,骑自行车,游泳,滑冰等。

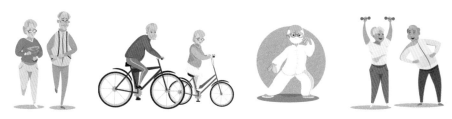

常见的有氧运动

2.抗阻力运动　指肌肉拮抗自身重力或者克服外来阻力时进行主动运动,可以恢复和增强肌力。常见的抗阻运动项目有拉伸拉力器或者弹力绷带、抬举哑铃、仰卧起坐、俯卧撑、握力器训练、骑脚踏车、深蹲起等。

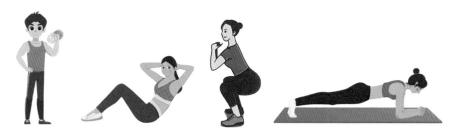

常见的抗阻力运动

3.柔韧性运动　也可称为灵活性训练,是指通过柔和的肌肉拉伸和慢动作练习来增加慢性肾脏病患者肌肉的柔韧性及关节活动范围,防止肌肉在其他运动中拉伤或撕裂。常见的柔韧性运动项目有拉伸运动,练瑜伽,打太极拳、八段锦等。一般多与有氧运动训练相结合,在运动训练的准备和结束阶段进行。

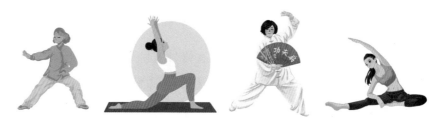

常见的柔韧性运动

三、慢性肾脏病患者的运动康复处方,您了解多少?

目前,打八段锦、太极拳、五禽戏,步行,跳广场舞都是慢性肾脏病患者比较喜欢的运动方式,鼓励其根据病情及身体状况,渐进性锻炼,坚持按计划锻炼。慢性肾脏病患者康复运动的推荐如下。

慢性肾脏病患者运动康复处方

处方内容	有氧运动	抗阻力运动	柔韧性/灵活性训练
频率	起始 2 次/周,以后加至 3～5 次/周	2 次/周	5 次/周
强度	起始 RPE 11～13 分,逐渐增至 RPE 11～16 分	10～15 次,60%～70% 1RM	柔韧性训练时保持肌肉轻微紧张的姿势 10～30 秒,建议将时间逐渐延长至 30～60 秒。如打太极拳、练瑜伽、打八段锦等。高跌倒风险的患者需要进行平衡性训练 10～20 分钟(2～3 次/周)
类型	跳体操、步行、骑车、游泳及其他	沙袋、弹力带训练或拮抗自身重力	
时间	30～60 分钟/次,其中准备和放松运动 5～10 分钟	每组抗阻运动动作 10～15 个,起始 2 组,以后增至 3～5 组,每组动作间休息 2～3 分钟	

RPE:自觉劳累分级量表。1RM:指的是一个人在某个特定动作完整执行一次所能负荷的最大重量。

根据慢性肾脏病患者基础活动量推荐的运动处方建议

基础活动量	频率	强度	时间	类型
基本不活动的患者	3~5 次/周	RPE 3~6（0~10 总分范围）	20~30 分钟/天	步行 3000~3500 步
偶尔活动一次的患者	3~5 次/周	PRE 3~6（0~10 总分范围）	30~60 分钟/天	步行 3000~4000 步
每天少量活动的患者	3~5 次/周	PRE 6~10（0~10 总分范围）	30~90 分钟/天	步行 3000~4000 步，目标 5400~7900 步，每周总计超过 150 分钟中等强度活动

RPE:自觉劳累分级量表。

◇值得注意的是:

慢性肾脏病患者建议进行中等强度的有氧运动或抗阻力运动,对于有跌倒风险的患者,建议进行平衡训练。一般以运动时的心率作为判断运动强度的指标,以运动时不超过最高心率〔最高心率(次/分钟) = 170 - 年龄(岁)〕为宜或运动时心率达到预计最高心率的 60%~80%。安全起见,把一般感觉作为心率的补充,以有效监控运动强度。主观运动感觉以自觉劳累分级量表 6-20(RPE6-20)中的 12~13 级为宜,即运动时感到有些吃力。

自觉劳累分级量表(RPE),可以简单理解为做某项运动时您是否已经尽力,通过 RPE 控制运动强度。主要针对成年人,把运动强度分成 1~20 个不同等级。"1"是不做任何努力,"20"是极度努力,一般使用的范围是从 6 开始的。使用者需要根据自己的感觉来判断打分。

自觉劳累分级量表

RPE	主观运动感觉	对应参考心率/（次/分）
6	安静、不费力	静息心率
7	极其轻松	70
8		
9	很轻松	90
10	轻松	
11		110
12		
13	有点吃力	130
14		
15	吃力	150
16		
17	非常吃力	170
18		
19	极其吃力	195
20	精疲力竭	最大心率

自觉劳累分级量表6-20（RPE 6-20）中的12～13级为宜，即运动时感到有些吃力。

四、慢性肾脏病患者什么情况下需禁止运动？

（1）血压异常：严重的高血压（如血压超过180/110毫米汞柱）或低血压（<90/60毫米汞柱）。

（2）心肺疾病：严重的心力衰竭、心律失常、不稳定型心绞痛、重度心包积液、瓣膜狭窄、肥厚型心肌病、主动脉夹层、未控制的肺动脉高压（肺动脉平均压>55毫米汞柱）等。

（3）急性临床事件：急性全身炎症性疾病。

（4）深静脉血栓的症状：如小腿不正常的水肿、发红和疼痛时要暂缓或停止运动。

（5）严重水肿、骨关节病等不能配合运动等。

五、慢性肾脏病患者运动时,需注意哪些事项?

(1)血糖过高(>13.9 毫摩尔/升)或过低(<5.5 毫摩尔/升)时暂缓运动。

(2)合并糖尿病的患者,运动前后监测血糖,同时备好点心或糖果。

(3)出现双下肢不对称性水肿、发红或疼痛时要暂缓或停止运动,及时到医院就诊,明确有无深静脉血栓。

(4)有开放性伤口及没有愈合的溃疡时避免游泳及负重运动。

(5)如果有头晕、严重头痛时应该延缓或停止运动。

(6)服用血管扩张药(如 α 受体阻滞剂、钙通道阻滞剂等)的患者运动后可能发生低血压,因此这类患者运动时应延长放松时间。

(7)服用 β 受体阻滞剂的患者,在炎热和潮湿的环境中,易出现低血糖症状,因此在这些条件下,应减少运动强度和持续时间。

第三节　规律生活

慢性肾脏病患者经确诊后,需进入一个漫长的治疗期。它的治疗目标不是治愈,而是让慢性肾脏病患者恢复正常的生活。虽然药物治疗很重要,但生活方式的调整也是慢性肾脏病防治的关键。研究表明慢性肾脏病是一种生活方式疾病,建议慢性肾脏病患者养成健康饮食、适度运动、控制体重、戒烟、限酒等良好的生活方式,同时配合药物治疗,才能起到事半功倍的效果。

一、平衡膳食

(1)定时、定量进餐,早、中、晚三餐的能量建议占总能量 25%～30% 、30%～40% 、30%～35% 。

(2)均匀分配三餐食物中的蛋白质。

(3)保证摄取能量充足,可以在三餐间增加点心,占总能量的 5%～10% 。

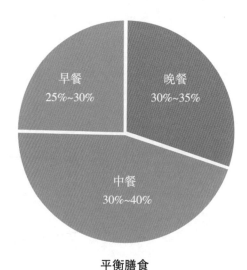

早餐
25%~30%

晚餐
30%~35%

中餐
30%~40%

平衡膳食

食物选择

(1)限制米类、面类等植物食物蛋白的摄入量,采用小麦淀粉(或其他淀粉)作为主食部分代替普通米类、面类,将适量的奶类、蛋类或各种肉类、大豆蛋白等优质蛋白质的食品作为蛋白质的主要来源。

（2）可选用马铃薯、白薯、藕、荸荠、澄粉、山药、芋头、南瓜、粉条、菱角粉等富含淀粉的食物替代普通主食。也可选用低磷、低钾、低蛋白质的米类、面类食品替代普通主食。

（3）当病情需要限制含磷高的食品时，应减少动物内脏、坚果类、干豆类、各种含磷加工食品的摄入。

（4）当病情需要限制高钾食品时，应限制水果、马铃薯及其淀粉、绿叶蔬菜等的摄入。

（5）肾病患者能量摄入不足时，可在食物中增加部分碳水化合物及植物油以达到所需能量。

二、合理运动

慢性肾脏病患者应尽量减少久坐时间，在身体允许情况下，应至少进行轻微体力活动来打破长时间不运动状态，建议每周进行中等强度的运动锻炼，每周至少150分钟，每周3～5次，每次至少30分钟，以有氧运动、抗阻力运动及柔韧性运动为主。

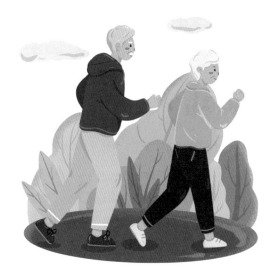

合理运动

1.中等运动强度　是指运动过程中出现心率增快（运动过程中的心率在 100～140 次/分钟），身体微出汗，呼吸微喘，即运动时感到有些吃力为宜。

2.常见中等强度运动　散步、慢跑、快走、骑自行车、跳广场舞、登山、游泳等。

（1）对于心肺功能比较好、无基础疾病的患者，可以进行一些中等强度，甚至较大强度的运动，并可适当延长运动时间。

（2）对于心肺功能较差、有基础病的患者，建议进行小强度的运动锻炼，如散步，并根据自身情况决定运动时间。

除此之外，还应遵守循序渐进的原则。逐步增加活动时间和活动强度，使身体机能和运动能力不断提高，达到强身健体的效果。比如，每天走多少步不能一概而论，一般 5000～10000 步都可以，一定要根据自身状况制定适合自己的锻炼计划。

三、维持健康的体重

肥胖导致肾脏损害已受到广泛的重视。饮食和运动是保持健康体重的两个主要因素，食物为人体提供能量，运动则消耗能量。如果进食量过大而运动量不足，多余的能量就会在体内以脂肪的形式积存下来，增加体重，造成超重或肥胖；相反若食量不足，可由于能量不足引起体重过低或消瘦。体重过高和过低都是不健康的表现。慢性肾脏病患者的肌肉量普遍偏少，机体更易于储存脂肪，而健康饮食和合理运动有益于控制体重，降低血压和减少蛋白尿。因此，慢性肾脏病患者应保持进食和运动的平衡，所摄入的食物热量能满足机体生理需要，而又不造成体内能量过剩，使体重维持在适宜范围。

健康体重用国际通用的体重指数（body mass index，BMI）来衡量，以权衡身高对体重的影响，BMI 是由体重（千克）除以身高（米）的平方得出的结果。我国健康成人 BMI 范围 18.5～23.9 千克/平方米，BMI 24～27.9 千克/平方米者为超重，大于等于 28 千克/平方米者为肥胖。

BMI 判断标准 单位:千克/平方米

BMI 分类	WHO 标准	亚洲标准	中国参考标准	相关疾病发病的危险性
体重过低	<18.5	<18.5	<18.5	低(但其他疾病危险性增加)
正常范围	18.5～24.9	18.5～22.9	18.5～23.9	平均水平
超重	≥25	≥23	≥24	增加
肥胖前期	25.0～29.9	23～24.9	24～26.9	增加
Ⅰ度肥胖	30.0～34.9	25.0～29.9	27～29.9	中度增加
Ⅱ度肥胖	35.0～39.9	≥30	≥30	严重增加
Ⅲ度肥胖	≥40	≥40	≥40	非常严重增加

不同身高体重对应的 BMI 值是不同的,适用于亚洲人士体型参考值,上下波动 10% 均为正常(参考附表6)。

对于慢性肾脏病患者来说,疾病早期肾脏血流量会增加,肾小球处于高压力、高灌注和高滤过状态,如果未及时控制,长期持续性"三高状态"会损伤内皮细胞、上皮细胞,引起肾小球肥大、硬化,导致蛋白尿和肾功能损伤。而肥胖患者常合并胰岛素抵抗,胰岛素抵抗可刺激产生多种细胞因子而导致肾损害。因此肾病患者应注意控制体重,其有益于延缓慢性肾脏病的进展。

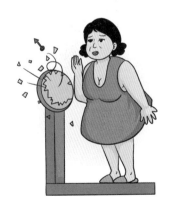
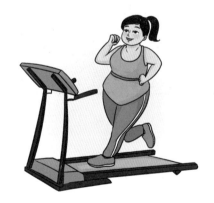

控制体重

四、远离损害肾脏的不良行为

(一)熬夜

经常熬夜会引起人体代谢功能紊乱、免疫功能降低;还会导致精神状态不佳,皮肤干燥、萎黄,性功能障碍,加速动脉粥样硬化等;同时也会引起肾脏损害或加重病情,严重时会出现肾功能衰竭。所以,对于慢性肾脏病患者来说熬夜是不可取的。

(二)憋尿

长期憋尿会对肾脏造成损害。一方面会导致膀胱容量增加,造成膀胱逼尿肌功能受损,导致残余尿增多,引起输尿管和肾脏积水。另一方面长期反复憋尿可使尿道口的细菌随尿液上行至肾盂,引起肾盂肾炎。所以说在日常的生活中,如果没有特殊的原因,尽量不要憋尿。

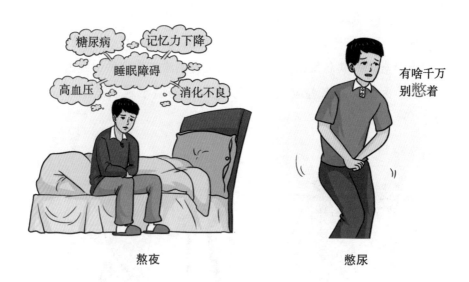

熬夜　　　　　　　　　　　　　憋尿

(三)乱吃药物及补品

自古以来,话不能乱说,药不能乱吃,这个道理大家都明白。话乱说会伤人,药乱吃会伤肾,因为肾脏是代谢和排泄药物的重要器官,很多药物都容易导致肾脏的损害。常用的药物如抗生素、感冒药、消炎镇痛药、胃药、造影剂、肿瘤靶向药、减肥药以及一些中成药等都具有肾毒性。因此,对于慢性肾脏病患者而言,一定遵医嘱用药,注意用药安全。

(四)抽烟

烟草中含有几千种毒性物质,比如烟里的尼古丁以及镉、铅等重金属。长期抽烟会使肾小球血管硬化和肾组织缺血、缺氧,引起肾功能损伤,加速病情的恶化。

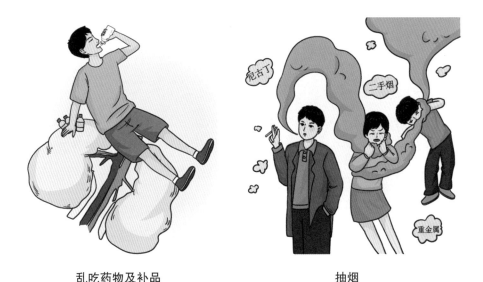

乱吃药物及补品　　　　　　　　　抽烟

(五)饮水量不足、过度饮用饮料

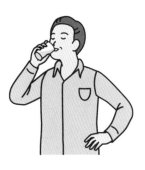

饮水量不足不利于体内代谢产物(肌酐、尿素、尿酸等)排泄,易引发肾结石、尿路感染等肾脏疾病;如果长期过度饮用饮料,会改变机体内部的酸碱度,破坏酸碱平衡,从而加重肾脏负担,增加肾脏损伤的风险。建议健康成年人每天饮水量不少于1200毫升,慢性肾脏病患者饮水要求详见第五章第一节。

喝水

第四节　心理疏导

随着人们生活方式、环境的不断改变,慢性肾脏病患者的数量也逐渐增加。鉴于慢性肾脏病至今仍无法根治,患者病情易反复,需长期接受治疗,因此慢性肾脏病患者常存在不同程度的焦虑、抑郁、烦躁、恐惧等不良情绪和心理问题,影响其生存质量和疾病康复。

一、慢性肾脏病患者易出现哪些异常的心理状态?

(一)焦虑

慢性肾脏病属于一类慢性进展性疾病,病程长、病情迁延不愈,大部分患者最终会发展至终末期肾脏病。所以慢性肾脏病患者无论处于几期,都会因担心肾功能进一步恶化而长期处于焦虑状态中。

(二)抑郁

抑郁多见于年轻的患者。由于长期反复住院,患者的工作和生活受到严重影响,同时社交功能严重受限,患者会产生明显的无用感和被遗弃感,从而产生消沉、抑郁等不良情绪,轻者表现为主动性言语交谈减少,严重时出现悲观厌世、甚至出走、自杀等极端行为。

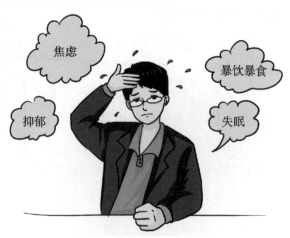

焦虑、抑郁

(三)失眠

失眠多表现为入睡困难、早醒以及多梦,顽固性失眠会明显影响患者的精神状态及生活质量。

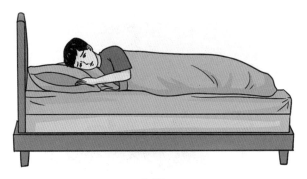

失眠

(四)饮食紊乱

对于慢性肾脏病患者来说,随着疾病的进展,肾脏的排泄能力也会随着下降,体内产生的代谢废物及毒素(肌酐、尿素、尿酸等)无法正常排出体外,蓄积在体内导致消化系统或神经系统功能异常,出现恶心、呕吐、食欲下降等症状。

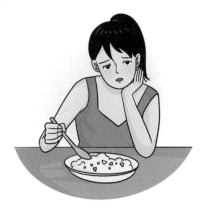

饮食紊乱

(五)认知功能障碍

认知功能障碍是人脑接受、处理、应用信息的过程,包括记忆力、注意力、语言、视空间、执行、计算和理解判断等方面,出现其中一项或多项受损。

它是健康老化与痴呆之间的一个过渡阶段。研究提示,慢性肾脏病患者有不同程度的认知功能障碍,其患病率是一般人群的3倍。而且慢性肾脏病患者认知功能受损的发生率随着肾功能下降而明显增加,不仅严重影响慢性肾脏病患者的生活质量,而且与患者的住院率、死亡率息息相关。因此,慢性肾脏病患者除了积极治疗,控制病情外,还应严格控制好血压、血糖、血脂,养成良好的生活方式,戒烟限酒,必要时到当地医院慢性肾脏病管理门诊进行测评。

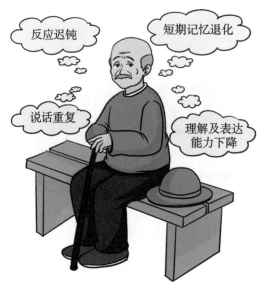

反应迟钝

短期记忆退化

说话重复

理解及表达
能力下降

认知功能障碍

二、慢性肾脏病患者心理疏导的策略有哪些?

(一)正确认识慢性肾脏病

慢性肾脏病是一种常见的慢性疾病,随着人口老龄化的加剧,糖尿病、高血压、高血脂、高尿酸等人群增多,慢性肾脏病发病率也逐年上升,已成为全球性公共健康问题。流行病学研究显示,全球慢性肾脏病患病率高达11%~13%,中国的患病率已达10.8%。

慢性肾脏病是由多种原因导致的肾脏结构和功能异常,常见临床表现包括蛋白尿、高血压、食欲缺乏、恶心、贫血等。因为不同类型、不同原因的肾脏疾病,其临床表现、病情进展、治疗效果和长期预后都是有区别的。因此,慢性肾脏病患者要详细了解自己的病情,明确其肾脏病理类型和发病原因,才能正确去面对和进行长期治疗,以取得较好的治疗效果。

目前,慢性肾脏病患者治疗的主要目的在于控制病情发展,改善肾功能和提高生活质量。随着诊疗技术的进步,肾病患者的治疗效果不断得到提高。但由于慢性肾脏病为终身性疾病,具有长期性、不可逆的特点。因此,慢性肾脏病患者普遍存在不同程度的恐惧感,适度恐惧在一定程度上能够成为促进患者健康行为或积极治疗的动力因素,而长期过度恐惧则起到强烈的抑制作用,会影响患者的生活质量、社会功能和主观幸福感。其实,大部分慢性肾脏病患者,尤其是早期发现肾功能异常者,经过规范治疗,其病情是有望长期控制的。

请注意

慢性肾脏病患者需要知道,除了如急性肾损伤等一部分肾脏疾病可能完全治愈,绝大多数肾脏病还是倾向于一个慢性过程,需要积极治疗,但更多的还是要和它形成一个长期和平共处的模式,让疾病处于一个相对稳定的状态,而不是病急乱投医,听信偏方、秘方,盲目追求疾病的痊愈。

（二）取得家庭的支持

慢性肾脏病患者被确诊后,心理压力特别大,会出现不同程度的不良情绪及消极行为,建议和家人一起居住,这样可以得到更多的关爱、陪伴和安慰。家属的陪伴和关心会消除患者的不安情绪,协助患者改变不良生活习惯,减少情绪波动,保持积极向上的态度。

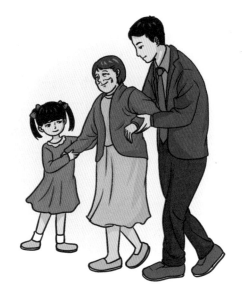

家庭支持

（三）学会自我调节

（1）适当地宣泄情绪,保持精神和心理平衡,把心里的想法和疑虑可以找人尽情地诉说,如家人、朋友、医护人员、肾友等,把内心的郁结发泄出来,不建议独自一个人默默承担,增加焦虑感。

(2)培养广泛的兴趣爱好,比如下棋、钓鱼、绘画、练字、跳舞、唱歌等,重返和融入社会,寻找归属感。

(3)积极参加慢性肾脏病宣教活动,比如健康讲座、肾友之家、肾病患者联谊会、医护人员策划的个体化健康指导,通过这类活动可以提高患者对疾病的认识,降低恐惧感,养成健康的生活方式,促进肾友间的交流沟通,得到精神上的理解和慰藉。

(4)长期坚持合理的运动锻炼,如果条件允许的话,建议学习一些相关的心理疗法,如正念认知疗法、音乐疗法及放松疗法。

(5)在积极接受治疗的情况下,保持原有的生活态度和目标,并根据治疗情况调整生活方式。

(四)学会自我管理

1.药物　肾脏病患者一定要遵医嘱用药,不能随意调整用药剂量,尤其是老年患者,因为老年患者更容易发生药物不良反应。定期前往门诊复查血常规、尿常规和血生化,评估肝肾功能,有效的药物治疗能够提高患者的依从性,改善疾病转归。

2.饮食　需要遵循慢性肾脏病的饮食原则,根据患者自身的病情、体重、血压、血糖水平来确定科学的饮食计划,应坚持低盐低脂、低磷、低钾的原则,食用优质蛋白质,合理控制血压与血糖水平,纠正贫血状态,同时要注意控制水分摄入。合理的饮食有益于控制病情,预防各种并发症,改善患者的生活质量。

3.运动　肾脏病患者常因合并多种疾病出现慢性疼痛、疲劳、乏力、呼吸困难等身体不适,活动耐力较差;加上很多患者认为患病后应好好休息,或是部分患者进行低效率的运动,使其并未体会到运动的真正益处,导致肾脏病患者不愿意运动或不能坚持长期运动。其实不然,长期坚持适当强度的运动,会使患者受益颇多,有助于回归社会,提高生活质量和幸福感,降低慢性肾脏病合并症的发生率和死亡率。

专家提醒

日常生活中学会关爱我们的肾脏,如果具有以下高危因素,如糖尿病、高血压、肥胖、高尿酸、高血脂以及肾脏病家族史等,建议最好每半年做 1 次尿液、血液的全面检查。

(1)尿检:能测出尿液中是否含有蛋白质,尿中含有蛋白质就预示可能存在肾脏损伤。

(2)血检:能估算出肾小球滤过率,它是评估肾功能的最佳方式。

慢性肾脏病病程很长,其治疗是个持久战,在这个漫长的治疗过程中,除了积极配合医生治疗外,还应学会克服不良情绪及心理问题带来的困扰,进行心理调适,才有望战胜疾病、提高生活质量和达到长期生存的目标。

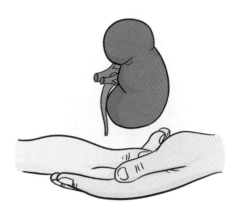

呵护肾脏

第六章　肾脏病的常见问题

第一节　尿液中为什么出现泡沫?

正常情况下,因为尿液表面张力很低,通常不会形成泡沫。但是,由于尿液含有一些有机物和无机物,会使尿液表面张力增强而出现一些泡沫,但这些泡沫很快就会消失。

一、正常泡沫尿

(1)喝水少、出汗多导致尿液浓缩时,以及排尿急、过于用力时可产生泡沫。男性站立位排尿时,由于排尿位置高、落差大,排尿瞬间也会产生泡沫。

(2)摄入大量蛋白质、熬夜、过度劳累及身体机能下降时出现的泡沫尿一般持续时间不长,尿液静置后泡沫会很快消失。

(3)泌尿道内有细菌滋生,细菌会破坏尿液的成分,也会使尿液产生过多的泡沫。

(4)停止性生活时间较长,且又经常发生遗精,或经常处于兴奋状态,以致尿道球腺分泌的黏液增多,混入尿液里,可出现泡沫尿。

二、异常泡沫尿

(1)肝肾疾病时,尿液中胆红素或蛋白质含量增多,尿液表面张力增加,排尿时可产生较多的泡沫。

(2)糖尿病时,尿液中尿糖或尿酮体含量升高,尿液的酸碱度也发生变化,尿液表面张力增加,排尿时可产生较多的泡沫。

(3)膀胱疾病,如膀胱炎、膀胱癌等,使尿液的成分发生改变而产生泡沫。

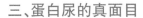

三、蛋白尿的真面目

蛋白尿是肾脏病的常见临床表现,俗称"泡沫尿"。因尿中含有大量的蛋白使尿液表面的张力增大,形成细小浓密的泡沫,像啤酒沫一样,大小不一,尿液静置30分钟泡沫都不会消散。

因此,一旦尿液中出现非正常的泡沫,最好前往医院进行尿液检查,如果发现尿蛋白检测异常,需引起高度重视并积极治疗。

第二节　红色尿一定是血尿吗?

正常人的尿液呈淡黄色、清澈透明,饮水少或出汗多时尿量减少,尿液浓缩,颜色偏重为深黄色;大量饮水时尿量增加,尿液稀释,颜色变浅甚至透明。同时也和饮食的变化有关,摄入较多碱性食物,尿色则深,比如蔬菜、水果等;摄入较多酸性食物,尿色则浅,比如肉类、谷类等。除此之外,我们还会遇见异常颜色的尿液,比如红色尿,这是怎么一回事呢? 难道是血尿? 莫急,让我们来辨别一下。

一、假性血尿

(1)食用含红色素丰富的蔬菜、水果,比如甜菜、苋菜、红心火龙果等。

(2)服用利血平、氨基比林、苯妥英钠、酚红等药物。

(3)剧烈运动等多种因素导致的血红蛋白、肌红蛋白尿。

二、真性血尿

血尿主要分为两类:镜下血尿和肉眼血尿。

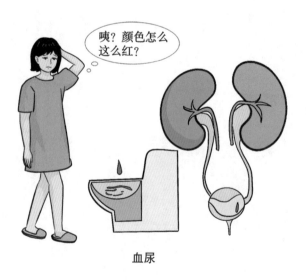

血尿

（1）镜下血尿是指肉眼看不出而在显微镜下才能观察到尿液的变化，当新鲜离心沉淀尿中每高倍镜视野≥3个红细胞，称为镜下血尿。

（2）肉眼血尿则是肉眼可以看见尿液外观呈鲜红色、洗肉水样或含有血凝块，每升尿液中的血液量大于1毫升即可出现。

引起血尿的原因有很多，常见病因有：各种肾小球疾病引起的肾小球性血尿、尿路感染、结石、结核、肿瘤、血管病变等泌尿系统疾病，血液系统疾病，风湿病，感染性疾病等全身性疾病，以及功能性血尿等。

所以，日常生活中，如果发现尿的颜色变红时，先不要紧张，首先要判断血尿的真假。排除饮食、药物等干扰后，要警惕是否存在肾脏疾病。这时，需要前往正规医院进行检查，判断血尿的来源和具体病因，以免耽误病情。

第三节　怎样判断尿量是否正常？

我们每天排出尿量的多少取决于我们进水量和其他途径的排出量。喝水多、环境温度低而出汗少，则尿量多；喝水少、环境温度高及劳动时出汗多、高热、腹泻等情况，则尿量少。但是，尿量多少才正常呢？我们来了解一下吧。

由于个体差异和饮食习惯不同，每个人一天的尿液排出量差异较大，正常人每天尿量为 1000～2000 毫升，平均约为 1500 毫升。

男性 1500～2000 毫升/天、女性 1000～1500 毫升/天、婴儿 400～500 毫升/天、幼儿 500～600 毫升/天、学龄前儿童 600～800 毫升/天、学龄儿童 800～1400 毫升/天。

其实尿量的多少最终取决于肾小球的滤过率、肾小管的重吸收和稀释与浓缩功能，也就是说与肾功能好坏有直接的关系。正常人每天生成约有 35～50 克代谢产物，也可以说是对身体不利的物质（尿素、肌酐、尿酸等），这些代谢产物需通过肾脏随尿液的形式排出体外，溶解这些物质所需的最低水量约 500 毫升，故每个人每天至少要排出 500 毫升的尿液。

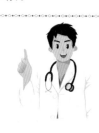

重要数值一定要了解

◇多尿　24 小时尿量超过 2500 毫升。

◇少尿　24 小时尿量少于 400 毫升。

◇无尿　24 小时尿量少于 100 毫升。

◇尿崩　24 小时尿量大于 4000 毫升。

排尿过多，会造成身体内水分和电解质等物质的丢失，导致水和电解质紊乱；排尿过少，体内毒素排不出去，会导致全身代谢紊乱，重者还会危及生命。所以，维持正常的尿量非常重要。

第四节　如何看待夜尿增多？

很多人认为夜尿就是夜里的排尿,但其实没您想的那么简单,只有夜里被尿憋醒才称之为夜尿。

夜尿增多是指睡眠时迫于尿意需起床排尿 1 次或以上,且尿量>750 毫升或大于白天尿量(正常白天和夜间尿量比为 2∶1)。

夜尿增多在我们日常生活中也很常见。国内研究发现 18 岁以上人群夜间排尿≥1 次者占 57.5%,即便是将夜尿标准提高为 2 次以上,我国仍有 24.7% 的成人存在夜尿困扰,且夜尿的发生率及次数随着年龄的增长而增加。

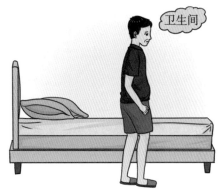

夜尿增多

 夜尿增多会影响我们的健康吗?

夜尿增多可导致睡眠质量差,常常会影响生活质量和健康状况。但是,许多人认为夜尿增多是无害的,是随着年龄增长而出现的自然变化,也常常会被误认为是老年人的衰老症状。其实,这种认识是片面的。那么,夜尿增多究竟是怎么回事呢? 我们一起来看看吧。

一、夜尿增多可能是疾病预警信号

严格来讲,夜尿症并不是一种疾病,而是一组症状,引起的原因可以是多方面的。

(1)生理性因素:临睡前饮用大量液体,包括水、浓茶、咖啡等饮料均可引起夜尿增多。如果睡前控制进水量,则夜尿明显减少甚至消失。

(2)精神因素:精神紧张、失眠症的患者容易夜尿频率增加,及时调整可有效缓解夜尿。

（3）年龄因素：老年人夜间抗利尿激素（ADH，是一种促进身体内水分重吸收，尿液浓缩的关键性激素）分泌相对较少，且随着年龄的增加，肾浓缩功能常有不同程度的减退，因此出现夜间排尿的增多。此外，随着年龄的增长膀胱逼尿肌萎缩导致收缩力下降，出现残余尿，会使膀胱实际容量变小，也会出现夜尿增多的现象。据报道，80岁以上的老人夜尿增多可达80%。

排除以上因素，夜尿增多也可能是某些疾病的预警信号，其中最常见的就是肾脏疾病。肾脏是人体血液的净化器官，它就像是一个24小时不停工作的"清洗工厂"，通过滤过血浆、生成尿液来排出体内代谢废物及多余的水分和电解质。每天经肾小球滤过的水分约180升，但经过肾小管的重吸收，最终排出的尿液仅2升左右。当各种原因导致肾小管对于滤出的水分重吸收能力下降时，身体锁不住水，就会导致尿量增多（尤以夜尿量增多最为突出），特别是伴有高血压、动脉硬化、肾功能不全等疾病的老年人，随着肾功能的逐渐减退，夜尿也越来越重。

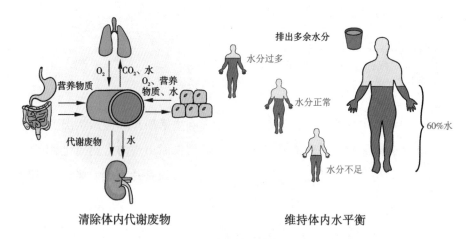

清除体内代谢废物　　　　　　　　维持体内水平衡

夜尿增多的因素

二、夜尿增多一定表明肾功能不好吗？

答案是否定的。衡量肾功能好与坏，不能单一地依据夜尿次数多少，还应观察是否伴有其他症状，如水肿、泡沫尿、腰酸等。当您出现这些症状时，应该及时到肾内科就诊,做具体的检查以明确诊断。除了肾脏因素,糖尿病、中枢性尿崩症、心功能不全、膀胱炎、泌尿系结石、泌尿系肿瘤等疾病均可引起夜尿增多。由于夜尿增多受疾病、环境、行为因素等多种因素影响,因此临床诊断时应全面评估。

三、夜尿增多如何护理?

治疗夜尿增多首先应找出潜在病因,注意排查和治疗能引起夜尿增多的基础疾病,如糖尿病、尿崩症、尿路感染、充血性心力衰竭、高钙血症等。

其次生活上要注意调整饮食和生活习惯。睡前适度饮水,不饮浓茶、咖啡,不食用西瓜等利尿食物,控制饮酒量,避免饮食过咸。水肿需服用利尿剂的患者尽量改为日间服药,以免加重夜尿增多的症状。水肿患者可使用弹力袜或抬高下肢,防止液体积聚,从而减少夜间排尿。老年女性可进行膀胱训练和骨盆底肌锻炼,从而改善夜尿增多的症状。

总之,如果出现夜尿增多,切莫大意,应及时就医。

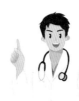

第五节　如何正确留取尿标本?

尿液反映了机体的代谢状况,是很多疾病诊断的重要参考指标。不少肾脏病早期就会出现蛋白尿、血尿或其他尿液异常,首选筛查手段便是尿常规。尿常规操作简单、快速且便宜,其检测内容包括尿的颜色、透明度、酸碱度、红细胞、白细胞、上皮细胞、管型、蛋白质、尿比重及尿糖等,是泌尿系统疾病的"警报器"。

一、如何正确留取尿常规标本?

1. 留取时间　可留取任何时间段的新鲜尿液(女性应避开月经期),一般留取晨尿最佳。晨尿,即清晨起床后,从膀胱里排出的第一次尿液。因夜间饮水较少,生理状态稳定,肾脏排出的尿液在膀胱中浓缩,使尿液中的异常成分更容易被发现。

2. 留取准备　除查尿糖、尿胆原需空腹外,其他尿检查项目不受进食影响,无需空腹。留取尿标本前 72 小时应避免剧烈运动。女性温水清洗外阴,或者应用消毒湿纸巾擦洗外阴,避免过多的阴道分泌物混入尿液;男性要清洁阴茎包皮,以免混入细菌。

3. 使用正确的容器　用清洁干燥的容器留取,避免化学品和细菌污染,一般推荐采用医院提供的一次性尿杯。

4. 留取样本　留取尿液标本不少于 10 毫升;前段尿液、后段尿液容易被污染,一般选择留取中段尿液(即清洁中段尿)。

5. 送检样本　留取标本应该尽快送检,最好在 1~2 小时,夏天不应超过 1 小时,冬天不应超过 2 小时,时间过长会出现尿液中的葡萄糖被细菌分解、管型破坏、细胞溶解等问题,影响检测的准确性。

6. 其他　尿路感染者尿液中的白细胞呈间歇性,宜多次反复检查,若在抗生素治疗后送检可能会出现假阴性结果。

二、如何正确留取 24 小时尿蛋白定量?

24 小时尿蛋白定量是检测尿蛋白的重要指标,可以精确地测出 24 小时尿液中蛋白的含量。

正常人尿液中的蛋白质含量极微,通常 24 小时小于 0.15 克。如果肾脏受到损伤时,尿液中的蛋白含量就会增多。因此它是评估疾病严重程度及治疗效果的重要指标,所以正确留取 24 小时尿液标本对检验结果的准确性非常重要。

(一)留取方法

当日晨起 7 点排空膀胱后开始计时,直至次日晨起 7 点,24 小时期间所有的尿液均需放置在带盖容器里,待次日早上 7 点留取最后一次尿液后,测量 24 小时总尿量并记录,再将尿液混合均匀后,留取 10 毫升标本送检即可。

(二)注意事项

(1)夏季天气炎热时,首次留尿至容器后可加入 5 ~ 10 毫升防腐剂。

(2)收集尿标本容器需清洁干燥,尿液中不能混入异物,如脏物、大便、女性阴道分泌物等。

(3)24 小时全部尿液都需留取,勿漏留。

(4)留尿期间,正常饮食,切忌刻意少饮、多饮。

(5)放置阴凉处,避免日光直射,加盖保存。

(6)女性月经期,不做此检查。

三、如何正确留取尿细菌培养标本?

尿液细菌培养主要用于检查尿道、膀胱、前列腺、输尿管与肾盂的细菌感染。为了保证培养的准确性,尿液标本的采集十分重要,做尿培养应无菌留取尿液,排除外界细菌干扰。

临床上根据患者实际情况分两种进行。

(一)留置尿管患者

晨起夹闭尿管半小时(可根据患者病情适当延长或缩短夹闭时间),消毒尿管末端接引流袋处,用 10 毫升注射器抽取 10 毫升尿液弃去或留取常规尿标本,重新消毒,用一个新注射器再次抽取 10 毫升尿液,注入无菌标本瓶内,同时避免污染。

（二）正常排尿患者

（1）嘱患者留晨尿,留尿当日清晨用温水清洗外阴及尿道口,更换清洁内裤。

（2）排尿时弃去前段尿,留取10毫升中段尿于无菌标本瓶内。

（3）尿标本必须新鲜,最好在半小时内作培养,否则在室温下放置过久易造成污染或细菌繁殖造成假阳性。

（4）应用抗生素后至少停药5天以上才能做尿细菌培养,否则会造成假阴性。

第六节　"腰部疼痛"代表患有肾脏病吗?

由于肾脏位于腰部脊柱两侧,一旦出现腰部疼痛,不少人都担心是肾脏出了问题,其实这是一种误解。引起腰痛的原因有很多,如腰肌劳损、腰椎疾病、长期不良坐姿、久坐、劳累引起的筋膜炎等,因此并不是腰部疼痛就一定代表患有肾脏疾病。

　肾脏疾病为什么会引起腰部酸痛?

肾脏病引起的腰痛特点多为钝痛、胀痛或刀绞样疼痛,可发生在一侧,也可两侧同时发生,持续时间长,活动或劳累后加重,休息后好转。引起腰痛的肾脏病如急性肾盂肾炎、肾结石、肾栓塞、梗阻性肾病及肾周有化脓性炎症时,会出现剧烈疼痛。另外,部分肾脏病(常见的急性肾小球肾炎、急进性肾炎等)导致肾脏肿大,肿大的肾脏牵扯肾包膜,腰部会出现持续性胀痛、钝痛,少数患者还伴有肉眼血尿、水肿、高血压等。当然,其他肾脏疾病,如肾囊肿、肾肿瘤等,也可引起腰痛。

所以出现腰部疼痛,同时伴有水肿,建议前往正规医院就诊,完善尿常规、肾功能、肾脏彩超等检查,以明确腰痛是否由肾脏疾病所引起,积极采取正确的治疗措施,以免延误治疗。

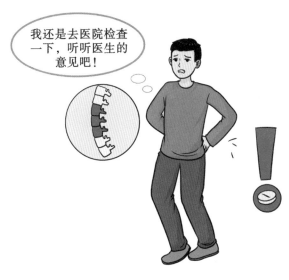

腰痛

第七节 发现肾囊肿该怎么办?

很多人在常规体检之后,发现体检结果提示自己肾脏上有囊肿。这个"肿"字让人很担心,肾囊肿是不是肿瘤? 是良性还是恶性? 会不会发生恶变? 查出肾囊肿该怎么处理? 是否需要手术治疗? 等一系列问题困扰着我们,那接下来我们来了解一下关于肾囊肿的知识。

我们说的肾囊肿,一般是指单纯性肾囊肿,是成年人肾脏结构改变中最常见的一种良性病变,可能是由肾小管憩室发展而来。肾囊肿可以是一个或者数个,可以局限于一个肾,也可以两侧都有;囊肿形态简单、规则,呈卵圆形或圆形,大小不一,囊肿与周围肾实质之间边界清楚,囊壁薄而平滑,囊肿中间没有分隔,也没有其他实性成分,囊液为水样物质。单纯性肾囊肿一般无特殊症状,多由体检发现,无需特殊治疗,因此不必过于惊慌。

一、肾囊肿什么情况下需及时就医

(1)肾囊肿直径大于或等于5厘米。

(2)对正常肾组织造成压迫,影响血压和肾功能,或有相应腰部的不适症状。

(3)肾囊肿破裂出血或感染时。

以上情况均需要及时就医,根据医生的诊断进行药物干预或手术治疗。

二、年龄越大,患肾囊肿风险越高

单纯肾囊肿随着年龄的增长发生率逐渐升高,30～40岁人群单纯肾囊肿的发生率为10%左右,80岁以上人群单纯肾囊肿的发生率达50%。50岁以上人群更易患双侧肾囊肿。因为随着年龄的增长,肾小管憩室会越来越多,这是正常的生理现象,只需定期进行体检即可。

不管是单侧单发肾囊肿还是单侧多发肾囊肿都属于单纯肾囊肿,是人生长过程中的正常生理变异或退化性改变,定期进行体检即可。

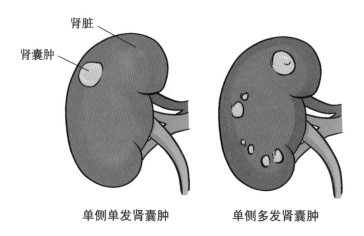

单侧单发肾囊肿　　　单侧多发肾囊肿

三、多囊肾是一种遗传性肾病

多囊肾是一种遗传病,多为双侧性,囊的大小不等,密密麻麻布满整个肾脏,使得肾脏体积增大,表面呈高低不平的突起。分常染色体显性遗传和常染色体隐性遗传两种,其中前者较为多见,占比为95%,成年人发病率较高。囊肿逐渐增大直至压迫正常组织,进而发展至肾功能不全。

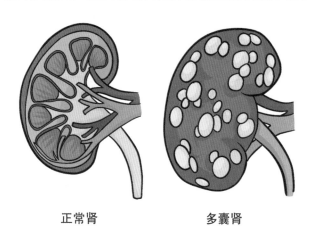

正常肾　　　　　　多囊肾

第八节　肾结石与慢性肾脏病的关系?

　　肾结石是晶体物质(如钙、草酸、尿酸、胱氨酸等)在肾脏的异常聚积所致,通常发生于肾盏、肾盂及肾盂与输尿管连接部,是泌尿系统常见疾病之一,人群患病率为4%~20%。临床上通常把结石分为四大类:含钙结石、感染性结石、尿酸结石和胱氨酸结石。导致肾结石形成的因素很多,有环境(自然环境和社会环境)、遗传、饮食、职业、代谢、药物、感染、解剖等。

　　肾结石所引起的肾功能改变,主要是由于梗阻造成的。梗阻发生后肾脏的血供开始重新分配,使髓质血流减少,导致肾小球的滤过功能和肾小管分泌功能降低。如果肾积水不断加重,可使肾脏实质发生萎缩,肾功能受损。

　　肾结石造成的梗阻还取决于结石的大小、形状和位置。位于肾盂输尿管连接部的结石能造成完全梗阻,导致肾盂积水,使肾脏局部压力增高,肾小球滤过率降低,发生急性肾功能不全。如果36小时内解除梗阻,肾单位的功能几乎可以完全恢复;若超过6周则很难恢复。不全梗阻时,也会使肾脏局部压力增高,导致肾小球滤过率下降,造成肾功能的进行性损害;对肾脏组织直接或间接损伤,会造成一些不可逆的病变,即发展为慢性肾脏病。

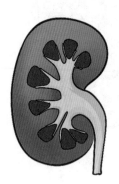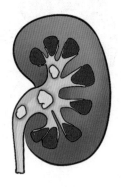

肾结石

第九节　慢性肾脏病会遗传吗?

提到慢性肾脏病,大家除了担心疾病进展的问题,还有一个害怕面对的问题,那就是慢性肾脏病会遗传吗? 其实不必过于担心,绝大多数肾脏病是不会遗传的,只有一小部分有遗传倾向。

一、为什么大多数慢性肾脏病不会遗传?

慢性肾脏病是由不同的病因和发病机制造成的肾脏结构和(或)功能异常,而这些病因和发病机制大多不具有绝对遗传性。

慢性肾脏病从病因上可分为原发性肾脏病、继发性肾脏病和遗传性肾脏病,其中原发性肾脏病和继发性肾脏病占绝大部分。原发性肾脏病包括慢性肾小球肾炎、肾小管间质性肾炎、肾盂肾炎等。继发性肾脏疾病常见的有糖尿病肾病、高血压肾病、狼疮性肾炎、紫癜性肾炎、痛风性肾病和梗阻性肾病等。遗传性肾脏病是由于染色体或基因变异引起的疾病,以肾脏实质结构和功能异常为特征,占所有肾脏疾病的 10%~15%,如多囊肾等。

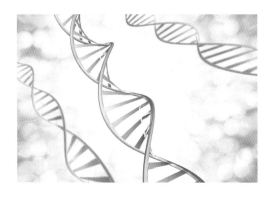
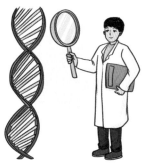

遗传

二、遗传性肾脏病可以预防吗?

除少数后天基因突变所致的遗传性肾病外,大多数遗传性肾脏病患者在出生前就已经存在相应的基因或染色体异常。幸运的是,很多常见的遗传病可以通过基因检测查明。因此,对于患遗传性肾病或有遗传性肾病家族史者,可通过体外受精、胚胎优选等方式,预防其后代遗传此类疾病。同时,随着基因测序技术的不断发展,基因检测将给遗传性肾脏病的诊治带来质的飞跃,将可能实现精准诊断和治疗,有利于做到早发现、早诊断和早治疗。同时,目前已有部分遗传性肾病可做到基因编辑,即剔除有害基因,该遗传性肾脏病即可在此代终止。所以,广大肾病患者要有信心,用积极的心态面对疾病。

第十节　慢性肾脏病"青睐"哪些职业?

工作,对大多数人来说,都是人生中重要的组成部分。良好的工作环境,可以让人心情愉悦、效率加倍;不良的工作环境,不仅影响工作效率,还可能对身体健康造成危害。像尘肺、铅中毒等大家熟悉的职业病,就与工作环境息息相关。有研究发现,工作环境与发生肾病的风险也具有相关性。快来看看您每天工作的环境有没有患病风险吧!

首当其冲的是"陶瓷工人"。意大利的一项研究显示,陶瓷工人发生肾衰竭的风险是普通人的 3 倍! 为什么会这样? 原因是什么? 陶瓷工人所处的工作环境不可忽略。在陶瓷的制作、切割过程中,工人们会接触到很多土石,并且有大量的粉尘弥漫在空气中。粉尘中有一种叫"二氧化硅"的物质,正是导致肾脏损伤的"罪魁祸首"! 研究显示,长期在此类环境中工作的人,罹患慢性肾脏病的风险会明显增加。

二氧化硅广泛存在于自然界中,其用途很广泛,如制作玻璃、水玻璃、陶器、搪瓷、耐火材料、气凝胶毡、硅铁、型砂、单质硅、水泥等,就连通讯光纤也会用到它。可以说,我们的生活离不开二氧化硅,不过好在,二氧化硅化学性质稳定,一般情况下并不会对健康造成危害,仅在加工时弥漫到空气中,才会进入人体内。因此,不只是陶瓷厂,常见的如矿厂、砖厂、玻璃厂、沥青厂、陶器厂、建筑工地、汽车修理厂等,都是容易接触过量二氧化硅的地方,二氧化硅暴露风险大,罹患肾病风险也较高。像采矿、翻砂、喷砂,切割陶瓷、耐火材料、玻璃等长期暴露于大量粉尘的工作人员,肾病风险也大大增加。

因此,对于高危职业人群而言,在工作场所中的自我防护极为重要。良好的通风环境,正确佩戴口罩,都可有效减少二氧化硅及其他粉尘的吸入,从而减少肾病的发生。

另外,在肾脏病患者中,从事司机行业的患者较为常见,这可能与司机的作息不规律有关。司机,尤其是长途货车司机,常常会因为条件受限而饮水减少、长期憋尿,而憋尿容易引起尿路逆行性感染,甚至累及肾脏。另外,长时间开车容易疲劳,这也是慢性肾脏病的潜在隐患。

理发师也是慢性肾脏病的隐藏者,由于他们长期接触烫发剂和染发剂,而这些化学试剂中一般会含有铅、铁、铜、银等金属元素,这些元素通过皮肤进入到人体,会对肾脏造成损害,导致蛋白尿、血尿等。

除此之外,油漆工也是高危人群。由于油漆中含有甲醛、苯等有害物质,长期接触油漆、甲醛、苯等有害物质会进入人体,抑制骨髓造血,导致免疫力降低,同时对肾脏造成损伤,甚至引起肾功能衰竭。此外,制鞋厂的工人经常接触含有甲醛、苯的胶水,长年累月也可能导致肾功能损伤。

长期从事电脑工作的人群也容易罹患慢性肾脏病。我国肾病发病职业调查中有一个现象值得引起大家的注意,即长期从事电脑工作的人群占据了16%。这部分人群的共同特点为:每天长时间坐在电脑旁工作,缺乏运动;大多数知识水平较高,工作压力大,长期加班、熬夜、失眠等,均为潜在隐患。针对这部分人群,加强锻炼、增强体质,调节情绪,保证充足的休息时间,至关重要。

那以上工作都不能从事了么? 答案是否定的,如果您已经从事上述职业,没有必要马上更换工作。良好的工作和生活习惯,才是健康的基础。从事特殊工作者应做好个人防护,日常生活中则要养成不熬夜、多饮水、不憋尿、坚持锻炼的好习惯。另外,定期体检,一旦出现肾脏病的预警信号,及时至正规医院,积极配合医生的检查和治疗,早发现、早诊断、早治疗,别忽视了慢性肾脏病。

第十一节　慢性肾脏病影响性生活吗？

据推测我国约有1.3亿人罹患慢性肾脏病,人数逐年上升且发病人群呈年轻化的趋势。对很多肾脏病患者来说,有一个难以启齿但又无法回避的问题:肾脏病影响性生活吗？

受中国传统文化影响,肾友和医生对"性"的困惑都闭口不谈,讳莫如深。于是肾病患者只能偷偷问问"度娘"。但是网站上相关文章寥寥无几,质量也参差不齐,而且大多数肾病患者不会浏览专业网站,误信"谣言"反而适得其反。其实,正常的性生活不仅能协调夫妻感情,对心脏、免疫系统及精神健康,也均有积极的作用。所以肾病患者可以有性生活,但有几点需注意。

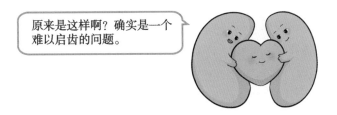

原来是这样啊？确实是一个难以启齿的问题。

一、恰如其分,量力而行

(1)对于病情处于稳定期的患者,可以正常体验性生活,只需把握度,以第2天精神饱满、不觉疲劳为度。适当的性生活不但不会给身体造成负担,反而有助于慢性疾病的康复。

(2)因肾功能衰竭可引起下丘脑-垂体-性腺轴的功能紊乱,对于慢性肾衰竭患者来说,性生活可能比健康人要少,满意度也有所降低。患者平时应注意休息和调养,过度性生活容易加重病情,故应减少、节制性生活。但要知道"节欲"不等于"禁欲",并不宜完全禁止性生活。如果没有严重心力衰竭、重度贫血等伴随症状,慢性肾衰患者也可以适度享受夫妻生活。

(3)对于肾移植患者来说,大部分患者在术后3~4个月内性功能的各项指标逐渐有所改善,甚至完全恢复。关于术后正常性生活的开始时间,主要取决于移植肾功能的恢复情况和心理调整情况。一般情况下,术后2~

4 个月开始正常性生活较为适宜,但早期性生活不宜频繁。

二、疏导情绪,解除负担

性是人类永恒的话题,性需求和吃饭、饮水、睡觉一样,是人类最基本的生理需求。由于对肾脏病存在误解,许多患者得了肾脏病后过性生活会有负罪感,从而过起了"无欲无求"的生活,这种错误的观念一定要转变。

(1)性功能受生理、心理、环境等多因素影响,其中心理因素对肾病患者的性功能至关重要。如果肾病患者有严重的心理负担,过度担忧性生活会影响病情,产生情绪低落、抑郁等不良情绪,从而影响性欲。这种行为模式被称为"过度意念",这种自我暗示比疾病本身对性生活的影响更大。

(2)肾脏病患者一定要解除心理负担,调整情绪,转变根深蒂固的错误观念——肾脏病只是众多慢性病的一种,它不是洪水猛兽,不要被它打败。要明白我们治病的目的是回归正常生活,切不可本末倒置。

(3)家庭支持至关重要。许多研究都表明,家庭成员对患者的支持能减轻他们的病耻感。所有家庭成员,特别是配偶的支持和理解,是改善患者性生活的一剂良药。

三、注意事项

(1)急性肾炎、慢性肾炎急性期或病情尚不稳定时,不宜过性生活,以免加重病情或不利于疾病的康复。

(2)性生活前后,双方要注意清洗外阴及会阴部,尤其是女性,在性生活后要注意清洗,防止泌尿系统感染。同时注意保暖,避免感冒。

(3)服用大剂量的激素、免疫抑制剂(如环磷酰胺)、某些降压药物等,对部分患者的性腺有一定的抑制作用,停药后即可好转,但切忌私自停药。

(4)妊娠会增加肾脏负担,加重肾损伤,因此肾病患者怀孕要慎重,要结合自身情况综合考虑,并做好避孕措施。

总之,慢性肾脏病对患者的性生活有一定的影响,但不是绝对禁忌,不要把它当作一种负担,不要自怨自艾。当然也不可以随心所欲,无所顾忌,而是要在生活和疾病之间找到一个平衡点。平常心对待,与疾病和平共处。

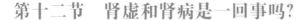

第十二节 肾虚和肾病是一回事吗?

某中年男性,因"乏力"来肾内科就诊,医生检查之后,所有检查结果均正常,但患者表示自己在网上查了自己确实有"肾虚"的症状,为什么医生说自己没有"肾病"呢?其实很多人都会存在这种疑问,他们往往把肾虚和肾病混为一谈,因肾虚去肾科就诊的患者不在少数,而本身有肾病却按肾虚治疗、延误病情的也不少见。但是肾虚和肾病是两码事,肾虚并不等于肾病。

一、何为肾虚?

肾虚是中医的说法,中医认为"肾"在五行里属水,是生命的源泉,它的功能比西医中"肾"的概念要广很多。我们认识的泌尿系统、生殖系统、呼吸系统、骨骼系统、神经系统、水代谢、能量代谢的功能都涵盖在中医"肾"的概念中。所谓"虚",本质上来说是一种功能减退的表现。可以这样理解,"肾虚"就是肾所主管的这些功能出现衰退的表现。正因为中医里"肾"所涵盖的功能很多,因此身体多种不舒服的症状都有可能归为肾虚,如小便清长、小便频数、失眠、脱发、不孕不育、呼吸不畅、牙齿脱落、骨质疏松、腰膝酸软、健忘、早衰、精神不振等。而这种功能减退原因如下。

(1)先天不足。

(2)后天失养,包括饮食、生活不节制、不规律,情绪压力调节不佳,过度疲劳,外来寒燥湿热的侵入等。

(3)机体的自然衰退。

现代人由于不良的生活习惯、快节奏生活和各方面压力,加之人到中年以后机体的自然衰退,很容易产生肾虚的各种症状。它可以反映在人们的脸色上、舌苔上、脉象中,但所做的各种检查可能没有异常,身体器官也没有出现实质性病变。因此,中医肾虚只是人体疾病的本质归纳之一,不是指解剖学上的肾脏发生了病变。

肾虚也有狭义与广义之分。人们普遍说的肾虚,大都是狭义上的肾虚,指生殖功能(包括性功能)减退,如阳痿、早泄、遗精、不育不孕等。广义上的肾虚,是指各种疾病到了一定程度时所导致的功能低下,不仅仅指西医的肾炎、肾衰等,还包括心衰、哮喘、癌症、脑血管病的恢复期、严重的血液病等。所以,中医所说的肾虚可能不是肾脏本身出了问题,而是内分泌或生殖系统的问题,也可能是生命现象出现衰退所致。

中医对肾的生理病理认识并不局限于肾脏这一器官,其范围、含义较之西医的肾脏要广得多,判断手法是收集资料、望、闻、问、切并进行辨证分析,临床诊治尚需根据综合体与局部症状做出诊断。中医治疗肾虚讲究一个"补"字,补肾成为滋阴补阳、延年益寿的常用办法。

所以,如果临床症状明显,怀疑自己肾虚,各项检查结果正常,可以至正规的中医院就诊,通过中医进行调理,切勿相信偏方、秘方。

二、何为肾病?

西医所说的肾病与中医肾虚是两个完全不同的概念。

西医认为肾脏是一个器官,具有清除体内有害物质,调节水、电解质、酸碱平衡,保持内环境稳定的功能,能分泌肾素、促红细胞生成素、前列腺素等多种激素,还是机体部分激素降解、灭活的场所。而肾病就是肾脏这个器官出现了病变,且可以通过现有手段去检查,也就是明明白白出现了异常指标和(或)影像学改变。比如内科说的肾炎、肾小管间质疾病、肾血管疾病、肾衰竭等,外科说的肾结石、肾肿瘤、肾外伤等,都是肾脏这个器官出现了病变。通过尿常规、肾脏彩超、X 片等常规检查可以发现血尿、蛋白尿、肾血管狭窄、肾结石等。

虽然肾虚不等于肾病,但两者却不完全对立,是可以同时存在的。西医所说的肾病,在临床上也有可能会表现出中医里的肾虚症状,同时长期的肾虚也会导致某些肾病的出现。

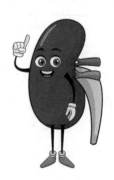

一般来说,中医肾虚与西医肾病的区别,大致有以下 3 个方面。

(1)"肾虚"一词只有中医里才有,而"肾病"则是西医的一种诊断。

（2）肾虚不能用西医常用检查手段检测出来,而西医也不能确切地判定肾虚患者的病情。

（3）肾虚的治疗方法重在于"补",而肾病患者则需要进行西医临床治疗。

因此,肾虚不能与肾病画等号,一旦身体有了不适都需要我们谨慎对待。

第十三节　中草药对肾脏的伤害，您了解吗？

中药，在人们的印象里是"天然、无毒、无副作用"的代名词，除应用于治疗疾病之外，许多人甚至将其用于饮食中，如煲汤。

请注意

滥用中药可能导致肾脏损害。

肾脏承担着人体的代谢、排毒重任。很多药物的代谢和排泄也依靠肾脏进行，而药物的分子量大小、脂溶性、蛋白亲和力会影响其代谢过程。在肾脏的过滤工序中，一旦药物反复、长期积聚在肾脏中，则容易引发肾损伤。长时间、大剂量用药，特别是滥用所谓"偏方""秘方"的中药，容易增加药物性肾损害的风险。特别是一些中药本身自带肾毒性，长期服用可引起药物蓄积损害肾脏。比如马兜铃属植物（含有马兜铃酸）是临床常用的中草药，马兜铃、广防己、关木通、天仙藤、细辛等药材中均含有该成分，另外"冠心苏合丸""喘息灵胶囊"等中成药也含有一定分量的马兜铃酸，长期服用这类药物会引起肾小管间质损伤及肾功能衰竭，需引起重视。还有一些矿物药如雄黄、硫磺、朱砂等因含有重金属（砷、镉、铅、汞等）且排泄缓慢，长期服用也极易蓄积导致肾脏损害。

中草药是祖国医学的宝贵财富，在许多疾病中有较好的疗效。但是，部分中药也存在明显的肝、肾毒性，盲目使用中药，可能会导致多种严重的后果。建议大家在使用任何药物之前，咨询专业的医师，遵从其指导，合理、正确地服用，从而降低毒副作用的发生。

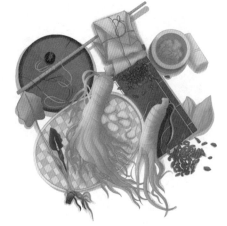

中药

第十四节 什么是胡桃夹现象？

胡桃夹现象也称左肾静脉压迫综合征，是左肾静脉汇入下腔静脉的行程中，因走行于腹主动脉和肠系膜上动脉之间形成的夹角受到挤压导致血液回流不畅而引起的临床综合征。胡桃夹综合征好发于瘦长体型的中青年，尤其是青春期身高迅速增长的人群，是青少年非肾性血尿的常见原因之一。

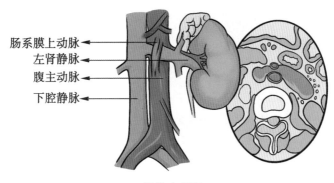

肠系膜上动脉

左肾静脉

腹主动脉

下腔静脉

胡桃夹现象

一、什么原因导致胡桃夹现象？

这种情况多发生于儿童和青少年，因为在青春期生长发育较快阶段，脊柱过度伸展而导致这个夹角变小，里面的纤维组织易被压迫导致。

成年人也可以出现这种情况，可能与左肾静脉位置变异有关。肠系膜上动脉的异常分支或起源异常、腹腔脏器下垂，特别是处在直立位、活动时，腹腔脏器因重力下垂牵拉肠系膜动脉，导致左肾静脉受压。

二、临床表现有哪些？

（1）最常见的有血尿，以镜下血尿多见，也有部分患者表现为肉眼血尿，为非肾小球源性血尿。

（2）直立位蛋白尿，即平卧位休息时尿蛋白为阴性，直立位时蛋白尿显著增加,但 24 小时尿蛋白定量一般<1 克。

(3)还有一些伴随症状,比如左侧腰腹部疼痛;男性患儿可伴精索静脉曲张,这也是导致成年后不育的一个原因;儿童还可以出现直立位调节障碍、慢性疲劳综合征等表现。

三、需要做哪些相关的检查?

常规检查:尿常规查看有无蛋白尿和隐血,尿红细胞位相查看红细胞来源,血常规查看有无贫血,肾功能查看有无肾功异常等。

影像检查方面,彩超检查由于无创、经济、方便等优势,是该病的首选筛查方式。此外还有 CT、核磁共振等检查可帮助诊断。血管造影被认为是判断胡桃夹现象的可靠检查,但由于有创,因此并不作为常规检查手段。

四、如何治疗?

由于胡桃夹现象被认为是一种良性表现,大多数不需要治疗,随着年纪增长可自愈。但需要指出的是,胡桃夹现象以及肾小球肾炎都可以引起血尿、蛋白尿,因此,该疾病的诊断需谨慎。

对于一些血尿合并蛋白尿者,特别是尿蛋白较多者,不能简单地用胡桃夹现象来解释,需认真排除是否合并肾小球疾病。因此,对于高度怀疑合并肾小球疾病者,需要进行肾穿刺活检术检查。

(一)保守治疗

(1)大多数胡桃夹现象可自愈,因此对于症状不严重的患者可保守观察2 年,平时保证充足的休息(即每日保证一定平卧或斜靠体位的时间)、避免剧烈运动或过度劳累、睡眠时取侧卧位。

(2)尿蛋白较多时肾内科医生可能建议使用降压药来控制蛋白尿,并应定期复查血常规、尿常规及彩超。

(二)手术治疗

如有以下症状需考虑进行手术治疗。

(1)经过 2 年以上观察或对症治疗后,症状无明显缓解或加重。

(2)严重的疼痛不缓解或男性重度精索静脉曲张。

（3）出现严重并发症,如头晕、贫血和肾功能损害等可能需要手术治疗。

手术的目的主要在于解除左肾静脉的压迫,恢复左肾静脉及其分支的正常血液回流。

第十五节　化妆品能引起肾脏病吗？

对于这个问题，很多朋友们也许会产生质疑。化妆品怎么会导致肾脏损伤呢？这是事实，化妆品里有很多化学成分都会导致肾脏病的发生，比如汞，有些化妆品里的汞含量严重超标，由于汞能够抑制黑色素的形成，对皮肤有增白的作用，因此一些美白祛斑的产品会加入过量的汞。

汞是常温下唯一以液态形式存在的金属，由于它的特殊物理性质，有易蒸发、吸附性强、容易被吸收等特性。人体一旦吸收了过多的汞，会出现以下损害。

1.肾损害　主要表现有泡沫尿（蛋白尿）、镜下血尿、夜尿增多、肾病综合征、肾功能损害等。

2.中枢神经系统损害　乏力、失眠多梦、记忆力减退等，严重者会合并有性格改变和双手震颤等表现。

3.口腔炎　牙龈边缘可见蓝黑色汞线。

4.消化道症状　恶心、厌食等。

5.胎儿损害　对于已婚女性患者来说，在体内汞超标的情况下，还要考虑怀孕后对胎儿的不利影响。

女性必备常识

女性朋友在购买具有"快速、明显美白"这类字样的化妆品时，应该有所警惕。

除了美白祛斑产品，有些口红也可能含有重金属铅，还有染发剂也是重金属超标的重灾区。如果应用了这些产品，出现了尿中大量泡沫、水肿、乏力等身体不适症状，需要及时到医院检查。

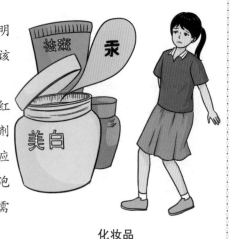

化妆品

第十六节 泌尿系统感染,您了解吗?

泌尿系统感染又称尿路感染,是肾脏、输尿管、膀胱和尿道等泌尿系统各个部位感染的总称。致病性微生物在尿中繁殖并侵犯泌尿系的任何部位,引发的多种尿路感染,临床最常见的致病菌为大肠杆菌。根据部位可分为上尿路感染和下尿路感染。上尿路感染指的是肾盂肾炎,分急性肾盂肾炎和慢性肾盂肾炎;下尿路感染包括尿道炎和膀胱炎。

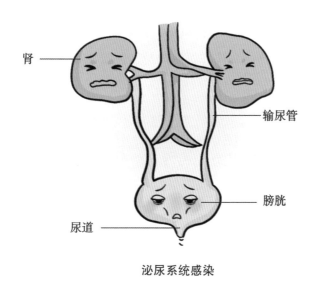

肾

输尿管

膀胱

尿道

泌尿系统感染

一、什么样的人易得泌尿系统感染?

泌尿系统感染的发生不仅与人群有关,也与人体所处的状态有关。根据流行病学调查,女性发病率远高于男性,在女性人群中,年龄每增加10岁发病率便增加1%。各种复杂因素,如肾结石、马蹄肾、输尿管狭窄、妊娠期、月经期、放化疗后、使用激素及免疫抑制剂后、较大的子宫肌瘤、腹腔内肿瘤、糖尿病、留置导尿管、膀胱造瘘及肾造瘘等,都会导致细菌更易在尿路上皮细胞上黏附和繁殖,引起泌尿系统感染。青中年男性,性伴侣数量越多,性交越频繁,患尿路感染的机会就越多。老年人的泌尿系统感染发病率较高,与尿道括约肌松弛、前列腺增生、营养不良以及免疫系统功能减退等因素有关。

二、得了泌尿系统感染应该怎么办？

急性泌尿系统感染患者早期常表现为轻微的尿频、尿急、尿道口不适感,症状明显的会出现尿痛、尿道烧灼感、排尿困难、血尿及腰痛等,这时可大量饮水,勤排尿,形成自然的膀胱冲洗作用,使细菌不易黏附在尿路上皮细胞上;如在家中已开始使用抗生素,可坚持使用3天,同时避免性生活。最重要的是尽早到医院就诊,就诊当天留取晨起第一次小便的中段尿送检,并根据医生的指导做中段尿培养检查和查找有无易感或复杂因素。症状较轻者可遵医嘱口服用药,严重者需在医院静脉滴注抗生素治疗。治疗后应复查尿常规和尿培养。

三、泌尿系统感染的患者日常生活中有哪些注意事项？

1. 饮食　宜选择清淡、易消化、营养丰富的食物,多吃水果、蔬菜,避免辛辣刺激、油腻的食物,以及烟、酒、浓茶和咖啡;在无禁忌的情况下,尽量多饮水,每天饮水量2500毫升以上,勤排尿,以达到冲洗尿路的目的。

2. 增强体质,提高机体防御能力　加强体育锻炼,增强体质,是预防发生泌尿系统感染的重要措施;活动方式可因人而异,但不能过度劳累,如散步、跑步、打太极拳等运动。

3. 养成良好的生活习惯　保持外阴清洁,用温开水清洗即可,尽量不要长期使用消毒剂冲洗外阴;一定不要憋尿,避免细菌在尿路繁殖。

附录

附表 1　常见食物能量及蛋白质含量

按照常见各类食物的蛋白质含量以每份 0～1 克、4 克、7 克为标准分为 8 类食物,同类食物间可以相互交换。

以食物蛋白质为基础的交换份

(一)谷薯类				
(每份 50 克,蛋白质 4 克,能量 180 千卡)				
谷类				
稻米 50 克	籼米 50 克	薏米 50 克	玉米面 50 克	荞麦 50 克
粳米 50 克	糯米 50 克	黄米 50 克	小米 50 克	莜麦面 40 克
挂面 60 克	小麦粉 60 克	面条 60 克	花卷 70 克	米饭 130 克
馒头 70 克				
薯类				
马铃薯 200 克	木薯 200 克	甘薯 200 克	山药 200 克	芋头 200 克
(二)淀粉类				
(每份 100 克,蛋白质 0～1 克,能量 360 千卡)				
蚕豆淀粉 100 克	豌豆淀粉 100 克	玉米淀粉 100 克	芡粉 100 克	粉条 100 克
藕粉 100 克	豌豆粉丝 100 克	粉丝 100 克	地瓜粉 100 克	马铃薯粉 100 克
(三)豆类及其制品				
(每份 35 克,蛋白质 7 克,能量 90 千卡)				
豆类				
黄豆 25 克	黑豆 25 克	蚕豆 35 克	豇豆 35 克	扁豆 30 克
绿豆 35 克	赤豆 35 克	芸豆 35 克		

续表

豆类制品				
豆腐干 35 克	豆腐卷 35 克	油豆腐 35 克	千张 35 克	素火腿 35 克
素鸡 35 克	烤麸(熟)35 克	豆奶 300 克	豆腐脑 400 克	豆浆 400 克

(四)绿叶蔬菜类

(每份 250 克,蛋白质 4 克,能量 50 千卡)

西兰花 100 克	黄豆芽 100 克	长豇豆 150 克	刀豆 150 克	茼蒿菜 250 克
荠菜 200 克	荷兰豆 200 克	芹菜 200 克	香菇 200 克	大白菜 300 克
豆角 200 克	金针菇 200 克	香菇 200 克	四季豆 200 克	马兰头 250 克
茄子 350 克	平菇 250	空心菜 250 克	苋菜 250 克	绿豆芽 250 克
茭白 500 克	芦笋 300 克	油菜 250 克	菜花 250 克	菠菜 250 克
海带 500 克	油麦菜 300 克	茴香 300 克	生菜 300 克	

(五)瓜类蔬菜及水果类

瓜类蔬菜(每份 200 克,蛋白质 1 克,能量 50 千卡)

佛手瓜 100 克	菜瓜 200 克	葫芦 200 克	方瓜 200 克	冬瓜 300 克
丝瓜 150 克	苦瓜 150 克	黄瓜 200 克	南瓜 200 克	西葫芦 200 克

水果(每份 200 克蛋白质 0 克~1 克,能量 90 千卡)

樱桃 150 克	荔枝 150 克	桃 150 克	香蕉 150 克	草莓 150 克
葡萄 200 克	橙 200 克	芒果 300 克	苹果 200 克	菠萝 300 克
哈密瓜 300 克	西瓜 300 克			

(六)肉、水产品、蛋、奶类

肉类(每份 50 克,蛋白质 7 克,能量 90 千卡)

香肠 25 克	酱牛肉 25 克	火腿 25 克	鸡翅 50 克	大排 50 克
猪肉(瘦)35 克	牛肉(瘦)35 克	兔肉 35 克	鸡肉 50 克	火腿肠 50 克
鸭肉 50 克	羊肉(肥瘦)50 克	烤鸡 50 克	肯德基炸鸡 50 克	

水产品(每份 75 克,蛋白质 7 克,能量 90 千卡)

鲢鱼 50 克	鲑鱼 50 克	带鱼 50 克	黄鱼 75 克	罗非鱼 75 克
草鱼 75 克	鲫鱼 75 克	鳊鱼 75 克	青鱼 75 克	生蚝 75 克
基围虾 75 克	对虾 75 克	鲤鱼 75 克	鱿鱼 50 克	白鱼 75 克
蟹肉 75 克	海参 50 克			

续表

蛋类(每份 60 克,蛋白质 7 克,能量 90 千卡)				
鸡蛋 60 克	鸭蛋 60 克	松花蛋 60 克	鹅蛋 60 克	咸鸭蛋 60 克
鹌鹑蛋(5 个)60 克				
奶类(每份 230 克,蛋白质 7 克,能量 90 千卡)				
牛乳 230 克	酸奶 230 克			
(七)坚果类 (每份 20 克,蛋白质 4 克,能量 90 千卡)				
核桃仁 20 克	松子仁 20 克	榛子仁 20 克	芝麻籽 20 克	瓜子 20 克
杏仁 20 克	腰果 20 克	花生仁 20 克	榛子 70 克	葵瓜子 30 克
核桃 70 克	松子 50 克			
(八)油脂类 (每份 10 克,蛋白质 0 克,能量 90 千卡)				
花生油 10 克	橄榄油 10 克	豆油 10 克	茶籽油 10 克	羊油 10 克

附表2 常见食物含水量

常见食物含水量

名称	单位量	原料量	含水量/毫升	名称	单位量	原料量	含水量/毫升
米饭	1 两	米 50 克	80	肉末烂面	1 小碗	面 50 克	230
粥	1 小碗	米 25 克	200	肉末烂面	1 大碗	面 100 克	450
馒头	1 个	面 50 克	30	麻酱面	1 小碗	面 50 克	100
开花馒头	1 个	面 50 克	35	麻酱面	1 大碗	面 100 克	150
包子	3 个	面 50 克	90	打卤面	1 小碗	面 50 克	160
烙饼	1 块	面 50 克	30	打卤面	1 大碗	100 克	300
蜂糕	1 块	面 50 克	45	炒鸡蛋	1 份	3 个蛋	90
水饺	5 个	面 50 克	72	鸡蛋汤	1 小碗	40 克	220
馄饨	1 小碗	面 50 克	160	蒸蛋羹	1 份	60 克	150
汤面	1 小碗	面 50 克	200	肉片青菜	1 份	菜 40 克	180
汤面	1 大碗	面 100 克	350	红烧牛肉	1 份	菜 50 克 肉 50 克	170
面片汤	1 小碗	面 50 克	200	炒青菜	1 份	150 克	160
面片汤	1 大碗	面 100 克	350	酱肉	1 份	150 克	150

附表3 常见水果、蔬菜、坚果含水量

常见水果、蔬菜、坚果每10克中含水量

名称	含水量/克	名称	含水量/克	名称	含水量/克	名称	含水量/克	名称	含水量/克
芭蕉	6.9	海棠果	8.0	柠檬	9.1	猕猴桃	8.3	花生仁(生)	0.7
菠萝	4.4	黑枣	3.9	柠檬汁	9.3	辣椒	9.0	银杏	1.0
草莓	9.1	金桔	8.5	蟠桃	8.4	甜椒(脱水)	1.1	榛子(炒)	0.2
草莓酱	3.3	桔子	8.8	枇杷	8.9	茄子	9.3	榛子(干)	0.7
橙子	8.7	梨	9.0	芒果	9.1	生菜	9.6	葵花籽仁	0.8
桂圆肉	1.8	李子	9.0	苹果	8.6	柿子椒	9.3	栗子(干)	1.3
葡萄	8.9	荔枝	8.2	苹果罐头	8.9	西红柿	9.4	栗子(鲜)	52
桑甚	8.3	无花果	8.1	苹果酱	3.0	松子仁	0.1	莲子(干)	1.0
山楂	7.3	香蕉	7.6	白兰瓜	9.3	番茄酱	7.6	莲子(糖水)	5.0
果丹皮	1.7	杏	9.0	佛手瓜	9.4	小白菜	9.5	落花生	5.0
石榴	7.9	杏脯	2.4	哈密瓜	9.1	小葱	9.3	松子(炒)	0.4
柿子	8.1	杏干	0.9	黄瓜	9.6	榆钱	8.5	松子(生)	0.3
柿子饼	3.4	杏酱	2.8	苦瓜	9.3	白瓜子(炒)	0.4	葵花籽	0.2
桃	8.6	杏仁	0.6	西瓜	9.3	白瓜子仁	0.9	西瓜子	0.5
桃罐头	8.5	杨梅	9.2	香瓜	9.3	核桃(干)	0.5	西瓜子仁	0.9
桃酱	3.1	杨桃	9.1	椰子	5.2	核桃(鲜)	5.0	干枣	2.7
蜜枣	1.4	柚子	8.9	樱桃	8.8	花生(炒)	0.4		
小枣	3.5	枣	6.7	樱桃(野)	1.9	花生仁(炒)	0.2		

附表4 常见食物每100克中能量、蛋白质、钾、钠、钙、磷含量

常见食物每100克中能量、蛋白质、钾、钠、钙、磷含量

食物名称	能量/千焦	能量/千卡	蛋白质/克	钾/毫克	钠/毫克	钙/毫克	磷/毫克
牛肉(瘦)	444	106	20.2	284	53.6	9	172
猪肉(瘦)	598	143	20.3	305	57.5	6	189
羊肉(瘦)	494	118	20.5	403	69.4	9	196
牛肉干	2301	550	45.6	51	412.4	43	464
牛肉松	1862	445	8.2	128	1945.7	76	74
牛肝	582	139	19.8	185	45.0	4	252
猪肝	540	129	19.3	235	68.6	6	310
鲫鱼	452	108	17.1	290	41.2	79	193
草鱼	469	112	16.6	312	46.0	38	203
鲤鱼	456	109	17.6	334	53.7	50	204
带鱼	531	127	17.7	280	150.1	28	191
甲鱼	494	118	17.8	196	96.9	70	114
对虾	389	93	18.6	215	165.2	62	228
虾皮	640	153	30.7	617	5057.7	991	582
龙虾	377	90	18.9	257	190.0	21	221
海参(干)	1097	262	50.2	356	4967.8	/	94
鸡	699	167	19.3	251	63.3	9	156
鸡蛋	577	138	12.7	98	94.7	48	176
鸭蛋	753	180	12.6	135	106.0	62	226
松花蛋(鸭)	715	171	14.2	152	542.7	62	165
鸭	1004	240	15.5	191	69.0	6	122
咸鸭蛋	795	190	12.7	184	2076.1	118	231
鸽	841	201	16.5	33.4	63.6	30	136
牛奶	226	54	3.0	109	37.2	104	73
酸奶	301	72	2.5	150	39.8	118	85

续表

食物名称	能量 /千焦	能量 /千卡	蛋白质 /克	钾 /毫克	钠 /毫克	钙 /毫克	磷 /毫克
奶粉(全脂)	2000	478	20.1	449	260.1	676	469
糯米(江米)	1456	348	7.3	137	1.5	26	113
小米	1498	358	9.0	284	4.3	41	229
高粱	1469	351	10.4	281	6.3	22	329
玉米(黄)	1402	335	8.7	300	3.3	14	218
面粉(标准粉)	1439	344	11.2	190	3.1	31	188
面粉(富强粉)	1464	347	10.3	128	2.7	27	114
挂面(精白粉)	1452	347	9.6	122	110.6	21	112
方便面	1975	472	9.5	134	1144.0	25	80
玉米面(黄)	1423	340	8.1	249	2.3	22	80
玉米淀粉	1443	345	1.2	8	6.3	18	25
黄豆(大豆)	1502	359	35.1	1503	2.2	191	465
黑豆	1594	381	36.1	1377	3.0	224	500
绿豆	1322	316	21.6	787	3.2	81	337
面条(切面)	1172	280	8.5	161	3.4	13	142
大豆淀粉	1427	341	0.5	10	18.2	36	29
豆浆	54	13	1.8	48	3.0	10	30
豆腐(南)	238	57	6.2	154	3.1	116	90
扁豆	155	27	2.7	178	3.8	38	54
豌豆	121	29	2.9	112	2.2	27	63
黄豆芽	184	44	4.5	160	7.2	21	74
绿豆芽	75	18	2.1	68	4.4	9	37
荸荠	247	59	1.2	306	15.7	4	44
慈菇	393	94	4.6	707	39.1	14	157
甘薯(红心)	414	99	1.1	130	28.5	23	39
胡萝卜	155	37	1.0	190	71.4	32	27
白萝卜	84	20	0.9	173	61.8	36	26
土豆	318	76	2.0	342	2.7	8	40
藕	293	70	1.9	243	44.2	39	58
大白菜	63	15	1.4	90	48.4	35	28

续表

食物名称	能量/千焦	能量/千卡	蛋白质/克	钾/毫克	钠/毫克	钙/毫克	磷/毫克
大葱(鲜)	126	30	1.7	144	4.8	29	38
葱头(洋葱)	163	39	1.1	147	4.4	24	39
芋头	331	79	2.2	378	33.1	36	55
山药	234	56	1.9	213	18.6	16	34
韭菜	109	26	2.4	247	8.1	42	38
金针菜	833	199	19.4	610	59.2	301	216
龙须菜(芦笋)	75	18	1.4	213	3.1	10	42
芹菜(茎)	84	20	1.2	206	159.0	80	38
青蒜	126	30	2.4	168	9.3	24	25
蒜苗	155	37	2.1	226	5.1	29	44
香菜(芫荽)	130	31	1.8	272	48.5	101	49
苦瓜	79	19	1.0	256	2.5	14	35
圆白菜	92	22	1.5	124	27.2	49	26
油菜	96	23	1.8	210	55.8	108	39
雪里蕻	100	24	2.0	281	30.5	230	17
小白菜	63	15	1.5	178	73.5	90	36
香椿	197	47	1.7	172	4.6	96	147
莴苣笋	59	14	1.0	212	36.5	23	48
红苋菜	130	31	2.8	340	42.3	178	63
绿苋菜	105	25	2.8	207	32.4	187	59
菜瓜	75	18	0.6	136	1.6	20	14
黄瓜	63	15	0.8	102	4.9	24	24
西葫芦	75	18	0.8	92	5.0	15	17
茄子	88	21	1.2	142	5.4	24	2
西红柿	79	19	0.9	163	5.0	10	2
西红柿酱	339	81	4.9	989	37.1	28	117
柿子椒	92	22	1.0	142	3.3	14	2
蘑菇(鲜)	84	20	2.7	312	8.3	6	94
紫菜	866	207	26.7	179	710.5	264	350
榨菜	121	29	2.2	363	4252.6	155	41

续表

食物名称	能量 /千焦	能量 /千卡	蛋白质 /克	钾 /毫克	钠 /毫克	钙 /毫克	磷 /毫克
蘑菇(干)	1054	252	21.0	122	23.3	127	357
冬菇(干)	887	212	17.8	1155	20.4	55	469
冬瓜	46	11	0.4	78	1.8	19	12
生菜	54	13	1.3	170	32.8	34	27
荠菜	113	27	2.9	280	31.6	294	81
菜花	100	24	2.1	200	31.6	23	47
菠菜	100	24	2.6	311	85.2	66	47
丝瓜	84	20	1.0	115	2.6	14	29
西瓜	142	34	0.5	79	4.2	10	13
香蕉	381	91	1.4	256	0.8	7	28
梨(鸭梨)	180	43	0.2	77	1.5	4	14
苹果(富士)	188	45	0.7	115	0.7	3	11
橙	197	47	0.8	159	1.2	20	22
柿子	297	71	0.4	151	0.8	9	23
蜜桔	176	42	0.8	177	1.3	19	18
鲜枣	510	122	1.1	375	1.2	22	23
干红枣	1105	264	3.2	542	6.2	64	51
杏	151	36	0.9	226	2.3	14	15
菠萝	172	41	0.5	113	0.8	12	9
桃	172	41	0.6	100	2.0	10	16
柠檬	146	35	1.1	209	1.1	101	22
葡萄	180	43	0.5	104	1.3	5	13
葡萄干	1427	341	2.5	995	19.1	52	90
草莓	126	30	1.0	131	4.2	18	27
哈密瓜	142	34	0.5	190	26.7	4	19
花生仁(生)	2356	563	25.0	587	3.6	39	324
花生仁(炒)	2431	581	24.1	674	445.1	284	315
核桃	2613	627	14.9	385	6.4	56	894
茶叶(绿茶)	1238	296	34.2	1661	28.2	325	191
酱油	264	63	5.6	337	5757	66	204
醋	130	31	2.1	351	262.1	17	96

附表5 标准体重对照表

男子标准体重对照表 单位:千克

身高/厘米 年龄/岁	152	156	160	164	168	172	176	180	184	188
19	50	52	52	54	56	58	61	64	67	70
21	51	53	54	55	57	60	62	65	69	72
23	52	53	55	56	58	60	63	66	70	73
25	52	54	55	57	59	61	63	67	71	74
27	52	54	55	57	59	61	64	67	71	74
29	53	55	56	57	59	61	64	67	71	74
31	53	55	56	58	60	62	65	68	72	75
33	54	56	57	58	60	63	65	68	72	75
35	54	56	57	59	61	63	66	69	73	76
37	55	56	58	59	61	63	66	69	73	76
39	55	57	58	60	61	64	66	70	74	77
41	55	57	58	60	62	64	67	70	74	77
43	56	57	58	60	62	64	67	70	74	77
45	56	57	59	60	62	64	67	70	74	77
47	56	58	59	61	63	65	67	71	75	78
49	56	58	59	61	63	65	68	71	75	78
51	57	58	59	61	63	65	68	71	75	78
53	57	58	59	61	63	65	68	71	75	78
55	56	58	59	61	63	65	68	71	75	78
57	56	57	58	60	62	64	67	70	74	77
59	56	57	58	60	62	64	67	70	74	77
61	56	57	58	60	62	64	67	70	74	77
63	56	57	58	60	62	64	67	70	74	77
65	56	57	58	60	62	64	67	70	74	77
67	56	57	58	60	62	64	67	70	74	77
69	56	57	58	60	62	64	67	70	74	77

女子标准体重对照表   单位:千克

身高/厘米 年龄/岁	152	156	160	162	164	166	168	170	172	176
19	46	47	49	50	51	52	54	56	57	60
21	46	47	49	50	51	52	54	56	57	60
23	46	47	49	50	51	52	54	56	57	60
25	46	48	49	50	51	53	55	56	57	61
27	47	48	50	51	52	53	55	56	58	61
29	47	49	51	52	53	54	56	58	59	62
31	48	49	51	52	53	54	56	58	59	62
33	48	50	51	52	53	55	57	58	59	63
35	49	50	52	52	53	55	57	59	60	63
37	49	51	53	53	54	56	59	60	61	64
39	50	52	53	53	55	57	59	60	61	65
41	51	52	54	54	55	57	59	61	62	65
43	51	53	55	55	56	58	60	62	63	66
45	52	53	55	55	57	58	60	62	63	66
47	52	53	57	57	57	58	60	62	63	67
49	52	53	56	56	57	59	60	62	63	67
51	52	54	56	56	57	59	61	62	63	67
53	53	54	56	56	58	59	61	62	64	67
55	53	54	56	57	58	60	61	63	64	67
57	53	55	56	57	58	60	61	63	64	68
59	53	55	56	57	58	60	61	63	64	68
61	53	54	56	56	57	59	61	63	64	67
63	52	54	55	56	57	59	61	62	63	67
65	52	54	55	56	57	59	61	62	63	66
67	52	54	55	56	57	59	61	62	63	66
69	52	54	55	56	57	59	61	62	63	66

儿童青少年健康体重对照表

单位：千克

年龄/岁	男生体重标准		女生体重标准	
	超重	肥胖	超重	肥胖
6.0 ~	16.4	17.7	16.2	17.5
6.5 ~	16.7	18.1	16.5	18.0
7.0 ~	17.0	18.7	16.8	18.5
7.5 ~	17.4	19.2	17.2	19.0
8.0 ~	17.8	19.7	17.6	19.4
8.5 ~	18.1	20.3	18.1	19.9
9.0 ~	18.5	20.8	18.5	20.4
9.5 ~	18.9	21.4	19.0	21.0
10.0 ~	19.2	21.9	19.5	21.5
10.5 ~	19.6	22.5	20.0	22.1
11.0 ~	19.9	23.0	20.5	22.7
11.5 ~	20.3	23.6	21.1	23.3
12.0 ~	20.7	24.0	21.5	23.9
12.5 ~	21.0	24.7	21.9	24.5
13.0 ~	21.4	25.2	22.2	25.0
13.5 ~	21.9	25.7	22.6	25.6
14.0 ~	22.3	26.1	22.8	25.9
14.5 ~	22.6	26.4	23.0	26.3
15.0 ~	22.9	26.6	23.2	26.6
15.5 ~	23.1	26.9	23.4	26.9
16.0 ~	23.3	27.1	23.6	27.1
16.5 ~	23.5	27.4	23.7	27.4
17.0 ~	23.7	27.6	23.8	27.6
17.5 ~	23.8	27.8	23.9	27.8
18.0 ~	24.0	28.0	24.0	28.0

儿童青少年健康体重判断标准与成年人不同,需要考虑他们在生长发育期间身高和体重变化的特点。

附表6　常见食物嘌呤含量

常见食物嘌呤含量

含量	常见嘌呤食物
禁忌的高嘌呤食物（150～1000毫克/100克）	（1）肉类：肝（猪肝、牛肝、鸡肝、鸭肝、鹅肝）、肠（猪肠、牛肠、鸡肠、鸭肠、鹅肠）、心（猪心、牛心、鸡心、鸭心、鹅心）、肚与胃（猪肝、牛肝、鸡胃、鸭胃、鹅胃）、肾（猪肾、牛肾）、肺、脑、胰、肉脯、浓肉汁、肉馅等 （2）水产类：鱼类（鱼皮、鱼卵、鱼干、沙丁鱼、凤尾鱼、鲭鱼、鲢鱼、乌鱼、鲨鱼、带鱼、吻仔鱼、海鳗、鳊鱼干、鲳鱼）、贝壳类（蛤蜊、牡蛎、蛤子、蚝、淡菜、干贝）、虾类（草虾、金钩虾、小虾、虾米）、海参 （3）其他：酵母粉，各种酒类（尤其是啤酒），一些调味品如蘑菇精、鸡精等
宜限量食用的中等嘌呤食物（25～150毫克/100克）	（1）豆类及其制品：豆制品（豆腐、豆腐干、乳豆腐、豆奶、豆浆）、干豆类（绿豆、红豆、黑豆、蚕豆）、豆苗、黄豆芽 （2）肉类：鸡肉、野鸡、火鸡、斑鸡、石鸡、鸭肉、鹅肉、鸽肉、鹌鹑、猪肉、猪皮、牛肉、羊肉、狗肉、鹿肉、兔肉 （3）水产类：草鱼、鲤鱼、鳕鱼、鲫鱼、比目鱼、鲈鱼、梭鱼、刀鱼、螃蟹、鳗鱼、鳝鱼、香螺、红鲙、红鲴、鲍鱼、鱼丸、鱼翅 （4）蔬菜类：菠菜、笋（冬笋、芦笋、笋干）、豆类（四季豆、青豆、菜豆、豇豆、豌豆）、海带、金针菇、银耳、蘑菇、九层塔、菜花、龙须菜 （5）油脂类及其他：花生、腰果、芝麻、栗子、莲子、杏仁
宜食用的低嘌呤食物（小于25毫克/100克）	（1）主食类：米（大米、玉米、小米、糯米等）、麦（大麦、小麦、燕麦、荞麦、麦片等）、面类制品（精白粉、富强粉、面条、玉米面、馒头、面包、饼干、蛋糕）、苏打饼干、黄油小点心、淀粉、高粱、通心粉、马铃薯（土豆）、甘薯、山芋、冬粉、荸荠等 （2）奶类：鲜奶、炼乳、奶酪、酸奶、奶粉、冰淇淋等 （3）肉类与蛋类：鸡蛋、鸭蛋、皮蛋、猪血、鸭血、鸡血、鹅血等 （4）蔬菜类：白菜、卷心菜、莴苣菜（莴笋）、苋菜、雪里蕻、茼蒿菜、芹菜、芥菜叶、水瓮菜、韭菜、韭黄、番茄、茄子、瓜类（黄瓜、冬瓜、丝瓜、番瓜、胡瓜、苦瓜等）、萝卜（包括胡萝卜、萝卜干等）、甘蓝、甘蓝菜、葫芦、青椒、洋葱、葱、蒜、蒜头、姜、木耳、榨菜、辣椒、泡菜、咸菜等 （5）水果类：苹果、香蕉、红枣、黑枣、梨、芒果、橘子、橙、柠檬、葡萄、石榴、桃、枇杷、菠萝、桃子、李子、金橘、西瓜、宝瓜、木瓜、乳香瓜、葡萄干、龙眼干 （6）饮料：苏打水、可乐、汽水、矿泉水、茶、果汁、巧克力、可可、果冻等 （7）其他：西红柿酱、花生酱、果酱、酱油、冬瓜糖、蜂蜜、油脂类（瓜子、植物油、黄油、奶油、杏仁、核桃、榛子）、薏苡仁、干果、糖、蜂蜜、海蜇、海藻、动物胶或琼脂制的点心及调味品

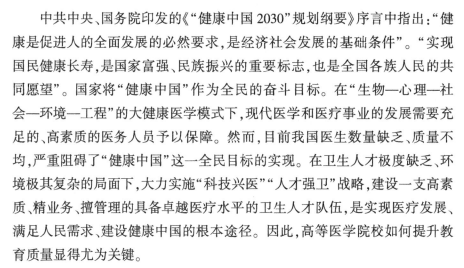

　　中共中央、国务院印发的《"健康中国2030"规划纲要》序言中指出："健康是促进人的全面发展的必然要求,是经济社会发展的基础条件"。"实现国民健康长寿,是国家富强、民族振兴的重要标志,也是全国各族人民的共同愿望"。国家将"健康中国"作为全民的奋斗目标。在"生物—心理—社会—环境—工程"的大健康医学模式下,现代医学和医疗事业的发展需要充足的、高素质的医务人员予以保障。然而,目前我国医生数量缺乏、质量不均,严重阻碍了"健康中国"这一全民目标的实现。在卫生人才极度缺乏、环境极其复杂的局面下,大力实施"科技兴医""人才强卫"战略,建设一支高素质、精业务、擅管理的具备卓越医疗水平的卫生人才队伍,是实现医疗发展、满足人民需求、建设健康中国的根本途径。因此,高等医学院校如何提升教育质量显得尤为关键。

　　医学高等教育关乎卫生和教育两大民生工程,是培养医学人才的基础,是医疗卫生行业发展的重要一环,直接决定着未来医学整体的发展水平。尤其是健康中国战略的提出与实施为医学教育的发展提出新的时代要求,对促进医学教育改革、提升人民健康水平、改善医患矛盾具有重要的现实意义。如何培养出适应新形势的医学人才,建立新的医学人才培养模式,就成了当前医学教育改革的重中之重,关乎整体医学教育改革的成败。医教协同推进医学教育改革与发展,是推进健康中国建设的重要保障。2018年8月,中共中央办公厅提出高等教育要发展新医科,新医科的核心是医学科学知识体系的重构,强调在卓越医师培养体系中,融入与医学相关的人文科学、社会科学、物质科学、生命科学、数据科学、工程科学等知识,是高等医学教育顺应新时代要求而提出的。建设新医科既是新一轮科技革命和产业革命的必然要求,也是服务健康中国、创新型国家发展战略以及教育强国战略等一系列国家战略的重要举措。

《国务院办公厅关于加快医学教育创新发展的指导意见》（国办发〔2020〕34号）明确提出要以服务需求为导向，以新医科建设为抓手，着力创新体制机制，优化服务生命全周期、健康全过程的医学专业结构，推进以胜任力为导向的医学教育教学改革，全面提高医学人才培养质量。到2030年，建成具有中国特色的、更高水平的医学人才培养体系，医学科研创新能力显著提高，服务卫生健康事业的能力显著增强，为健康中国提供有力支撑。医学教育改革创新得到前所未有的关注与重视。

医学教育，关乎民生。课程教学是医学本科人才培养的第一阵地，课堂教学不仅是教师向学生传授专业知识的主要途径，也是培养学生综合素质和提升学生道德情操的主渠道。2018年6月，在"新时代全国高等学校本科教育工作会议"上，教育部原部长陈宝生首次提出打造"金课"的理念，也提出了"两性一度"的金课标准。

医学基础课程主要涵盖中医、西医基础类课程，是医学理论体系的重要支撑，是医学课程改革的核心。医学基础课程教学水平的高低直接关乎中医药院校人才培养质量的优劣。课程是人才培养的核心要素，是人才培养的主阵地、主战场、主渠道，课程教学质量直接决定人才培养质量。但是目前大部分的研究都还是以总结经验，归纳做法为主，如何系统探索医学基础教育改革关键环节还有待进一步深入研究。

新时代赋予了教育信息化新的使命，随着信息技术的全面升级和教学改革的全面推进，运用信息技术开展精准教学已成为教育研究者和管理者共同关注的焦点。医学教育的新发展和医学教育新目标的提出，要求医学教育者更新观念，积极推进医学"互联网+教育"发展，加快教育现代化和教育强国建设。尤其是疫情时代，云端教学以其灵活的交互方式、科学的评估系统、共享的教育资源成为教育教学的主要媒介，对教育本质的深度挖掘、教学方法的调整转换、课改的升级转型有着积极的作用。如今，我国正朝着"智能引领高质量发展"的数字化建设方向大步前行，新一代信息技术与医学教育的深度融合亦是当今时代改革热潮。在信息技术高速发展的时代，应充分利用互联网技术，让其真正融入医学教育中，为医学生提供更高效、更科学的学习模式，不断推动医学教育改革，提高医学人才培养质量。

本书较为系统地总结了新时代背景下医学基础课程教学改革研究热点领域的现状、成效与发展趋势，并以近年来河南中医药大学所荣获的国家级、省级教学成果奖为例，为广大医学教育工作者尤其是中青年教师从事教育教学改革与研究提供一定的理论基础与实践借鉴，旨在提升教师教学研究能力，加快推进医学教育现代化，促进医学教育创新发展，培养仁心仁术的医学人才，为服务健康中国建设和教育强国建设做出贡献。

本书为国家级精品在线开放课程（项目编号：2018-1-0489）、河南省高等教育教学改革研究重点项目（项目编号：2021SJGLX068）、河南省教育科学"十三五"规划重点课题［项目编号：（2018）-JKGHZD-05］的主要研究成果之一。

本书的出版，凝聚了编写团队的集体智慧与辛勤劳动，得到了河南中医药大学历届国家级、省级教育教学成果奖主持人无私的帮助与指导，得益于河南中医药大学教学评价与教师发展中心的大力支持，承蒙郑州大学出版社抬爱，谨此致以衷心的感谢！希望本书能对读者有所裨益。由于水平有限，不足之处，敬请读者给予指正，以便再版时修订。

曹　珊
2022 年 1 月 6 日

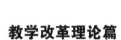

教学改革理论篇

第一章 综合研究 ……………………………… 2

　第一节 背景与现状 ……………………………… 2

　第二节 研究与探索 ……………………………… 3

　第三节 成效与展望 14

第二章 人才培养模式与专业建设 ……………………… 18

　第一节 背景与现状 ……………………………… 18

　第二节 研究与探索 ……………………………… 19

　第三节 成效与展望 ……………………………… 27

第三章 课程与教材改革 ……………………………… 31

　第一节 课程改革 ……………………………… 31

　第二节 教材改革 ……………………………… 38

第四章 实践教学改革 ……………………………… 43

　第一节 背景与现状 ……………………………… 43

　第二节 "新医科"建设视域下医学实践教育的研究与实践 …… 43

　第三节 成效与展望 ……………………………… 50

第五章 教学方法与教学手段改革 ……………………… 54

　第一节 背景与现状 ……………………………… 54

　第二节 研究与探索 ……………………………… 56

　第三节 成效与展望 ……………………………… 70

第六章 教育教学管理 ……………………………… 75

　第一节 基层教学组织建设 ……………………………… 75

　第二节 教师发展研究与探索 ……………………………… 79

　第三节 教学质量保障与监控 ……………………………… 82

教学改革实践篇

第一章　综合研究成果报告 ·· 88

　　第一节　基于优秀中医药人才培养需求的中医基石学科建设模式研究

　　　　　　与实践 ··· 88

　　第二节　高等学校创新本科教学质量监控与保障体系的研究与

　　　　　　实践 ··· 95

第二章　人才培养模式与专业建设成果报告 ···················· 109

　　第一节　特色中医传承教育模式的建立及其与院校教育模式的比较

　　　　　　研究 ·· 109

　　第二节　卓越医生教育培养计划 2.0 背景下中医学专业一流专业建设

　　　　　　实践研究 ·· 141

第三章　课程与教材改革研究报告 ······························· 147

　　第一节　文化自信背景下中医经典教学课程思政探索与实践 ····· 147

　　第二节　新医科背景下病理学金课建设模式的探索与实践 ······· 156

　　第三节　建构主义学习环境下"中医诊断学"四位一体混合式金课的设

　　　　　　计与实践 ·· 164

第四章　实践教学改革研究报告 ································· 170

　　第一节　医学实验教学平台全面质量管理模式研究 ············· 170

　　第二节　基于中医学类专业临床能力培养的实训课程体系的改革与

　　　　　　实践 ·· 178

第五章　教学方法与教学手段改革研究报告 ···················· 185

　　第一节　"中医基础理论"情境教学模式的构建与实践 ··········· 185

　　第二节　基于基层教学组织建设模式下的医学基础课程混合式教学的

　　　　　　研究与实践 ·· 197

第六章　教育教学管理研究报告 ································· 205

　　第一节　高等院校中医药专业认证主要教育环节质量标准的实践

　　　　　　研究 ·· 205

　　第二节　中医类学生专业学习关键环节的研究及评价 ··········· 216

后记 ·· 226

教学改革理论篇

第 一 章
综合研究

第一节　背景与现状

高等教育大众化是一个量与质统一的概念,量的增长指的是适龄青年高等学校入学率要达到15%～50%。质的变化包括教育理念的改变,教育功能的扩大,培养目标和教育模式的多样化,课程设置、教学方式与方法、入学条件、管理方式及高等教育与社会的关系等一系列变化。自1999年高等教育扩招以来,我国高等教育实现了跨越式发展,极大地推动了高等教育大众化的历史性进程。高等教育毛入学率从1990年的9.8%,到2001年的13.3%,又提高到2002年的15%,正式进入高等教育大众化的行列。2003年进一步提高到17%,2011年已达到30%,2013年为34.5%[1]。这一切都在表明,我国高等教育已进入了大众化中期阶段并逐步在向普及化阶段过渡。

教育部2015年工作要点明确提出:科学编制教育"十三五"规划,推动各省(区、市)和高校教育综合改革,深入推进考试招生制度改革,深入推进管办评分离等教育布局结构优化和地方高校转型发展,制订高校分类体系和设置标准,加快建立高等教育分类设置、评价、指导制度,促进高校科学定位、办出特色[2]。高等教育综合改革通过统一认识、协调关系、处理利益、整合资源,统筹好全局与局部、外延与内涵、当前与长远的关系,以提高质量为核心任务,在政府不断简政放权、转变职能的基础上,以关键领域和薄弱环节为突破口,以建设现代大学制度为"助推器",实现高等教育资源的优化配置和内涵发展。

我国高等教育综合改革的进程是在政府的主导下,通过各项政策文件的出台而不断推进的,大致可分为三个阶段:先行试点、逐步开展及稳步推进[3]。2010年,教育部率先在江苏、湖北、黑龙江三省进行高等教育综合改革试点,共建高等教育国家综合改革试验区,积极探索高等教育科学发展的新举措、新路径、新模式。2011年,教育部发布《关于启动实施"本科教学工程""专业综合改革试点"项目工作的通知》,共计支持高校1500个专业点开展专业建设综合改革试点。2013年,教育部发布了《关于2013年深化教育领域综合改革的意见》。2014年,教育部发布《关于在部分省(市)开展高等教育结构调整综合改革试点的框架性方案》(以下简称《方案》),《方案》指出:为贯彻落实党的十八大和十八届三中全会关于全面深化教育领域综合改革,教育规划纲要关于优化高等教育结构,健全教育管理体制,转变政府教育管理职能,加强省级政府教育统筹等要求,决定从2014年起,在部分省(市)开展高等教育结构调整综合改革试点工作[4]。由此,高等教育综合改革走向"深水区",逐步在全国大面积推广开来。

第二节 研究与探索

一、提升高等教育教学质量关键问题

(一)影响高等教育教学质量提升的因素

以往的传统教学中主要存在以下问题:授课内容以理论知识为主,授课方式沉闷单一,缺乏互动;将通过考试当成学生学习与教师授课的最终目标;依赖终结性评价,忽视形成性评价;对教学资源的利用不到位;部分教师教学能力较低等。

(二)有效全面提升高等教育教学质量的路径

1.更新教育管理理念,树立全面的教育教学质量观

根据高等教育教学自身的规律以及教育教学质量的内在特性,突破传统教育教学管理模式,与时俱进,锐意创新,树立"全面的教学质量观,即多样化质量观、全面素质质量观、大教学质量观和以'顾客为导向'的教育教学服务质量观"。

2.真正落实全面质量管理的全员参与性

教学质量的提高不仅是教师的责任,而且也是管理人员、服务人员、学生的责任。实施高等教育教学全面质量管理必须要调动人员的主观能动性,依靠全体师生员工共同努力,营造全面质量管理氛围,培育全面质量管理文化氛围和团队合作精神,建立健全高等教育全面质量管理的制度体系和运行机制。

3. 实施全方位的教学质量监控

高等教育教学质量监控是实施高等教育教学全面质量管理的重要环节,是保障高等教育教学质量提升的重要手段。应该建立全方位的教育教学质量监控体系,形成由各部门和各方面人员组成的质量监控网络,对教、学、管的质量进行全方位监督和控制,以保障全面质量管理的有效运行和教育教学质量的提高。

二、地方高校人才培养目标定位及质量标准体系

地方本科院校依托地方、服务地方,主要职能是培养服务地方经济社会发展的高素质应用型创新人才。各地方高校自主发展探索,经历了更名升本、追求学科门类齐全、专业多元化、扩大招生规模等过程,不可避免地存在着办学定位趋同、定位过高,缺乏特色、办学理念功利性、办学层次趋向综合性研究型大学、大学人才培养模式与大学实际情况脱节等问题。此外,地方高校还存在发展目标与社会需要脱节,教学、研究、服务重点不明,人才培养目标、学科设置趋同以及评价指标单一等问题。还有,办学层次模式误区、区域定位、服务方向定位口号化,办学理念模糊,学科专业设置不合理,人才培养特色不突出[5]等。在高等教育大众化时代,高等学校发展分层化、差异化越来越突出,"强的越强、差的越差",尤其对于地方高校,在拨款、生源、师资、软硬件设施、就业等方面处于劣势,其生存发展面临更加严峻的挑战。地方高校实现人才培养目标的有效途径主要有以下几个方面。

(一) 做强做优特色专业,拥有核心竞争力

专业建设、学科建设是彰显地方院校办学实力和办学水平的显著标志[6]。应该按照"优化结构、突出重点、注重交叉、强化特色"的原则,充分发挥学科优势,依据行业及地方经济发展需求,结合学校办学特色和专业人才培养目标,顺应大类招生高等教育改革思路,做好顶层设计,优化专业结构,突出"人文与科学"并重,强化专业内涵建设,理清专业方向,优化人才培养方案,促进学科和专业协调发展。

(二) 不断深化校企合作,增强产学研一体化

产学研合作教育成为地方高校培养应用型人才的重要途径。建立由政府、学校、行业、企事业单位组成的人才培养合作组织和协调机制,共同明确人才培养目标和培养规格,共同参与人才培养方案制订和培养过程实施,共

同完成人才培养质量评价和特色培育,企业参与教学,课堂衔接市场,达到产业、行业、企业和专业之间的良性互动。

(三)完善各类条件保障,为高校发展保驾护航

学校的软硬件设施、师资队伍水平等方面,也影响着人才培养目标的完成。作为地方高校,资源、条件相对较差,需要高校总体考量,优化政策。同时也亟须地方政府、企业给予一定的支持和帮助。针对师资队伍结构有待优化的问题,要进一步强化师资队伍建设,完善各类条件保障,为高校发展保驾护航。

(四)强化实践教学,突出实践能力和创新能力培养

地方本科高校应用型专业应加大实践教学的比例,构建能突出学生实践能力和创新能力的系统化的实践教学体系。根据专业人才培养目标,整合实验课程,重组优化实验内容,建立验证性实验、综合性实验、设计性实验等多层次实验教学内容组成的实验教学体系,使实验教学体系与理论教学体系并行。

(五)优化教学内容,推进课程体系改革

地方本科高校优化教学内容应体现"针对性"的原则,构建起融理论与实践、课内和课外为一体的课程体系,以适应人才培养和行业发展形势。基础理论课构建要着眼于学生的长远发展,真正体现"厚基础"的人才培养特点。同时,要关注行业的最新发展,通过校企合作等形式,及时调整理论课程的设置和教学内容,将行业的技术发展、应用技术研究成果、实际工程案例、执业能力标准及时充实到专业教学内容中去,突出专业领域的新知识、新技术、新工艺和新方法,把知识和能力培养紧密结合起来,增强教学内容的灵活性、适应性和实践性。

(六)构建可测可控的应用型创新人才质量标准与监控体系

地方本科院校应根据办学定位和人才培养目标,建立和完善理论教学、实践教学、毕业设计等各教学环节的质量标准[7]。切实建立健全人才培养模式改革实施过程中的质量监控体系,使之有序运行。要建立一套人才培养质量信息反馈制度,根据社会对人才需求的变化趋势,通过对毕业生跟踪调查及用人单位的反馈意见,及时掌握人才供求信息,为完善人才培养方案提供依据。

三、"双一流"背景下地方高水平大学教学质量提升核心问题

2017 年 9 月 21 日,教育部、财政部、国家发展改革委员会公布世界一流大学和一流学科(简称"双一流")建设高校及建设学科名单,这标志着"双一流"建设工作的全面展开,也意味着我国高等教育进入一个新的发展时期。在"双一流"建设中,以培养拔尖创新型人才为目标,大力发展一流本科教育是"双一流"建设的重要内涵[8]。习近平总书记在全国教育大会上提出:高校要根据建设社会主义现代化强国的要求,促进高等学校科学定位、差异化发展[9]。在"双一流"背景下建好"一流本科"是地方高水平大学实现差异化发展的良好契机。地方高水平大学具有建设"一流本科"的客观背景与独特优势。

拔尖创新型人才的培养离不开一流的本科教育,而一流本科教育是一流大学的重要基础和基本特征,努力打造一流本科教育,回归大学本位,是近年来高校工作的重心所在[10-11]。一流的育人理念、一流的教学标准和一流的质量保障,是培养一流人才、打造一流本科教育题中应有之意。在建设"双一流"的时代背景下,建立系统、科学、完善的地方综合性大学本科教学质量保障体系,形成推动本科教学水平持续提升和培养拔尖创新型人才的内在机制与动力,已成为一项关系创建一流大学的重要战略性工作。

"一流本科"教育必须有一流的育人理念、一流的教育环境和条件、一流的师资、一流的专业和课程、一流的人才培养模式、一流的管理和质量保障,同时还需要有一流的文化质量。其中人才培养理念、课程教学体系、师资队伍建设是不可回避的三大主体因素[12]。

(一)课程教学体系构建求"真"与"实"

培育全面发展的一流人才课程体系是教学体系的核心,也是培养一流人才的基础,是学科、专业、职业之间的枢纽。课程教学体系是人才培养的路基,求"真"、求"实"是指合乎人才成长规律,而不是将课程体系设置公式化或形式化[13]。课程体系的"真"主要指课程体系架构的科学性与合理性,"实"就是在课程实施过程中实实在在按科学方案去执行。

(二)师资队伍建设重"育"和"全"

重"育"是指师资队伍建设侧重挖掘师资"存量",充分激发教师的潜能,通过对教学的激励引导教师进行教学学术研究,改进教学方法,尤其是在互联网和人工智能逐渐引入教学领域的背景下,教学能力的内涵具有更高技

术性,对教师的课程驾驭能力与知识综合能力、教学技能等都提出更高的要求[14-15]。重"全"指对教师本身全面素质的要求,也指在培养全面发展人才的理念下,各学科专业包括通识教育教师的培育要同样重视,形成可以给学生提供全面教育的教师结构系统。学生的成长需要多学科优秀教师的熏染与引导[16]。

四、中外合作建设高水平大学办学模式

习近平总书记在十九大报告中指出,中国特色社会主义进入新时代,这个时代是我国日益走近世界舞台中央、不断为人类做出更大贡献的时代[17]。新时期改革开放是中国最鲜明的特点,其不仅是对经济的改革,也是对教育等领域全方位的改革,中外合作办学项目便是教育全球化改革开放的必由之路,教育国际化已经成为我国发展的重要战略。

合作办学主体可大致分为"高校—高校"和"高校—企业"两种。

1. "高校—高校"合办模式

中外高校的校际合作往往采用非独立法人机构,由于制约因素较少,合作办学项目协议更容易达成,但各校投入相对较高。该模式可将国际知名高校的一流教育资源进行整合,利用各校的优势学科和优秀师资,提高教学质量。

2. "高校—企业"合作办学模式

校企合作办学的主要优点在于资金由企业支持,相对校际合作模式,学生和高校的经济压力相对较小,但合作过程中也容易因经济和企业干预而对教育过程和质量管控造成影响。

中外合作办学是我国高等教育大力推进改革开放的重要举措和成果体现,在发展之初即被寄予"引进国外优质教育资源,提升人才培养质量"的重任。改革开放40多年来,中外合作办学秉持这一初心,不断摸索前行,成为拉动我国高等教育发展的"三驾马车"之一。中外合作办学从起步探索到质量建设工程的实施,其政策轨迹清晰可见,呈现了从宽泛到具体、从零散到集中的渐进变化特征,体现了中外合作办学在实践中形成的政策设计、执行和评价务实稳健的特点[18]。

河南省高等教育中外合作办学始于20世纪90年代,经过近三十年的发展,取得了一定的成果。河南省地处我国中原地区,在国家"一带一路"倡议中起着重要的枢纽性作用。随着"一带一路"倡议的适时提出,河南省与"一

带一路"沿线多个国家和地区在基础设施、经济贸易、交通运输、文化旅游等各个领域逐渐开展了交流与合作。伴随着交流合作的深入,人才成为各国共建"一带一路"的关键性因素。据中外合作办学监管工作信息平台统计,河南省现有 15 所高校与"一带一路"沿线的 7 个国家和地区开展了高等教育中外合作办学活动,机构和项目总数共 135 个。其中,本科层次 119 个,专科层次 13 个,硕士及以上层次 3 个,合作的国家与地区共 19 个[19]。

中外合作办学作为河南省高等教育的重要组成部分,在人才的培养和输出上肩负着巨大的责任与使命。但中外合作办学发展还面临办学实践与政策目标脱节、政策供给滞后、政策效能有待提高、政策评价改革需要深化等问题[20]。未来,我们应为中外合作办学提供积极而足够的政策供给;进一步明晰政策目标,完善高质量政策制度,直面办学实践,加大高质量政策供给力度;稳步推进高质量政策评价体系建设,强化政策效果评价;着力打造政策供给、执行和评价的专业化团队。

五、高等学校高层次人才队伍建设

高校高层次人才指的是学术水平高、教学能力强,其所从事的研究具有较大的国际影响力,且研究成果突出的人才。

(一)高层次人才队伍建设影响因素

1. 关系教师生活、科研条件的资助因素

对高层次人才的资助是指以政府为主体,在科研经费拨款、人才薪酬资助体系、配套服务等方面出台的优惠政策。人才资助政策是高层次人才流动与集聚的原始动因。

2. 决定区域发展水平的经济因素

区域经济发展水平在一定程度上决定着该地区高校发展的速度和规模,而高校的发展正是人才建设的前提和基础,经济因素对高校高层次人才队伍建设的作用不容忽视。

3. 影响教师职业发展的高校水平

高校水平的高低向内代表着人才培育实力,向外能够体现出其高端人才吸引力。有学者认为高校的科研条件和发展动力是影响人才流动的重要因素。

4. 与生活息息相关的环境因素

影响高校高端人才队伍建设的环境因素主要指社会环境和自然环境宜

居性。从某种程度上说,优美的环境可以提升城市竞争力,进而吸引高水平人才。

(二) 高层次人才队伍建设相关措施

1. 创新人才工作机制

(1)创新人才选拔机制。开辟高层次创新型人才引进的绿色通道,在确定高层次人才待遇时,一人一议,真正体现"一流人才一流待遇"。

(2)创新人才培养机制。加强人才载体建设,增强人才培养力度。建立以项目为纽带、以兴趣为结合点、以重点攻关需要为动力、以学科或学术带头人为核心的团队形成机制和稳定机制。

(3)创新人才流动机制。在人才使用和流动中,树立"大区域、大开发"观念,改革省内区域乃至全国领域内的人才资源使用合作机制,加快一体化步伐,在校与校之间对高层次人才实行柔性管理,充分发挥各级各类院校优秀专家、学者和杰出人才对高校教学、科研工作和学科建设的指导、交流和推动作用,以柔性引进和资源共享方式加强高校人才队伍建设。

2. 科学动态核定编制标准

尽快研究制定高校编制核算标准,加强高校编制的规范化管理,促进高校合理配置人力资源,有效引进急需的高层次人才,改善人才队伍的各种结构[21]。编制标准的制定,要遵循高等教育的发展规律,切合高等学校的实际情况,符合高等教育的发展需要;要与国家和地区经济发展水平相适应,区别不同类型、不同层次的高等学校,实施分类指导;要依据高等学校的职能,遵循学校办学规律和管理特点,坚持国家总量控制、学校自主管理,科学规范、精简高效的原则,确保高校教育事业的发展。

3 科学设置各级岗位, 强化人员分类管理

(1)根据高校管理工作的特点,将职员职务与职员职级相结合,认真研究和界定职员制基本内涵,根据岗位职责确定相应的考核标准和办法,对职员的德、能、勤、绩、廉进行全面考核。

(2)全面推行人员聘用制,深化教师聘任制改革。由重"资格评审机制"向重"岗位聘任机制"转变,由论资排辈向竞争择优、激励约束机制转变,取消单一的教师职务任职资格身份评审,使教师聘任制真正实现评聘合一、职务聘任与岗位聘任合一。

4. 构建新型薪酬制度, 完善激励保障机制

(1)构建新型薪酬制度,深化高校分配制度改革。继续坚持效率优先、兼顾公平的分配原则,进一步深化高校人事分配制度改革,规范校内津贴分配办法,实行和完善绩效工资制度。积极探索按劳分配和按要素分配相结合的分配模式,大胆实践知识、技术、资本、管理等生产要素按贡献参与分配的有效形式,鼓励高层次创新人才以知识产权的形式入股企业,参与利润分配。

(2)完善激励保障机制,营造人才成长良好环境。建立科学、客观、公正的人才考核、评价和激励机制,从重视目标管理向重视过程管理转变,从重视年度考核向重视聘期考核转变,从单纯重视数量评价向重视质与量相结合的评价转变。

5. 加大人才经费投入

一是政府主管部门应在每年财政预算中,确保教育经费拨款额度逐年增加,重点保证人才工作资金按时到位;二是各高校也应保障人才经费专款专用,科学合理地预算涉及人才工作的专项资金;三是引导社会各界关注全省高校人才队伍的建设,鼓励社会各界捐资教育事业及人才工作;四是积极开拓各种财源,依赖地方政府对教育事业发展的支持,通过工资分配的激励政策,积极改善高校人才的薪资结构,确保重点高校人才的工资水平稳步提升,并建立高层次人才的津贴制度。

六、教师教学能力提升方式的研究与实践

教学能力作为教师教学专长的核心部分,直接影响课堂教学有效性以及学生对知识技能掌握程度,也是体现教师地位和作用的核心因素。

高校青年教师的教学胜任力基本达到良好水平,但在知识素养维度,教育理论知识、自然科学知识和人文社科知识方面较弱;在教学能力维度,教学研究、教学对象分析、启发技巧、师生互动、课堂组织等方面有一定差距;职业品格维度,职业境界得分偏低;人格特质维度,自我调控、自信心、幽默感和合作精神较为欠缺。另一方面,教师教学发展中心作用发挥不显著,专业性、学术性亟待提升。大多数高校的教师教学发展中心没有独立建制,仅作为教务处或人事处下设的一个机构,承担的多是行政事务工作。即使作为相对独立的机构,由于没有配齐足够的教学指导专家(大部分专家为兼职),其引领和服务教师专业发展的作用不尽人意[22]。近年来,高校教师教学能力提升的具体举措主要有以下几个方面。

(一)完善教师培训体系,建立并有效利用"教师教学发展中心"

教师培训旨在使教师了解教师职业的特点和要求,熟悉高等教育法规,掌握高等教育教学的基本知识、方法和技能,提高教学质量和水平[23]。从实际来看,目前对高校教师的培训,大多是短期临时性的,缺乏系统性,没有达到预想的培训效果,也未形成教师职业培训常态机制。

(二)倡导教学反思,实现教学自主创新

教学反思的内涵包括对教学理念、教学过程和教学实践的反思,是高校教师获得实践性知识、增强教学能力、形成教学智慧的有效途径。要切实提高自身的教学能力,教师需要不断反思教学实践,在教与学的交流过程中构建新的教学互动模式,推动教与学的共同发展,实现教学自主创新。

(三)开展多样化教学竞赛

通过各级各类教学竞赛,教师集中地进行现场教学汇报,全方位地展示其综合素质和能力,客观地反映出自身教学上的优缺点,在展示自己的同时,与其他参赛教师进行各个层面的广泛交流,互相学习,共同提高,同时也为学校领导及职能部门制定教师培养计划提供第一手材料和可靠的依据[24]。通过教学竞赛和教学研讨活动,帮助教师解决教学过程中遇到的问题,促进其灵活创新、有效教学,以赛促教,强化教师教学基本功训练,有效提高教师的教学能力和水平[25]。

(四)促进教师实施研究型教学,科研能力反哺教学能力

科研能力和教学能力二者并不矛盾,高校教师各项能力的提高都根植于课堂教学实践。高校教师的管理要由传统的人事管理向现代人力资源管理转变,要建立教学与科研并重的激励机制,满足教师积极性、创造性和潜能开发的需要,要培养教师自主学习的能力,完善自身知识结构,促进教师实施研究型教学,强化教学学术观[26]。教师既是知识的传播者,又是从事基础研究的学者,不仅能够密切跟踪所授学科的前沿,驾驭所授学科的内容,还要能积极研究探索教学规律,从教学实践中探究理论问题的相互联系,树立教学学术观,努力提升教学学术能力,积极进行教学改革,实现科研能力与教学能力、个人发展与学校规划共赢。

(五)制定有效教学评估制度与评价体系

充分发挥教师教学潜能,教学评价内容要由片面单一转向全面多元,评价方法由定量转向定量与定性相结合,评价目的由甄别选拔转向改进发展[27]。要从组织形式和工作机制上彻底改变高校教师培训与教学过程相分离、教师教学能力培养不被重视的现状。尊重人才成长规律,简化评价环节,制定科学评估评价办法,建立教师教学能力、科研能力同步评价体系。改变以奖惩性评价为主导的教学评价工作,不采用以学生评价为主、教学督导组评价为辅的简单化评价指标体系,不仅侧重于对教师教学情况、科研情况和学生培养情况的定量考核,还要重视对人才综合素质和能力潜质的定性分析,重视评教结果和评教数据的合理运用,对教师实施发展型绩效评价。

七、大数据在教育教学中的应用研究与实践

大数据技术是以互联网环境为依托,以云计算为信息处理方式,为用户提供适合的数据信息,满足用户对数据信息多元化的需要。目前,大数据在教育教学中的具体应用主要体现在以下几个方面。

(一)构建数据信息库

学校在办学历程中,每时每刻都会生成较多的信息,包含教学信息、管理信息、学生成绩信息、社团信息等。而随着大数据时代的到来,教师与学生生成的信息量逐渐增多,需要学校构建数据信息库。在数据信息库构建中,应整合学校所有信息资源,将其进行排序,分门别类纳入互联网平台中,分成模块化,为学生获取信息提供便利。在此背景下,相关工作人员应不断增强自身信息素养,能够借助云计算分析、整合、运用数据,进而实现数据库构建的价值。同时,互联网数据平台应具有共享功能,满足不同人群对数据的需要,增强数据信息库构建的有效性[28]。

(二)在教育教学过程中运用

当前大数据在国内教育领域中的运用体现在在线教育模式中,其较为典型的教学案例为翻转课堂、慕课、微课等,它改变了以往教育教学模式,将沉闷的教学氛围生动化、形象化,学生发挥主观能动性,教师发挥引领作用,尊重学生主体性,带领学生一同去探究知识,分析、思考问题。

(三)运用于教师专业化发展中

大数据技术在教育领域的不断发展,对教师专业化能力提出新的要求。在教育教学中,教师不仅要教授学生知识内容以及培育学生各项能力与素养,还应该具备获取数据、分析数据、运用数据能力,将获取的数据与课程知识内容相融合,丰富课程知识内容与形式,开阔学生视野,进而促进学生学会课程知识。在大数据时代,教师应具有大数据意识,更新教育思维,深入

研究新课程内容,主动了解新事物,并且借助大数据资源增强自身专业化能力,进而才能够更好地迎接大数据时代的挑战。

(四)运用于教学评价中

教学评价是推动高校教育发展的一项重要举措,其在了解教师教学质量、学生学习情况、进行相关教学管理决策等方面具有十分重要的意义。教育教学是一个连续的动态过程,只有持续地采集教学过程中方方面面数据,才能对教学质量做出相对客观、全面、合理的评价[29]。移动互联网、云计算和大数据在数据采集和数据分析方面具有天然优势,能够让全面、连续、动态数据采集产生于各个教学环节全过程。

(五)运用于学生管理工作中

学生管理工作是学校教育教学的重要工作,也是学校教育教学的难点。学生管理工作包含德育、安全、学习、生活等方面。在大数据时代下,教师借助互联网构建学生管理平台,整合学生信息,将每一名学生信息输入到互联网平台中,构建学生数据信息库。在此背景下,通过大数据技术管理学生,教师能够第一时间掌握学生思想动态,对所发生的事情进行合理控制,并且采取适合的方法,以正能量知识引领学生,增强学生认同感,进而促进学生管理工作的合理性。运用大数据技术,针对个别学生,教师可以个别管理,与他们形成合作交流模式,了解他们生活与学习中的困惑,帮助他们梳理问题,进而更好地管理学生。

大数据为高校教育教学改革发展带来机遇,但在如何运用和管理大数据方面面临着巨大挑战。为有效解决运用和管理大数据中遇到的挑战,应该做到以下几个方面:①要做好大数据应用的顶层设计,建设校园大数据应用;②要培养一支技术过硬、业务熟练、勇于创新、甘于奉献的信息化管理队伍,保障学校信息化和大数据运用的顺畅和便捷,为广大师生提供优质高效的信息化服务;③要重视信息资源开发,推进学校信息化教学资源建设,采取翻转课堂、微课教学、信息化教学等多种形式提高信息化教学资源的利用率;④要建设校级大数据中心,整合各类数据资源,提高校内各种信息资源的利用率和共享度,挖掘大数据运用潜能,为校级大数据的分析和运用提供数据基础;⑤要做好隐私保护,大数据所带来的一个全新挑战就是对个人隐私与数据安全的威胁。一方面要合理运用各种信息资源,共享信息,另一方面不能滥用信息,保护好隐私和涉密信息,更不能泄漏隐私和涉密信息。

当前科学技术以及信息技术稳步发展,大数据技术已经在各行各业被广泛运用开来,其对各行业的创新发展也带来有利机遇,而且对增强我国社会经济也有极大意义。在当前高等教育教学工作当中,必须要有效地借助大数据技术,发挥其优势和作用,真正将其落实到各项工作当中,为学生营造良好的教学氛围,实现学生全面发展奠定坚实基础,而且也能为社会培养更多的优秀人才。

第三节 成效与展望

全面深化高等教育综合改革,积极推进高等教育治理体系的现代化发展,是我国教育部门需要积极完成的一项重要任务。全面深化高等教育综合改革是更新发展理念、突破现存发展模式、提升发展动力、加快发展速度的重大战略决策,是提高教育服务社会经济发展水平、全面建成小康社会的动力源泉[30]。当前,中国高等教育已站在一个全新的历史起点上,步入改革发展的"深水区",进入全面深化的新阶段。全面深化高等教育综合改革须落实的任务与责任之重、应对的矛盾与挑战之多、涉及的对象与利益之杂,均前所未有。全面深化高等教育综合改革的重点措施主要有以下几个方面:①结合党建工作,夯实教育基础;②强化立德树人,完善道德体系;③深化创新内涵,推进教育进程;④明确服务意识,落实培养方案;⑤立足本土,扩大开放。

高等教育是一个由多种要素构成的有机整体,其中任何一个部分都不能脱离整体而发生根本性变化。全面深化高等教育改革作为一场深刻而全面的社会行动,各方面相互联系相互影响,必须整体推进,才能防止顾此失彼。从重点突破的角度出发,入学机制、管理体制、就业政策、扶贫开发等重要领域和关键环节的改革是解决发展中矛盾的支撑点,每一个领域都涉及高等教育的整体和全局,"牵一发而动全身";每一项举措都关乎千万个家庭的幸福、关乎千万个学生的成长,"一子落而满盘活"。高等教育综合改革必须分清轻重缓急,找到突破的重点,环环相扣,步步为营,凝聚带动全局的力量。

一方面要求我们按照抓主要矛盾和矛盾主要方面的思路,以影响高等教育发展全局、关系人民群众切身利益的领域和环节作为重点和突破口,不失时机地推出新的改革举措,集中力量办大事、办难事,务求在保证质量、促进公平、提升效率等方面取得突破性进展,让人民群众看到教育的希望,为全面深化改革提供牵引和推动力量。另一方面要求我们破除一切妨碍高等教育事业创新、协调、绿色、开放、共享发展的思想观念和体制机制弊端,既加强国家层面的总体统领又充分尊重地方行政部门、高等学校的首创精神,把自上而下的宏观改革与自下而上的微观探索结合起来,释放更多教育改革的"制度红利",为建设高等教育强国和人才资源大国注入强大动力。

总而言之,教育是国家长期发展的重中之重,我国为提升教育效果,扩大人才培养效应,提出了全面深化高等教育综合改革的重点内容,为高等教育指明了方向,对具体内容进行深化,可进一步落实我国人才教育工作,提升我国的人才储备水平。

参考文献

[1]李立国.国际视野下的中国高等教育体制改革[J].大学教育科学,2012(1):43-52.

[2]张文言.本科研究性教学的现状、问题与对策:基于 X 高校的个案研究[D].华中师范大学,2013.

[3]李海平.高等教育综合改革背景下地方高校本科教学综合改革研究:以 B 大学为例[D].广西师范大学,2016.

[4]邓红,梁洁.河南省高等教育结构现状及优化对策[J].平顶山学院学报,2020(3):107-111.

[5]李慧.做强优势学科,提升服务能力,加快推进"双特"建设:河南省特色骨干大学和学科建设高校主要领导干部研讨班举办[J].河南教育(高教),2020(10):28-29.

[6]别荣海.河南中医药大学:以"双特"建设为契机,推动学校转型发展[J].河南教育(高教),2020(10):40-41.

[7]薛万新.河南省高校优势学科国际竞争趋向及提升对策[J].中国科技信息,2020(21):102-106.

[8]胡涛,陈平,王晓川,等."双一流"背景下综合性本科教学质量保障体系的探索与实践:以郑州大学为例,2011(1):27-29.

[9]郭利平.河南省高校一流本科教育的改革与实践[J].曲靖师范学院学报,2021(3):67-72.

[10]刘明,吴丽萍."双一流"背景下地方高校师资队伍建设对策研究[J].大学教育,2021(10):196-198,2020(10):40-41.

[11]徐吉洪,陈晓倩,赵玥."双一流"建设背景下地方高校继续教育内涵发展研究[J].终身教育研究,2021(5):77-81.

[12]张善锋,李沛.以学生为中心,推进"双一流"大学医学实验中心建设[J].中国继续医学教育,2021(27):94-98.

[13]程孝良,王众."双一流"背景下行业特色高校评价体系构建的思考[J].现代教育管理,2021(9):66-73.

[14]张应强.正确认识"双一流"建设成效评价与动态调整的关系[J].西北工业大学学报(社会科学版),2021(03):32-37.

[15]龙宝新.教师教育力提升与"双一流"背景下教师教育综合化改革研究[J].教育科学研究,2021(9):93-96.

[16]陆静如,郭强.中外合作大学发展现状及质量提升策略[J].教育评论,2021(9):64-70.

[17]何旭辉,闫斌,李家耀,等."一带一路"倡议下中外合作办学模式及创新实践[J].创新与创业教育,2019,10(5):84-86.

[18]朱琪.高等教育国际化背景下中外合作办学模式实践研究:评《中外合作办学与高等教育改革》[J].林产工业,2021(3):121.

[19]中华人民共和国教育部中外合作办学监管工作信息平台.http://www.crs.jsj.edu.cn/.

[20]洪煜,钟秉林,刘丽.高等教育中外合作办学的现状、问题与对策:基于教育部中外合作办学监督工作信息平台数据的统计分析[J].国家教育行政学院学报,2016(11):29-38.

[21]焦志勇.简政放权与赋能还权:深化高等教育综合改革的路径探析[J].国家行政学院学报,2014(1):3-8.

[22]张晨阳.河南省普通本科高校青年教师专业发展问题调查研究[D].河南理工大学,2020.

[23]《河南省加快医学教育创新发展实施方案》政策解读[J].河南省人民政府公报,2021(10):37-40.

[24]杨阳,陈巍.关于高校教师队伍发展建设的思考[J].就业与保障,2021(12):148-149.

[25]郑雅宏.高校科协组织运行中存在的主要问题与对策实践[J].产业科技创新,2020(36):115-117.

[26]毛洪涛.高校教师教学能力提升的机制探索[J].中国高等教育,2011(23):103-104.

[27]黄彬.高校教师教学能力评价:反思与建构[J].教育研究,2017,38(2):90-96+158.

[28]教育部.教育部关于印发《教育信息化2.0行动计划》的通知[Z].2018.

[29]郭利明,杨现民,张瑶.大数据时代精准教学的新发展与价值取向分析[J].电化教育研究,2019(10):76-81.

[30]宋朝阳,廖丽金,余家友,等.改革者视域中的高等教育综合改革[J].国家教育行政学院学报,2016:54-69.

第二章

人才培养模式与专业建设

第一节　背景与现状

2016年8月,习近平总书记在全国卫生与健康大会上发表了重要讲话,提出如果把健康比作1,事业、家庭、名誉、财富等就是1后面的0,人生圆满全系与1的稳固[1]。在2017年10月18日的十九大报告中,习近平总书记又提出要全面完善国民健康政策,"实施健康中国战略"的重大决策,为人民群众提供全方位全周期的健康服务[2]。在健康中国背景下,随着人工智能为代表的信息技术革命的兴起,医学正步入整合医学(或者称为新医学)时代。而新医学的建设与发展需要"新医科"的发展支持。

新医科是指为了适应新科技革命和产业变革的需求,提出并新增的专业,诸如精准医学、智能医学、转化医学等。加强新医科建设要从以下三个方面进行:一是理念新,医学要实现从单纯的治疗为主到全周期、全过程的全程覆盖;二是建设背景新,新医科建设是以人工智能、医疗大数据为代表的新一轮科技革命和产业变革而产生的;三是医学专业要新,新医科建设的提出要求对原有专业进行改革,实现医工理文融会贯通,发展精准医学、智能医学等新兴专业[3]。此外,新医科的提出要求医学从业者从人的整体出发,将医学以及相关学科中最先进的理论知识和临床相关专业中最有效的经验实践进行有机结合,不断探索并构建起全生命周期的新的医学体系[4]。新医科是习近平新时代中国特色社会主义思想在医学教育领域的实践,是健康中国战略的重要基础。

高层次的医学专业人才在维护人民身体健康、经济发展和社会稳定等方面发挥着不可替代的重要作用。由新型冠状病毒感染引发的肺炎疫情不断警示着我们医疗卫生系统的防控工作直接关系人民生命安全,关系我国经济及社会稳定发展大局,关系我国对外开放[5]。新冠肺炎疫情的暴发也暴露了我国医学教育存在的一些问题。随着整合医学也就是新医学时代的到来,在兼具预防、治疗和康养的全周期生命健康医学新理念的指导下,迫切需要建立与上述概念相匹配的新医学人才培养模式。面对新医学时代的要求,医学教育如何服务国家战略发展需要?如何建立符合人体健康和疾病诊断的医学体系?如何培养符合新时代发展背景下的高层次创新性医学专业人才?上述问题的提出为高等医学院校带来了新的机遇与挑战,新医科背景下的医学教育改革与人才培养模式需要进行深入的探讨与思考[6]。

第二节　研究与探索

一、新医科背景下医学人才培养模式的转变

高等医学教育关系教育和卫生健康两个重要的民生工程,担负着为健康中国战略建设提供高层次人才保障的重要使命。2018 年 8 月,中共中央办公厅和国务院办公厅发布的关于新时代教育改革发展的文件中正式提出,高等教育发展新工科、新医科、新农科和新文科。人工智能、生命科学和信息化大数据等领域的快速发展对医学专业产生了重要影响与重大变革。医学模式已经转变为"环境—社会—心理—工程—生物"的交叉混合模式,而创新已然成为医学教育改革的重点。为加快推进新医科建设发展,实施新一轮的医学教育综合改革,2015 年 10 月,国务院印发了《统筹推进世界一流大学和一流学科建设总体方案》,提出全面加快推进"双一流"建设是我国高等教育的主要任务,要着力培养具有社会责任心和历史使命感,具有创新精神和实践能力的各类创新型、应用型、复合型优秀人才[7]。因此,医学教育要与时俱进,满足社会发展尤其是医学发展的新需求就必须立足于双一流建设,加大医学及相关学科交叉融合。

(一) 医学专业人才培养从"以治疗为主"到"以全周期生命健康为主"

近些年,随着经济社会的飞速发展,我国居民生活生产方式和疾病谱不断发生变化,我国医疗卫生体系面临着多重疾病威胁共存、多种健康影响因素交织的复杂局面。这就要求医疗服务需要全方位全生命周期维护人的健康。

医学并不完全等同于临床医学,解决健康领域的重大科学难题,应对突发的重大疾病防控,不仅需要临床医生队伍更需要基础医学、公共卫生、药

学、生物工程、护理等各个医学学科的协调发展和有机结合。因此,医学教育改革要以健康中国战略为指导,紧紧围绕以人民健康为中心,将大健康这一理念融入医学专业人才招生、培养和就业等各个阶段,融入院校教育、毕业后医学教育和继续医学教育等各个方面。人才培养是高校的首要任务,创新人才的规模和质量是提高我国自主创新能力,提升我国国际竞争力的决定性因素[8]。2014年9月,国家卫计委与中华医学基金会在京举办"中美医学教育高层论坛",这次论坛发布了世界著名医学杂志《柳叶刀》(中国专辑),在"带领中国医学教育走向未来"(主编社论)中,提出了中国医学教育所面临的5个关键性问题,即医学教育的本质培养目标是什么?如何基于岗位胜任能力改革医学教育?医学教育改革怎样服务于中国新医改?医学院校如何建立终身医学教育?怎样减少卫生行业学生的流失[9]?为了解决上述关键性问题,我国正全面致力于医教协同发展,在具体实践中不断完善医学人才培养模式,让医学教育改革回归教育本质,培养有灵魂的医生,服务于人民健康。高校以此为指导,以学科建设引领新医科发展,以高端人才队伍支撑新医科建设,以医防服务融合新医科实践,从构建一流医学育人文化、一流医学师资队伍、一流医学课程资源、一流医学实践基地、一流医学学科专业、培养医学领军人才等多方面对创新医学教育,全面提升医学专业人才培养质量开展改革实践[10]。

(二)医学专业创新人才培养从"医学模式"到"医学+X 模式"

2018年,教育部提出基础医学拔尖学生人才培养计划,旨在建立新医科教育新体系,紧密结合信息技术产业的新兴成果,全面建设和发展转化医学、智能医学和精准医学等医学新领域和新专业[11]。到目前为止,我国的医学专业人才培养模式主要采用的是高等院校教育加临床医生规范化培养模式,基本分为"基础医学教育、临床医学教育、临床实习和住院医师规培"四个阶段。传统基础医学学科界限分明,缺乏与临床医学之间的联系;人才培养模式仍然以传统教师授课、学生听课为主;课程教学缺乏有机衔接,在医学知识的传授方面缺乏整体性与系统性。而新医科的发展建设必然要求建立一个多主体的协同育人机制,在"医教协同"的基础上建立并完善"医教产研协同",建立多领域的合作教育平台,探索多学科交叉融合的医学人才培养模式,建立跨学科的人才培养体系[12]。

随着医学研究的不断发展与医学技术的不断进步,未来医护人员的知识结构越来越倾向于综合化,医学专业学科与其他学科交叉融合。医学是自然科学领域中最具人文关怀的一个学科,哲学、人文科学对其具有潜移默化的影响。社会上部分医护人员出现的思想意识多样化、价值取向功利化、精神生活物质化的现象反映出医学高等教育教学中人文学科建设滞后,重专业技能学习,轻人文知识储备[13]。因此,建立医学各个专业学科之间,医学与人文学科、理工学科之间,传统医学与现代医学之间交叉融合的人才培养模式是医学发展的必然要求。首先,医学各专业之间的交叉融合有利于基础医学和临床医学的协同发展,保证医学整体的完整性。国内高等医学院校对这一方面的要求提出了多种改革,其中把医学体系内各个学科有机结合,以器官系统为中心的课程整合较为多见[14]。其次,加强医学与人文学科之间的交叉,符合立德树人的教育理念,有利于思想政治教育融入专业课程建设,培养有道德的医学人才。医学是直接服务于人体健康的科学,是最能体现人文关怀的行业。已有调查表明融入人文课程对培养医学专业人才的医德素养和医患沟通能力具有重要的影响[15]。再次,加强医学与理工专业的融合,探索建立高水平的医学交叉学科有利于高校"双一流"建设。医学院校要主动布局,挖掘资源,主动与新技术、新产业相结合,培养一批多样化、复合创新型人才。最后,将传统医学与现代医学相融合,有利于传统医学优势的体现,有利于精准医学的发展。

(三)卓越医生培养从"1.0版"到"2.0版"

2018年,教育部、国家卫生健康委员会、国家中医药管理局印发了《关于加强医教协同实施卓越医生教育培养计划2.0的意见》(以下简称《意见》)。《意见》要求医学教育以"5+3"为主体,全面推进具有中国特色的医学人才培养体系的建设,建设一批一流的医学专业,推出一批线上线下精品医学专业课程,提升人才培养质量,为卫生健康事业的发展提供保障。这一意见的提出标志着我国卓越医生培养计划从2012年提出的五年制临床医学人才、临床医学硕士专业研究生、拔尖创新医学人才和面向农村基层的全科医生人才培养模式1.0版到高层次复合型医学人才培养模式2.0版的转变。

我国"卓越医师培养计划"教育教学改革的实施,为适应国家医学发展、满足医疗卫生体制改革的医学专业人才需求,具有重要的实践意义。而"卓越计划"人才培养模式和以此人才培养模式为导向的"交叉型""多元化""综合性"教学改革是实现复合型医学专业人才培养的具体措施[16]。2015年教育部要求不再招收七年制临床医学专业学生,并将七年制临床医学专业招生调整为"5+3"一体化，即5年医学本科教育加3年临床医学硕士专业学位研究生教育。这是我国临床医学一体化培养模式的确立，是医教协同背景下卓越医生培养模式的探索[17]。一体化是指整合融合，由著名国际政治家 Karl W. Deutsch 提出的理论，他指出，"一体化通常意味着由部分组成整体，将原来相互分离的单位转变为一个紧密系统的复合体"[18]。医学"5+3"一体化人才培养模式要通过连续8年的培养和考核使学生具备扎实的临床基本理论知识和操作技能，具有不断探索科学问题的能力，具备良好的社会责任感与职业素养。学生在毕业时可获得本科毕业证、研究生毕业证、学士学位证、硕士学位证、执业医师资格证和住院医师规范化培训阶段合格证，从而进入医院从事临床医疗工作，成为医疗行业专业技术过硬的具备应用和创新能力的复合型医学专业人才[19]。

二、"5+3"一体化医学人才培养模式

"5+3"一体化医学人才培养模式顺应我国医学教育改革和发展的趋势，是建设具有中国特色医学专业人才培养体系的重要内容。到目前为止，全国有北京大学、北京协和医院、上海交通大学、浙江大学、中山大学、复旦大学、四川大学、华中科技大学等学校获得了教育部批准建立八年制教育，将医学专业人才培养模式确定为整体优化，强化基础、注重临床、培养能力和提高素质。此外，目前国内42所世界一流大学建设高校中有30所一流大学建设高校通过合并或共建方式开展医学教育，并且在医科和工科结合的背景下将人才培养模式定位于发展"新医科"，着重培养医学科学家而并非单纯的培养临床医生。

(一)"5+3"一体化医学人才培养模式的内涵及优势

"5+3"一体化人才培养模式是我国新形势下为培养卓越医生而实施的人才培养新模式，为全面提高我国医学教育改革提供了有力的保障。《"健康中国2030"规划纲要》中指出，要"加强医教协同，建立完善医学人才培养供需平衡机制"。该纲要明确了医学教育改革要以临床医学作为重点，同时将公共卫生、药学、护理、康复和医学机能等人才培养协调发展，探索并建立以行业需求为导向的医学专业人才培养机制。"5+3"一体化医学人才培养模式旨在将传统住院医师规范化培训与传统研究生培养阶段进行融合，既培养医学生的临床技能，更培养其科研能力[20]。"5+3"一体化医学人才培养模式即完成5年本科教育合格者直接进入3年临床医学硕士专业学位教

育或住院医师规范化培训阶段。5年医学本科教育是主体,属于院校教育,毕业后授予医学学士学位。这一阶段的教育目标是培养学生完成医学基本训练,使其具有初步临床能力、学习能力和良好的职业素养,为后续学习及执业打下坚实的基础。3年住院医师规范化培训目的是培养学生具有良好的职业道德、扎实的理论知识和过硬的临床操作技能,能够独立规范地承担疾病诊疗工作。3年研究生教育属于毕业后学历教育,该阶段的教育目的是培养高层次医学人才,在进行住院医师规范化培训的同时重视学位课程学习及培养发展科学科研能力[21]。这三个阶段教育相互融合衔接,从而建立一套标准化、规范化人才培养体系。

与传统医学教育5年本科加3年研究生教育模式比较,"5+3"一体化在人才培养方面具有显著优势。首先,生源水平高,学生高考录取分数远远超出五年制医学专业学生,学生的知识基础、学习能力及接受能力都较高。其次,"5+3"一体化人才培养模式全面贯彻"八年一贯,本硕融通,加强基础,注重素质,整体优化,面向临床"的教育方式,注重整体,明显优于分阶段培养方式。最后,与传统培养模式相比,"5+3"一体化培养模式以医师职业需求为导向,将学习与就业相结合,大大提高了毕业生的质量,同时也将本科学习与研究生学习进行了无缝连接[22]。"5+3"一体化教育模式突出了人才培养的核心地位,着力培养具有实践能力和创新能力的高素质人才。

(二)"5+3"一体化人才培养模式的目标和模式

作为未来医学人才教育的主要培养模式,临床医学专业"5+3"一体化人才培养模式旨在为国家医疗卫生服务体系提供人才保障,要求学生通过学习具备良好的职业素养和社会责任感,具有扎实的医学专业理论知识和较强医学临床操作能力,具有科学精神和终身学习能力,具备较强的科研能力并且能够围绕问题开展科学研究。其本质内涵是通过院校教育、毕业后续教育和继续教育的有效衔接,不断深化人才培养模式改革与实践,最终建立一套标准化、规范化的医学人才培养体系,能够有效缓解我国医药卫生体系人才的匮乏现状,大力改善整体职业素质偏低的现状,对进一步推进医学教育改革和发展具有重大的意义[23-24]。结合我国高等院校医学教育的现状和新形势,"5+3"一体化人才培养模式要求教学理念应以学生为中心,以素质为导向,以研究为基础,教学过程应以课程体系和教学方式方法改革为核心,在注重基础教学的同时强化实践教学环节,全面优化培养方案和模式。

迄今为止,我国已基本建成院校教育、毕业后续教育和继续教育三个阶段相互衔接的人才培养体系,为我国培养具有中国特色的标准规范化的合格医疗卫生从业人才[25]。

(三)"5+3"一体化人才培养模式的课程教学改革

优化合理的课程设置和课程结构是培养高层次医学人才的重要环节。"5+3"一体化人才培养模式将通识课程、基础医学课程、临床实践体验等整合成为一体,在传统的五年制本科课程的基础上增加了人文科学、社会科学、思政道德教育以及大健康等理念和课程,大大加强了学生的医生职业意识和素养、医患沟通能力、科学思维等[26]。八年一体化培养,旨在培养具有高尚道德和人文素养的医生。与此同时,通过加强科研方法课程,设置早期临床接触课程,将前沿的理论和成果引入教学内容,培养学生科学思维和自主学习能力,最终实现终身学习的培养目标。

开展课程整合和优化。在课程重组和优化的前提条件下,一体化培养模式依据课程的不同性质,采用多样的教学方法和手段,提升学生的综合素养。传统教学课程界限明显,缺乏基础课程与临床知识之间的衔接,不利于学生实践操作能力和科研能力的培养。融合课程可以帮助学生建立医学整体思维,例如课程内容按照器官系统可将组织胚胎学、人体解剖学、生理学、病理生理学、药理学以及诊断学进行合理的压缩和整合,帮助学生形成组织结构与生理功能、生理与病理、病理与药理、局部与整体的有机统一[27]。目前我国医学人文教育较为薄弱,而随着社会的发展,患者的人文意识越来越高,这就对医学生的人文精神提出了更高的要求。因此应充分发挥"5+3"一体化培养模式的优势和特点,将人文素养教育贯穿整个育人过程。随着近些年信息技术和生物科技的大力发展,"5+3"一体化培养模式注重将基础学习与临床研究并重,以追踪和引领医学前沿为目标,将最新最前沿的教学内容引入课程建设,整合发展如精准医学、智能医学等新兴专业和领域[28]。医学是一门日新月异的科学,通过开设科学方法、临床研究、文献建设和医学统计等课程强化学生的科学思维和科研能力,是培养高层次医学人才不可缺少的一个环节。

伴随着课程内容和课程设置的变化,教学方法和手段也需要做出相应改变。基础医学课程运用探究学习,临床课程运用案例学习。因此可采用多种教学方法如PBL教学、CBL教学、翻转课堂、线上线下混合式教学等。教学方法的改革旨在提高学生的自主学习能力,由传统的以教师教授为中心转变为以学生自主学习为中心,激励学生主动思考,充分发挥学生自主能动性[29]。培养学生科研能力也是一体化培养模式重要的一个环节。可通过创新培养模式、优化课程体系、重视实验教学、设立激励机制、开放科研实验资源等多举措推动"5+3"医学生的科研能力[30]。在研究生教育阶段实行导师负责制,在导师的指导下完成科研课题的研究,并通过文献阅读、申报课题、文章撰写等来提高整理信息以及学术研究能力。在实践教学过程中,医教协同充分发挥学校和医院在教学过程中的优势,将学校课堂教学与医院临床实践融合,设计以人为本的"医疗机构调研—学校实验实训—临床见习—岗前培训—专业实习"的实践教学方式[31]。

推进"5+3"一体化人才培养模式改革是在医教协同背景下,构建我国新型临床医学人才培养体系的重要内容,是做好原有医学教育与"5+3"临床医学教育体系有效衔接,构建医学专业人才职业素养培养体系的关键举措[32]。我国进一步扩大一体化培养体系规模,可以使更多的医学本科生能够顺利进入规培体系和高层次学习。各大高等院校及其附属医院应作为主导,不断探索长学制培养机制,逐步扩大规模,使更多的五年制学生能够进入三年专业硕士教育阶段学习,打开上升的通道,从而形成一个完整的人才培养体系。

三、"书院制"为平台的医学专业人才培养模式

书院制的基本理念是以"育人为本,德育为先,个性培养,全面发展"[33]。国外的书院制可追溯到英国的牛津大学和剑桥大学,后被耶鲁、哈佛等大学效仿并延续至今。目前为止,国外主要分为英国书院模式和美国书院模式。国内,以香港中文大学为代表,建立了融合西方书院制和中国传统文化特色的书院模式。书院制在我国内地的发展时间并不长,最早由西安交通大学于2005年实施,随后先后有几十所大学开始探索和实施书院制人才培养模式的教育教学改革,取得了一些成果成效[34]。在全国高等教育改革过程中刮起了一阵书院制办学的改革浪潮。

在新时代背景下,为实现我国"卓越医生教育培养计划"的现实需要,改革与完善医学专业教学管理模式与运行机制,增强办学活力,实施书院制改革势在必行。以"书院制"为平台的医学专业人才培养模式,是将"教"与"育"相结合,以学生宿舍作为全面教学管理的空间和平台,全方位实施导师制,将学生的通识教育和专业教育相融合,丰富学生个性化成才成长,实现

培养多样化人才的目标,同时实现医学专业学生本科阶段道德品行和医学专业素养的养成,为医学专业人才培养提供一种崭新的模式。书院倡导的是一种文化,用责任和思想引导学生树立远大的理想和抱负。因此,在管理方面书院既要严格要求学生,又要充分发扬民主精神,着重培养学生的思辨能力、自主学习能力和创新能力。学生不仅是书院的学生,也是书院的主人,要积极参与书院的自主管理[35]。以"书院"为平台的专业人才培养模式推进了课程教学过程、体系、内容、方法和考核方式等多方面的改革,将教与学、课内与课外、理论与实践等多方位衔接,同时通过强化实验见习等课外实践,引导学生的自主学习和创新思维的培养,全面提高学生自主学习能力和创新能力[36]。

书院制人才培养模式将医学专业技能、综合能力以及道德品质培养相结合,同时坚持以"德"为先,以"质"为重[37]。其中"德"不仅包括思想品德、职业道德、社会公德等内容,更强调政治品德、人生价值的取向以及思想作风等。在医学教育改革中实施书院制人才培养模式改革具有重要的现实意义。首先,书院制模式打破传统教学管理中的各专业与行政班级的壁垒,全面实现了各学科的交叉融合、全方位的相互渗透与影响;其次,改变了传统的学生管理机制与模式,将学生管理由行政班级管理向社区化管理推进和转变;再次,改变了传统教育中重智轻德,重知识轻实践的局面,体现了书院育人的重思想、重人文、重品质的特色;最后,通过改变局限于课堂教学的师生关系,将课堂教学与课下教育相结合,重构师生的互动关系、实现教学相长、和谐相融的新型师生关系。因此,以"书院制"为平台的人才培养模式具有较好的实践意义与示范作用。

近年来随着现代医学理念、医疗体制的改革,新时代对于中医提出了更高的要求。在此背景下,传统的中医药教学理念和教学方式亟待改变,将中医的传统师承教育与全方位的管理相结合,不仅可以更好地传承我国传统书院制的特色和优势,同时通过多维度、全方位的人文素养教育,为学生参与科研及创新活动提供空间和平台,推动了新时代背景下的以中医特色为主体的传统文化教育[38]。

第三节 成效与展望

作为河南省唯一一所中医药高等院校,河南中医药大学以构建一体化医学人才培养体系为目标,培养高层次高水平临床医生,全面提升医学教育整体质量,把握地方医学院校人才教育发展战略,更好地服务于地方医疗卫生事业的发展,为实现健康河南提供有力的人才支持。河南中医药大学于2017年获批优秀本科毕业生免试攻读硕士研究生单位,于同年获批中医学专业"5+3"一体化招生院校,并自2018年开始"5+3"一体化人才培养模式招生。此外,河南中医药大学自2009年以来,探索中医教育方法,构建将"院校教育与师承教育相结合,班级制与导师制相互补充"的特色中医人才培养模式,开创了中医药人才培养的新局面,对我省中医药事业乃至我国高等中医院校人才培养模式改革起到了示范及推广作用。2021年,以丰富学生的人格教育和个性教育,为国家培养高素质专业人才为目标,我校开始探索医学专业书院制改革,旨在加强书院与学院紧密协同育人,加快推进大类培养,全人教育,逐步构建有我校特色的本科人才培养体系。

进入新时代,我国高等院校发展面临着两大主要任务,一是以"双一流"建设战略为指导,不断加快自身发展,建设成为一流大学和一流专业;二是全面落实"立德树人"的教育理念方针,培养具有高尚道德和社会责任感的全面发展的社会建设者[39]。随着高等教育不断扩大招生规模并进入大众化阶段,学生的学习状态和社会对于人才的要求都发生了变化。因此大学的培养模式、教学方式和内容等必须做出相应改变。"以本为本,四个回归"正是在这一背景下提出的[40]。自党的十九大报告提出"新时代"新的历史发展定位以来,我国各个领域与国际并轨,取得了丰硕的成果,一步步迈进新的台阶与征程[41]。"大健康"理念的提出为医学教育改革指明了方向与思路,医学应是建立在临床实践基础上,培养具备德术兼备的高水平创新型医学专业人才,这样才能更好地服务于人民健康事业,满足未来社会发展的需求。

参考文献

[1]解读习近平的"健康中国":新意中的心意.凤凰新闻,2016-08-26.

[2]习近平提出,提高保障和改善民生水平,加强和创新社会治理.新华网,2017-10-18.

[3]张培东,庞丽敏,吴宏超,等.后疫情时代的新医科教育解析:新机遇下的未来医学[J].医学教育研究与实践,2021(4):493-498.

[4]何珂,汪玲.健康中国背景下"新医科"发展战略研究[J].中国工程科学,2019(2):98-102.

[5]吴凡,汪玲.大健康视域下的医学人才培养"组合拳"[J].中国卫生资源,2020(1):1-6.

[6]钮晓音,郭晓奎."新医科"背景下的医学教育改革与人才培养[J].中国高等医学教育,2021(5):1-2.

[7]中华人民共和国国务院.国务院关于印发统筹推进世界一流大学和一流学科建设总体方案的通知[Z].2015-10-24.

[8]侯晓晖."双一流"背景下医科院校创新人才培养模式探索[J].中国继续医学教育,2019(3):26-28.

[9]汪玲.论健康中国建设对医学人才培养的新要求[J].中国大学教学,2017(2):25-31.

[10]张林.加快新医科建设,推动医学教育创新实践[J].中国大学教育,2021(4):7-12.

[11]王旭,崔轶凡.对构建德智体美劳全面发展的新医科人才体系的思考[J].中国中医药现代远程教育,2020(1):150-152.

[12]顾丹丹,钮晓晴,郭晓奎,等."新医科"内涵建设及实施路径的思考[J].中国高等医学教育,2018(8):17-18.

[13]李凤林.新时代我国新医科建设的路径探析[J].中国高等教育,2021(3):6-8.

[14]徐昌水,高云,张大雷,等.基于"三早理念"的卓越医生人才培养模式的构建[J].基础医学教育,2020(1):71-74.

[15]岳彩铃,颜超.新医科背景下医学研究生核心课程建设的思考与探索[J].卫生职业,2019(18):1-3.

[16]林琳,韩语纯,徐姝玮,等.以临床医学卓越计划为导向探究高校化学专业人才培养[J].广东化学,2021(16):346-347.

[17]李玉华,唐小玲,陈立章.对七年制医学教育调整为"5+3"一体化人才培养模式的认识与思考[J].中国现代医学杂志,2015(15):108-110.

[18]卡尔·多伊奇.国际关系分析[M].北京:世界知识出版社,1992.

[19]刘向华,袁栎,刘志军,等.临床医学("5+3"一体化)人才培养体系的构建与思考[J].基础医学教育,2017(5):400-402.

[20]耿武军,曾媛,黄铠妍等."5+3"一体化临床医学人才培养模式下科研能力提升的调查与思考[J].浙江医学教育,2021(1):4-5.

[21]王立祥,朱慧娟,钟宁,等.临床医学"5+3"一体化人才培养体系的构建与探索[J].高校医学教学研究,2018(2):3-7.

[22]肖海,朱思泉,马星,等."5+3"一体化临床医学人才培养模式的构建与思考[J].医学教育管理,2016(4):567-571.

[23]封忠昕,陈琦,梁贵友,等.医教协同深化"5+3"临床医学人才培养模式的探索[J].医学教育管理,2018(6):465-470.

[24]张艳艳,孙常程,曹风雨,等.一流大学建设背景下临床医学"5+3"一体化人才培养体系改革与实践[J].医学教育管理,2021(2):111-115.

[25]郭晓梅,杨若俊,周小娜,等.5+3模式下五年制中医学专业人才培养改革思路[J].中国中医药现代远程教育,2017(15):21-23.

[26]蒋士偲,崔英,刘勇,等.地方医学院校"5+3"一体化临床医学人才培养模式的探索与实践[J].大众科技,2019(243):106-108.

[27]李晶晶,李丹,郑华,等.临床医学"5+3"一体化人才培养特征分析与之相适应的教学改革[J].高校医学教学研究,2018(2):12-16.

[28]谭俊,安东阳,贾永森,等.中医的精准之路探讨[J].中华中医药杂志,2019(3):1013-1015.

[29]辛程远,徐卫东,金连海,等.改革教学模式培养新型临床医学人才[J].中国农村卫生事业管理,2016(4):425-427.

[30]梁佳,郑艳燕,罗彬,等."5+3"一体化医学生科研思维和实践能力培养探讨[J].基础医学教育,2021(2):89-91.

[31]王桂云,祁艳霞,高强.基于医教研融合培养人才的探索与实践[J].中国高校科技,2019(16):66-68.

[32]牛启超,宋安琪,姜泓伯,等."5+3"一体化临床医学生职业素养培养体系的讨论与探索[J].中国继续医学教育,2021(12):9-13.

[33]龚政,王剑敏,钟慧,等.构建以书院制为平台的卓越医学人才培养模式与机制的研究和探索[J].中国高等医学教育,2013(8):40-31.

[34]蔡英.书院制下医学生养成教育的探索与实践:以南方医科大学为例[J].当代教育实践与教学研究,2017(1),190-191.

[35]陈永华,王明旭,李新安.双院制下医学生培养模式的探索与实践[J].西北医学教育,2012(30):450-452.

[36]方敬爱,刘宇翔,胡雅玲,等."书院制"模式对肾脏病临床医学生自主学习与创新能力培养的探析[J].中国中西医结合肾病杂志,2021(50):442-444.

[37]魏恒顺,杨威.书院制模式下高校医学生医德教育新路径探析:以西安交通大学书院制为例[J].中国医学伦理,2015(4):520-522.

[38]陈滢滢,包孝忠,黄磊,朱旭红.新媒体视域下中医类院校书院制育人模式的创新发展[J].教育文化,2020(29):70-72.

[39]吴云,管仲军.新时代高水平研究型医科大学的特征刍议[J].北京教育,2020(1):24-28.

[40]王洪才,王务均,陈迎红,等."双万计划"专题笔谈[J].重庆高教研究,2020(4):24-39.

[41]刘彦权,沈建箴,殷悦,等.新时代背景下应用型医学人才培养之刍议[J].中国医药科学,2021(24):229-233.

第 三 章

课程与教材改革

第一节　课程改革

一、背景与现状

　　课程是人才培养的核心要素。只有把课程建好建强,才能真正使提升人才培养质量得到最根本、最坚实的保障。2020 年,教育部遴选认定了首批五类 5118 门国家级一流本科课程。其中,线上开放共享一流课程 1875 门,虚拟仿真实验教学一流课程 728 门,线上线下混合式一流课程 868 门,社会实践一流课程 184 门,以及融入了新教学理念、模式和手段,体现了新时代特征的线下一流课程 1463 门(数据来源:中华人民共和国教育部官网)。教育部高教司吴岩司长表示,一是在课程内容上,要体现"两性一度"的高质量要求,即课程改革的内容要体现高阶性、创新性和挑战度,要让学生跳起来才能够得着。二是在课程形式上,我们要体现新技术与教育教学的深度融合。现在的大学生主体是"90 后""00 后",是互联网的原住民,课程改革必须适应他们的特点,注重信息技术、人工智能新技术的引入,以及智慧教室的应用,使学生的学习有效度和满意度得到根本保障。三是在课程标准上,要体现改革的多样性创新性发展。党的十九届五中全会指出,我国高等教育进入普及化发展阶段,普及化发展阶段最重要的特征是多样性。吴岩打了个比方:"我们的一流课程建设,要从原先'金字塔形'的一个标准,变成'五指山形'的多样化标准,要体现因校制宜、因地制宜的特色发展和多样化创新。"

　　2018 年 5 月 16 日,新时代医学教育改革发展暨全国医学教育发展中心成立大会上,教育部副部长林蕙青指出,面向新时代,医学教育要紧紧抓住全面实施健康中国战略、科技革命、医教协同发展医学教育事业、医学在学科发展中地位作用显著提升等重大机遇,在理念、模式、内容、方法、管理等方面全面推进改革创新。一流课程立起了新发展阶段大学的"金课"标准，也立起了信息时代教育教学的质量标杆。教育部自2019年起连续三年实施国家级一流课程和省级一流课程的"双万"计划，用课程改革促进高校"学习革命"，用"学习革命"推动高等教育"质量革命"，形成浓郁的质量文化氛围，实现高等教育以提质创新为核心的高质量发展。

二、研究与探索

（一）加强课程思政建设与改革

随着21世纪医学模式从单一的"生物医学模式""向生物—心理—社会医学模式"的新型转变，要求医学生既要有过硬的专业知识和相关技能，更要具备较高的人文素质。医学教育的目标是培养德才兼备的医学生，医学专业教学不仅要传授医学知识，还应发挥育人作用，使医学生获得专业知识的同时人文素质得到提升，以期培养出真正符合岗位需求、能够较好地融入社会的合格医学人才。

《高等学校课程思政建设指导纲要》指出，"培养什么人、怎样培养人、为谁培养人"是教育的根本问题，立德树人成效是检验高校一切工作的根本标准。全面推进课程思政建设，就是要寓价值观引导于知识传授和能力培养之中，帮助学生塑造正确的世界观、人生观、价值观，这是人才培养的应有之义，更是必备内容。高等学校人才培养是育人和育才相统一的过程。建设高水平人才培养体系，必须将思想政治工作体系贯穿其中，必须抓好课程思政建设，解决好专业教育和思政教育"两张皮"问题。要牢固确立人才培养的中心地位，围绕构建高水平人才培养体系，不断完善课程思政工作体系、教学体系和内容体系。

医学类专业课程要在课程思政教学中注重加强医德医风教育，着力培养学生"敬佑生命、救死扶伤、甘于奉献、大爱无疆"的医者精神，注重加强医者仁心教育，在培养精湛医术的同时，教育引导学生始终把人民群众生命安全和身体健康放在首位，尊重患者，善于沟通，提升综合素养和人文修养，提升依法应对重大突发公共卫生事件能力，做党和人民信赖的好医生。医学从起源来说，首先是仁术，然后才是技艺与科学，是具有自然科学性与人文社会性双重属性的科学。人类医学发展史中闪烁着人文因素和人文精神的光芒，诸多伟大的医学家不仅对医学发展做出了重要贡献，亦具有高尚的道德风范，如唐代伟大的医学家孙思邈所著的《千金要方》不仅是一部临床医学专著,而且在我国医学史上最早全面系统地论述了医学道德。因此,加强对医学生人文素质教育是培养医学职业人格和专业精神,提高医疗服务水平,促进和谐医患关系的重要途径[1]。

在开展课程思政的过程中,首先出发点并不是"思政说教",而是在教材的范围内将特定的知识点讲透彻,无论专业知识本身还是课程思政,都应服务于这一目的,只有把知识点讲透彻了,其所蕴含的思政价值自然才能在说理的过程中不言自明,又因之有理可循,有据可依,能够在书本知识的学习和生活实践中都被检验,因而天然地具有很强的说服力。

(二)着力医学基础课程内容改革

医学基础教育是理论和实践操作为一体的多学科交叉、多知识系统相关的教学体系,是医学教育的重要组成部分,因此加强医学基础教育改革,具有重要的现实意义。传统的国内医学院校基础医学课程体系,主要是以学科为主线的纵向性模式。虽然以学科为主线,注重学科完整性,课程的安排循序渐进,便于组织实施和教学管理,但也存在以下不足:学科之间界限明显,课程设置独立,知识衔接不够,部分交叉内容表述不一,实验内容单一,综合性设计性实验较少等,这样学生系统掌握医学知识的有效性不高,同时还制约了学生对人体及疾病的整体认识[2]。如何在基础医学阶段构建医学生整合医学理念,培养学生从生命整体角度综合思考问题的能力,是值得我们深入思考和探讨的问题。

医学教育的新发展和医学教育新目标的提出,要求医学教育者更新观念,进行医学教育模式的探索和改革,在课程设置上,由纵向型模式向横向交叉型模式转变。2011 年,"改革教学内容与课程体系,推进基础医学与临床课程的整合"在全国医学教育改革工作会议上被提出,2015 年 10 月国家卫计委首套"器官—系统"整合规划教材正式发布。2017 年,国务院办公厅印发《关于深化医教协同进一步推进医学教育改革与发展的意见》,提出鼓励探索开展基于"器官—系统"的整合式教学和基于问题的小组讨论式教学。整合模式教学已成为"卓越医生教育培养计划"背景下医学发展和教育改革的风向标,国内一些医学高校相继实施了课程整合[3]。例如广州中医药大学实施了基础医学教育课程群建设的探索与实践,根据学科属性,整合原教研室、实验室,分为 3 个中心、9 个学系,课程群是以现代教育思想和理论为指导,对教学计划中具有相互影响、密切联系、互动有序的相关课程进行规划设计和整合构建的课程集合,构建课程群能够打破现有学科界限,充分利用教学资源,通盘考虑,重新布局,对提高教学质量起着积极的促进作用[4];山东中医药大学实施了基于疾病的基础医学课程整合模式,以疾病为基础,把基础医学的各类学科内容加以有机融合,精简整个教学内容,完成基础医学学科间的横向结合以及基础医学和临床医学学科间的纵向融合,这一模式在全科医生的培育中获得了很好的成效,不但能够加强基础医学和临床医学的联系,还提高了全科学生使用知识去处置实际难题的能力,对培育临床治疗思维有极为关键的意义[5]。

实验课教学对于提高学生的学习兴趣,锻炼学生的动手操作能力具有重要的意义,是提高教学质量、提升医学生岗位胜任能力的重要手段。在基础医学课程理论内容整合改革的基础上,实验教学也需要进行必要的整合改革[6]。以临床医学专业为例,按照理论课整合的调整,把解剖学、组织胚胎学和病理学等课程相应的实验教学内容一起整合成人体形态学基础实验,把生理学、病理生理学和药理学相应的实验教学内容一起整合作为医用机能学基础实验,删减验证性实验,设计综合性实验,最大限度地发挥学生的主体作用,使学生逐层递进地学习医学系统知识,让学生更加完整地理解组织器官系统,从而提高学生的临床思维能力和临床实践能力。综上所述,医学基础课程整合为其他医学课程整合奠定了基础,为推进医学教学与改革提供了有益的经验。

(三)重视慕课建设与应用

2012 年,由美国哈佛大学、麻省理工学院、斯坦福大学等世界著名高校掀起了一轮席卷全球的线上教育热潮——慕课,震动了整个高等教育界。这场热潮在世界范围的迅速兴起,唤起了教育工作者对教学模式的重新审视,促进了教学内容、方法、模式和教学管理体制等的变革,给高等教育教学改革与发展带来了新的机遇和挑战,标志着现代教育开始真正步入信息化时代[7]。国内外相继涌现出了一大批优秀的慕课平台,越来越多地向现代教育渗透。2013 年,慕课在我国迎来了较快发展,清华大学的"学堂在线",上海交通大学的"好大学在线",深圳大学的"优课联盟"等中文慕课平台相继上线,其他一些高校也开始建设慕课。教育部也出台了一系列相关政策为慕课的发展提供宏观指导和条件支持,提出借鉴国际先进经验,发挥我国高等教育教学传统优势,推动我国大规模在线开放课程走上"高校主体、政府支持、社会参与"的积极、健康、创新、可持续的中国特色良性发展道路[8]。

高校大规模建设精品在线课程,大致经历了精品课程、精品开放课程、精品在线开放课程三个发展阶段,不论是精品课程、还是精品开放课程,或者是精品在线开放课程,均是教育部主导实施的"高等学校本科教学质量与教学改革工程"的重要组成部分,三者之间既有一脉相承的内在逻辑,也有课程发展的外延变化[9]。2015年4月,教育部印发《教育部关于加强高等学校在线开放课程建设应用与管理的意见》(以下简称《意见》),《意见》指出,近年来大规模在线开放课程(慕课)等新型在线开放课程和学习平台在世界范围迅速兴起,拓展了教学时空,增强了教学吸引力,激发了学习者的学习积极性和自主性,扩大了优质教育资源受益面,正在促进教学内容、方法、模式和教学管理体制发生变革,给高等教育教学改革带来新的机遇和挑战。纵观我国高校精品在线开放课程建设历程和应用现状不难发现,课程建设与应用已经取得了丰硕成果,规模效应也在逐步显现,基本形成了多学科、多层次、多类型的在线课程体系格局,在拓展教学时空、丰富教学内容、共享教学资源、创新教学活动、变革教学手段、改进教学方法、更新教育理念、提高教学质量等方面发挥了重要影响和积极作用。

国内医学界也认识到了慕课的重要性,并希望通过建设慕课平台推动医学教育模式的变革。2014年3月,中国医学教育慕课平台建设暨慕课联盟成立。目前该联盟共有200多家医学院校加盟,该联盟通过人卫慕课平台建设开发优质课程,通过互联网实现高等医学教育资源的开放共享,更好地服务于中国医药卫生人才的培养[10]。在"互联网+"教学模式下,通过整合线上线下的资源以及理论课与实验课教学的统一,方便学生课前预习和课后复习,教师可以随时为学生答疑解惑,同时通过教师精心制作的课件与视频共享,能够让学生更加直观地了解课上所学知识,便于相关知识的理解和记忆。在高校教育教学改革不断深化的背景下,混合式教学或称混合式学习得到了普遍的关注,成为高校教学改革研究的热点[11-13]。

(四)以智慧教育助力"金课"建设

世界范围内教育信息化进入新的发展阶段,从数字化技术转为智能技术,从数字化教育走向智慧教育,以智慧教育引领教育信息化创新已成为信息时代教育信息化发展的必然趋势。智慧教育是整合互联网、云计算、大数据、移动通信、增强现实等先进信息技术的增强型数字教育,是对数字教育的进一步发展。[14]智慧教育的三个组成部分智慧教育技术、智慧教学及智慧教育之间的联结实现了智慧教育的三重境界。信息化环境下的智慧教育指信息技术支持下为发展学生智慧能力的教育,旨在利用适当的信息技术构建智慧学习环境(技术创新),运用智慧教学法(方法创新),促进学习者开展智慧学习(实践创新),从而培养具有良好的价值取向、较高的思维品质和较强行为能力的智慧型人才,落实智慧教育理念(理念创新),深化和提升信息时代、知识时代和数字时代的素质教育[15]。

"金课"是在 2018 年 6 月全国高等学校本科教育工作会议上提出的。"金课"最明显特征就是"两性一度"——高阶性、创新性和挑战度。此后,"金课"作为一种高质量课程的代名词正式进入以政府支持、院校为主体进行建设的发展轨道。"金课"有五大类型——线下"金课"、线上"金课"、线上线下混合式"金课"、虚拟仿真"金课"和社会实践"金课"。在我国,线上"金课"早期被称为国家精品在线开放课程[16]。智慧教学法是建设大学"金课"的高效方法,可以有效提高学生的综合素质。智慧教学倡导"教师主导、学生主体"的教学理念,主张打造"师生共同体",强调教师在传道授业之外,更应注重学生的行动参与,让其能够通过总结不断提升,在得到知识的同时提高能力和素养,既获得"智"也得到"慧"。智慧教学中以互动和参与为基础的教学方法,以"知识、能力、素养"为核心的三层次教学目标设计,有利于实现课程的高阶性,真正为学生创造价值;以学生为中心的教学理念,让学生通过主动学习、同伴学习、项目式学习、探究式学习等方式可以极大地激发学生的学习兴趣和潜能,提高课堂教学效果,实现课程的创新性;以创新和非标化为参考的考核方式,可以促使学生主动探索发现,增强课程的挑战度,更好地打造大学"金课"[17]。

智慧课堂作为一种典型的智慧学习环境,是教学信息化发展到一定阶段的内在诉求,是智慧学习时代追求更高教学价值目标的必然选择,已经成为高校医学课程改革的主要方向[18-19]。四川大学华西基础医学与法医学院开展了从虚拟现实到增强现实探索基础医学实验教学"金课"建设,虚拟现实技术和增强现实技术的三维立体感和叙事结合沉浸感让学生获得更直观、更真实的信息,有助于学生深入理解和掌握基础医学的知识难点,提高教学质量,以实现"金课"建设目标[20];首都医科大学[21]、锦州医科大学[22]、西安交通大学医学部[23]等高校开展了基于"雨课堂"在基础医学课程教学中的应用研究。特别是在 2020 年春季疫情防控期间,教育部做出推迟开学的决定[24]。各级学校推行"停课不停学,教学不延期"举措缓解当前危机,充分利用线上开放课程等优质在线教学资源,依托各级各类在线课程平台、校内网络学习空间等,积极开展线上授课和线上学习等在线教学活动,为抗击疫情做出了重大贡献,也为教学改革积累了宝贵经验。

三、成效与展望

我国在"双万计划"的引领与支持下,以1万门国家级和1万门省级一流线上线下精品课程建设为牵引,推动优质课程资源开放共享,促进慕课等优质资源平台发展,鼓励教师多模式应用,鼓励学生多形式学习,提升公共服务水平,推动形成了支持学习者人人皆学、处处能学、时时可学的泛在化学习新环境。各高校根据教育部关于印发《高等学校课程思政建设指导纲要》(教高函〔2020〕3号)精神,不断深化教育教学改革,结合专业特点全面推进课程思政建设,充分挖掘各类课程思想政治资源,发挥好每门课程的育人作用,把思想政治教育贯穿人才培养体系,通过建设各级各类课程思政示范中心、教学团队、样板课程等途径,逐步形成"三全育人"新格局。

自2016年至今,河南中医药大学早谋划、早起步,立项建设国家级精品在线开放课程3门,国家级一流课程9门,各类省级一流课程97门,"建、学、管、用"四位一体,很好地推动了教育教学改革,走在全国中医药院校课程改革的前列。目前,获批国家级课程思政样板课1门,省级课程思政样板课12门,省级课程思政教学团队2支,以医学生成长规律、发展需求、心理特点为出发点,发挥好课程育人作用,达到润物无声的育人效果。2020年学校入选全国普通高校中华优秀传统文化传承基地,彰显了学校立足河南、突出仲景的办学特色,服务了中医药强省建设。今后本校将继续发挥中医药特色文化优势,创新课程建设,全面提升办学水平。

2022年教育部工作要点指出:实施教育数字化战略行动。强化需求牵引,深化融合、创新赋能、应用驱动,积极发展"互联网+教育",加快推进教育数字转型和智能升级。教学改革之路任重道远,信息技术的发展必将为医学基础教育带来更大的变革,将信息技术用于教学,同时加强"金课"建设,为一流医学人才的培养夯实基础,是广大医学教育工作者共同的奋斗目标。

第二节 教材改革

一、背景与现状

新中国成立以来,教材建设在提高我国科技水平,培养社会主义核心价值观、弘扬中国传统文化方面取得了基础性作用。随着国际国内形势的变化以及信息技术革命的发展,对教材的建设提出了新的要求。2018 年10 月,习近平总书记在全国教育大会上提出,教材建设要做到"一坚持五体现",是对教材建设的高度概括,也是对新时期教材建设和发展的新要求。

2019 年 3 月,教育部出台《普通高等学校教材管理办法》,全文包括总则、管理职责、教材规划、教材编写、教材审核、教材选用、支持保障、监督检查、附则九章三十三条。教育部副部长郑富芝撰文对国家相继出台的各层级教材建设法规进行了解读,指出[25]:教材建设事关国家事权。习近平总书记提出的"一坚持五体现"为新时期教材建设和改革,提出了必须遵循的基本原则:必须坚持马克思主义指导地位;必须体现马克思主义中国化要求;必须体现中国和中华民族风格;必须体现党和国家对教育的基本要求;必须体现国家和民族基本价值观;必须体现人类文化知识积累和创新成果。

二、医学教材改革的路径

(一)加快数字教材建设与改革

《中国教育现代化 2035》明确提出要大力推进教育信息化。数字教材是信息技术和教育教学深度融合的产物,其具有富媒体性、互动性、智能性、开放性、灵活性等特点,能够更加适应学生身心发展及认知规律,对促进教育公平、深化教学改革、探索人才培养模式变革、提高教育质量有着积极作用。

随着高等教育的不断发展和教学改革的不断深化,教材的任务从传递知识向培养学生的创造力转变,以往一本教材多次反复地用于不同需求的学生的情况已不能适应时代的要求。"互联网+"时代的来临,现代信息技术对教育行业产生了巨大冲击,使教材从纸质向电子、从平面向立体转变[26]。

信息化时代,社会对人才的需求是多元的,要求学生必须具备适应社会的知识和能力。教师必须更新教学观念,改革教学模式和教学方法,借助先进的计算机网络技术,不仅要向学生提供丰富的在线学习资源,更要通过启发、诱导式学习和个性化辅导来促使学生主动学习,建设多维立体教材,满足学生自主学习、自主构建、全面发展的需求。

对于运用现代信息化技术,建立立体化教材的新思想,封芬、谭安雄撰文指出[27]:信息化时代,现代教育技术飞速发展,立体化教材应势而出,它以传统纸质教材为基础,以网络平台为依托,将纸质教材与音像、图文、动画、电子资源等有机结合,形式立体化,内容多样化。随着"互联网+"战略实施,以"微课"和"慕课"为代表的一系列的精品资源共享课程、在线开放课程以及精品资源公开课程,为高校教学提供了前所未有的丰富优质的数字化教学资源,进一步推进了现代信息技术和教育教学的深度融合[28]。

(二)推进特色教材建设与改革

在新医改背景下,河南中医药大学根据世界卫生组织专家委员会、中医学专业认证临床能力目标,结合执业医师考试临床能力要求,进一步提高学生的临床基本能力、医患沟通能力、中医临床思维能力、临床操作能力和临床综合能力,在"整体优化,分段设计"实训课程体系的基础上,组织教师编写了实训系列创新教材[29]。

习近平总书记对中医药工作做出重要指示,中医药学包含着中华民族几千年的健康养生理念及其实践经验,是中华文明的一个瑰宝,凝聚着中国人民和中华民族的博大智慧,编写出具有中华文化特色的中医药特色教材,是中医药人的历史使命。《关于医教协同深化中医药教育改革与发展的指导意见》(教高〔2017〕5号)指出:"要改革中医药课程体系,推进中医药课程内容整合与优化,构建以中医药传统文化与经典课程为根基,以提升中医药健康服务能力为导向的课程体系。"2020年,河南中医药大学注重改革中医药人才培养模式,强化中医思维培养,总结了近十年来仲景学术传承班和中药传承班的办学经验,进一步优化培养方案和课程体系,加强相关学术传承特色教材建设,组织编写传承特色系列创新教材[30]。该系列教材对于弘扬中医药文化,培养学生的中医思维,提升中医药对保障人民生命健康的贡献方面,做出了有益的探索。

三、成效与展望

作为教育工作的重要组成部分,教材工作要体现党和国家对教育的基本要求,贯彻"九个坚持",围绕立德树人,扎根中国大地,坚持社会主义办学方向,深化改革创新,服务国家发展和民族复兴。教材作为一个国家和民族文化与价值观的重要载体,其传导的价值观是培养人的重要基础。人们往往通过教材来研究一个国家和民族的文化表现、文明传承、道德要求及价值取向等。在"三全育人"综合改革背景下相关高校推进优秀传统文化融入教材工作的做法,把教材工作作为学校落实立德树人根本任务的铸魂工程[31]。

因此,我们的教材,既要充分反映当代中国的精神风貌和价值观念,又要充分反映中华民族几千年来形成的重要价值观念。用国家和民族基本价值观教育我们的学生,使之继承好、弘扬好伟大的民族精神和时代精神,打牢中国底色,传承民族基因。教材建设要坚持兼容并蓄、博采众长,"不忘本来,吸收外来,面向未来"。好的教材离不开对世界优秀文明成果的借鉴和吸收。我们必须站稳中国立场,坚持"为我所用",对于国外好的东西大胆吸收。立足中国才能放眼世界,放眼世界是为了更好地服务中国。

参考文献

[1]刘升长,翁美芝,舒青龙,等.加强基础医学课程思政教学,促进医学人才培养:以医学基础课程生物化学教学为例[J].课程教育研究,2018(37):133-134.

[2]段斯亮,谭海梅,于声,等."卓越医生教育培养计划"下的基础医学课程改革[J].教育观察,2020(1):92-94.

[3]常金荣,邝枣园.基础医学教育课程群建设的探索与实践[J].中医药管理杂志,2019(21):23-25.

[4]王卫国.基于疾病的基础医学课程整合模式在中医全科医生培养中的应用分析[J].科教文汇(上旬刊),2020(7):108-109.

[5]丁晓慧,全景梁,解辉,等.医学基础课程整合的探索和实践[J].卫生职业教育,2017(12):132-133.

[6]李新荣,董榕,史志英,等.医学基础实验教学课程体系改革与实践[J].中国高等医学教育,2009(3):7-8,34.

[7]孙晓明,饶冬梅.慕课:医学基础课程改革的新标杆[J].新西部(理论版),2015(18),125,129.

[8]王小莉.病理学在线开放课程的教学改革[J].基础医学教育,2020(5):359-361.

[9]杨方琦.我国高校精品在线课程发展沿革及存在的问题[J].数字教育,2018(3):38-43.

[10]李萍,王慧琴,代永霞.基于Moodle网络课程平台的混合式教学模式在基础医学课程教学中的实践研究[J].河南教育(高教),2019(12):116-118.

[11]田彩云,高博闻.基于"互联网+"教学模式下生理学共享课程教学改革初探[J].包头医学院学报,2019(11):95-96.

[12]汉丽萍,倪秀珍,高立宏,等.移动学习在生物化学课程混合式教学中的应用研究[J].长春师范大学学报,2020(4):165-167,177.

[13]郜原,武小椿,刘霞,等.基于THEOL平台的生物化学课程混合式教学改革实践[J].生物学杂志,2020(2):123-126.

[14]陈洋,刘家良,胡凡刚,等.智慧教育的三重境界[J].软件导刊(教育技术),2017(1):71-72.

[15]祝智庭.以智慧教育引领教育信息化创新发展[J].中国教育信息化,2014(9):4-8.

[16]韩映雄,张静."双一流"建设院校对线上"金课"的贡献[J].现代大学教育,2019(6):25-30.

[17]王艳茹.大学"金课"建设的智慧教学法:原理、内涵与框架设计[J].创新与创业教育,2019(4):112-115.

[18]张媛媛,朱友余,孟庆玲,等.基于雨课堂的人体解剖学智慧课堂构建[J].基础医学教育,2019(8):660-662.

[19]李菲菲,刘亚坤,任坤,等.基于虚拟仿真平台的多维手段在病例讨论教学中的应用[J].广州医科大学学报,2018(5):75-78.

[20]肖世维,青思含,文锦琼.从虚拟现实到增强现实探索基础医学实验教学"金课"建设[J].高校医学教学研究(电子版),2019(3):7-12.

[21]谢芳.基于"雨课堂"的混合式教学模式设计与实践:以病原生物学与免疫学课程为例[J].卫生职业教育,2019(1):63-64.

［22］马海涛.基于雨课堂的 PBL 教学方法在基础医学课程教学中的应用初探［J］.卫生职业教育,2020(6):76-77.

［23］寻萌,徐纪茹,韩蕾,等.雨课堂在医学微生物学实验教学中的应用［J］.中国继续医学教育,2019(11):53-55.

［24］吴学平,吕叶辉,刘丽,等.疫情防控期间雨课堂在人体解剖学教学中的应用［J］.基础医学教育,2020(6):423-425.

［25］郑富芝.尺寸教材悠悠国事:全面落实教材建设国家事权［J］.人民教育,2020(3):6-9.

［26］罗娇艳,詹振兴.医药院校特色与立体化教材的构建［J］.基础医学教育,2017(7):504-507.

［27］封芬,谭安雄.药理学立体化教材建设的探索与应用［J］.亚太教育,2019(3):27-28.

［28］刘钊."互联网+教育"背景下"新形态一体化"教材建设研究［J］.现代工贸商业,2019(9):174-175.

［29］常征辉,张大伟.基于中医学类专业临床能力培养的实训教材建设初探［J］.中医药管理杂志,2017(13):44-46.

［30］李具双.中医训诂学［M］.北京:中国中医药出版社,2020.

［31］孙燕华."三全育人"综合改革背景下高校教材体系建设初探［J］.中国大学教学,2020(5):93-96.

第 四 章

实践教学改革

第一节　背景与现状

我国高等教育从精英阶段经历大众化阶段过渡到普及化阶段,在学规模已达世界前列,目前建设教育强国是新时代的迫切需求。当前医学高等教育存在招生规模过大、人均可利用实践教学资源相对不足、实践教学培养模式滞后、临床前规范性培训受限等主要问题,因此,亟待更新实践教育教学理念、逐步尝试开设生物信息学相结合创新实践课程,利用科研平台和创新团队助力本科生实践教学[1],积极聚焦"新医科",探索医学、理工及人文社科综合医学实践性人才培养模式。

我国医学教育体系和教学改革既反映国际医学教育发展趋势,又根植中国特色。主要体现以下四个方面[2],首先,教育终身化。入职前的标准化、毕业后的规范化以及职业后的可持续发展,充分反映了医学终身教育的可持续理念。其次,体现医学教育的综合化。课程体系设置"跨学科、多学科",教学方法——教与学融合学术共同体体现在"合作教学""情景教学""问题教学"等。再次,体现医学教育的国际化。如医学教学设计的录取标准、胜任能力、教学途径、职业道路标准等。最后,体现全人化教育(holistic education)理念,全人教育是指发展个人潜能以培养完整个体的教育理念与模式,为推进"健康中国 2030"建设提供人才保障。

第二节　"新医科"建设视域下医学实践教育的研究与实践

当前高等医学教育育人目标:体现前沿性与时代性要求,反映学科专业、行业先进的核心理论和成果,以立德树人为引领,以应对国际国内变化、塑造未来为建设理念,聚焦"新医科"建设,体现多学科思维融合、产业技术与学科基本理论融合、多学科项目实践内容融合,深化资源整合,推进国际交流合作,加强学科建设,培养未来多元化,具有国际视野,具备跨学科知识基础,富有创新精神和实践能力的创新型、应用型、复合型医学优秀人才[3]。新冠肺炎疫情让我们再次深入思考,"新医科"建设背景下,面对未知的挑战,未来新型高水平复合型医学人才培养模式的转变,创新重构适应医学人才培养的基础学科体系和人文社科体系,建设复合"新医科"各学科交叉共融的理论教学及实践创新的新平台[4]。

加强"新医科"建设符合新时代背景下广大人民的健康需求,创新培养医学人才具有划时代的理论创新和现实意义[5]。新冠肺炎疫情的爆发对医学教育提出了更高的要求,改革医学教育,为"健康中国 2030"保驾护航势在必行,因此加快"新医科"内涵建设迫在眉睫。后疫情时代,"新医科"建设赋予全新的内涵,探讨交叉融合知识体系、全新诊疗理念、合理的资源配置、飞速发展的信息技术与医学教学的有机融合是今后的方向[6]。

一、人工智能科技驱动医学临床实践教学

在"新医科"大背景下,以德育为先,以传承与创新、交叉与融合、协调与共享为主要途径,培养未来多元化、创新型卓越人才的指引下,切实落实医学生教学三级目标的实现更具有现实意义,对于知识、技能目标,过程方法、情感态度、价值观目标的培养,最大限度增强学生的信心,医学生的实践教学更应该突出"新医科"的理念,教学手段上强化信息化技术与实践教学的紧密结合,AI 在医疗领域的应用成为新医科发展的重要驱动力,并推动了智能医学的诞生。

医学生在实践教学中可以引入简单的达芬奇手术机器人的课程,引入沃森(Watson)系统类似 AI 的工具对学生进行展示与培训,广泛涉及普通外科、胸外科、泌尿外科以及头颈外科等领域,其操作的灵活性使精准化医疗成为现实[7]。第三代 AI 的研究主要体现在深度学习、人机交流等层面上,旨在培养创新意识、创新思维、创新能力的"新医科"人才,拓展以 AI 为核心的"新临床实践教学"也是新医科发展中的灵魂。一方面,打造创新型教师队伍,将激发学生的创新潜能纳入医学教育改革的顶层设计,在医学实践教学过程中,在多元化医学课程整合模式下,结合医疗人工智能在临床中的应用实例,更重要的是把舞台留给学生,给学生创造思考的空间,引导学生形成集中与发散互融的思维模式,即灵活的学习能力、成熟的抽象思维和缜密

的分析思维。另一方面,举办大学生以 AI 为主题的创新、创业大赛,把赛场当作课堂的医学实践教学,潜移默化培养医学人才创新意识、创新思维、创新能力。鼓励学生积极参与老师的科研项目,在原有基础上延伸出自己的感悟,尝试自己实验设计,并在此过程中注重创新,在此过程中锻炼学生的逻辑思维,为培养集临床技能、医学知识、创新思维、创新能力为一身的复合型医学人才夯实基础[8]。

二、新技术改变医学实践教育新生态

(一)多学科交叉培养精准医学新思维

注重精准医学是"新医科"建设内涵的另一方面,探究传统实践教学课程中融入精准医学内容的方案,在实践教学中尝试开设药物基因组学、表观基因组学、生物信息分析技术、生物分析技术、医用生物材料等与精准医学相适应的新课程,在传统授课中注重引入精准医学应用于各系统疾病的新进展,培养医学生精准医学的思维模式,着力打造内容规范化、培训个性化、精确化,例如在医学影像实践教学过程中使用各类人工智能医学图像识别系统,"AI+医学影像"帮助患者快速完成如 B 超、CT 等影像学检查,同时辅助医生提高读片效率,降低误诊、漏诊率,以达到精准的诊断、分型、评估、预防和治疗。另外,应减少经典的验证性实验,开设与疾病及治疗有关的精准医学的分子机制创新性实验。并且,充分利用大数据平台、生物信息分析技术和大数据分析技术开设虚拟仿真性实验,尤其是疑难杂症的远程精准诊疗,让见习、实习的医学生充分参与,着力培养学生对职业岗位适应能力及创新创业能力[9]。

(二)打造"新医科"实践教学新模式

在新医科建设背景下,"机能实验学"实践教学,整合基础医学知识,强调"以学生为中心"的翻转课堂教学,以科研创新挑战为目标,以自主学习为导向,构建核心基础实验与自主创新性实验相结合的课程体系。课程组织方式采用"基础实验主线节点式创新实验",全程贯穿以进阶式项目设计的教学方案,充分体现学科前沿知识渗透和学生自主创新的应用,设置具有深度、广度问题,提高课程的整体挑战度,对学生自主学习能力培养产生非常积极的效果。新医科建设背景下的"机能实验学"教学在医学生创新、综合分析、实践动手能力的培养等方面进行了有效的改革探索[10]。

在"新医科"内涵建设引领下,医学院校在完善目前院校教育加临床医生规范化培训基础上,探索适应新时代需求的"新医科"人才培养的"新模式",在临床及基础医学科研实践教学中,在"医教协同"的基础上,建立多层次、多领域的合作办学,进一步制定多主体协同育人,探索多学科交叉融合的医学实践教学培养的新模式,构建跨学科的人才培养体系和项目平台,开发创新型临床及基础医学科研实践基地,培养既精通医学、又能充分运用交叉学科知识、快速精准解决医学领域中难题,引领时代的具有专业素养同时又兼备卓越高尚情操的医学人才[11]。

四川大学华西医学中心认真落实"新医科"统领医学教育创新及健康中国的战略,面对重大疫情防控的新要求,紧紧把握世界医学发展的新动向,以学科建设引领"新医科"发展,优化组合,培育一流实验教学基地,加大实践教学的投入,构建实践教学的标准体系,严控实践教学质量,建立高效与实践基地的协同育人平台,充分实现资源的优化组合,建设高水平、高层次的实践基地,服务"新医科"建设[12]。

发展"新医科",需要从基础做起,把"新医科"内涵建设成一个良性的闭环正反馈,不但强化医科内部学科,医科和其他学科交叉、融合创新,还要注重推动基础与临床的融合、临床与预防的融合、临床与护理的融合、临床与药学的融合,只有这样才能保障在"新医科"倡导的大背景下,医学教育人才培养的完整性、多维性、复合性、实用性及可延续性。

(三)构建"虚实"结合实验平台促泛在学习形成

2020 年 1 月,新冠肺炎疫情打破了正常的教学秩序,按照教育部的要求,各高校利用优质在线课程资源,依靠各级各类在线教学平台及网络学习空间积极开展全面深入的线上教学,利用大数据、人工智能、虚拟现实等高新技术,做到疫情期间停课不停教、停课不停学,全面实施在线教学,一场疫情到来快速推动了高等教育教学的信息化进程。2020 年停课不停教、停课不停学,在全国推广线上线下混合课程,探索应用智慧教室等信息化教学工具,开展线下课程轰轰烈烈的改革、应用信息化手段开展教学管理与质量监控,其中虚拟仿真实验教学项目成为在线课程资源建设的主流方向。

医学生的培养以多层次立体化模式,体现体系理论知识、实践技能、创新精神三个维度,实践技能的培养对于医学生而言尤其重要,从基本技能到综合技能再到创新技能培养,在夯实基础的前提下逐层细化逐步提高。随着信息技术的飞速发展,多层次、跨学科的"互联网+"教学已成为现今高等教育人才培养的新模式。医学实操与虚拟仿真实验室平台运用信息技术手段,通过"互联网+"将虚拟现实(virtual reality,VR)技术、大数据与医学实践教学有机地结合在一起,构建一个"虚实"结合的"多维"医学实践教学平台,并以此开展医学实践教学模式的创新与探索。建立虚拟仿真实验教学平台,利用虚拟现实、多媒体、大数据和网络等技术,可以打破传统实验条件的限制:实验教学时间、空间以及生物安全问题,构建高度仿真的实验环境,让学生从单纯学习方式转变为混合式学习和泛在学习,让学生的学习触手可及[13]。

(四)虚拟仿真技术构建形象直观场景导学

湖北民族学院在2012年引进数码显微互动教学系统应用于形态学实验教学中,并建立了数字切片网络系统用于补充传统切片数量的不足。数字切片网络系统包括大体病理标本、病理学切片、组织学切片等,学生利用课余时间在网络上自行泛在学习,将病理学与组织学内容进行对比,密切联系临床特征,用比较观察法启发学生直观认知疾病特点[14]。包头医学院用于基础医学实验教学的虚拟仿真实验教学平台[15],包含了五大模块:人体解剖学、显微形态学、医学机能学、生物化学与分子生物学、病原生物与免疫学虚拟实验。独具特色的三维空间里被任意缩放和旋转的5000余个人体解剖结构,使学生能全方位多角度理解人体结构;数字化切片和标本库虚拟仿真互动实验教学平台加深学生对抽象知识的理解掌握。机能学、生物化学与分子生物学和病原生物与免疫学虚拟实验采用人机交互式实验操作,最大限度激发学生的学习兴趣。虚拟仿真实验平台成为学生"学、练、研"一体的学习资料库,为学生自行泛在学习提供了保障。虚拟仿真实验教学是将基础医学与信息技术深度结合的一种新型的教学模式,虽然无法完全复制实际操作过程中出现的各种复杂场景,不能完全取代传统的实验教学,但是"以实为主、虚实结合、以虚补实"虚拟仿真实验教学平台,在激发学生学习积极性、培养创新思维、提高学生的综合素质方面有着传统实验无法比拟的优势。

(五)打造渗透医者仁心理念的特色临床实践课程

中南大学临床技能训练中心开展的医学类国家虚拟仿真实验教学项目[16],"基于智能数字化病人综合穿刺与人文关怀相结合的虚拟仿真项目",众所周知,作为一名合格医师穿刺操作是必须具备的基本临床技能,针对当前真实病人资源有限、标准化病人相对内容单调且成本昂贵等因素的影响,解决实践中重技能轻沟通等问题,使用智能数字化病人,在虚拟仿真实验项目教学过程中,将综合穿刺训练与人文关怀有机结合,极大提高医学生实践技能和医患沟通能力。项目以病人为中心,将人文精神渗透医学实践过程之中,既培养了学生的综合实践能力,又将人文关怀、医者仁心的行医理念渗透学生中,支撑教学目标,体现立德树人理念,反映科学发展的新思想。

三、课程思政与医学实践教学的有机融合

医学生受专业特性的影响,承担着治病救人的职责,毫无疑问人文素养与医德教育成为医学生培养的重要环节,医学实践教学又是培养医学人才非常重要的一步。机能实验学是医学生接触的医学基础实践主干课程之一,朱延河等[17]针对课程及医学生的特点,发掘机能实验学教学中思政元素,在"窒息所致动物呼吸衰竭和抢救"实验中,通过心肺复苏、海姆立克急救法等科普微视频的宣教,结合西安交通大学医学部临床医生在国内外多起街头救治病人的感人事例,融入医德教育,体现立德树人理念,渗透专业思想,支撑实践教学课程思政价值观塑造的育人目标,探索机能实验教学与思政教育有机融合途径,优化机能实验教学课程思政教学体系,更好实现知识传授、技能培养和价值观塑造教学目标三者的有机融合。在"药物化学"实践教学中以"课程思政"理念为引领,有机结合一些科学家在药物研发的实际案例,体现药物学家对真理的强烈追求,对科学严谨、实事求是的态度,对学术谦虚谨慎的良好作风,对热爱的事业自强不息的奋斗精神,都值得在实践教学课堂上弘扬和发展[18]。药物研发过程艰辛,体现了医药物学家求真务实、开拓创新的科学精神,把这种坚持不懈、严谨认真的精神传递给学生,对于学生人格品质的培养具有积极的现实意义。

为促进老龄人口健康养老,更好地助力"健康中国2030"。"新医科"的建设重点强调从治疗为主向覆盖生命全周期,健康全过程的转变,因此,在医学生实践教学中引入尊重生命、关爱健康、人文素养及职业情操培养显得尤其重要。根据实践教学内容无缝融入课程思政,明确课程思政教学目标,将价值导向与知识导向相融合,提高学生思想品德水平、人文素养、认知能力,强化政治方向和思想引领,并将思想价值引领贯穿教育教学全过程和各环节,不断创新教育教学方式、手段和途径。

综上所述,不同医学院校在各自不同学科门类、不同教学层次的实践教学中有机融入课程思政内容,依托不同实践教学内容,巧妙无缝把思想政治教育渗透教学的每一个环节中。加强对医学生的思想政治教育,夯实思政

教育的基础,对提高医学生人文素养和高尚的道德情操发挥重要作用。毫无疑问,德才兼备的医学人才培养在当前"新医科"建设的大背景下具有非常重要的现实意义。课程思政有效推进且成果卓著需要医学专业实践课程教学的有机承载,以学科专业课程实验教学为依托进行思想政治教育的重要内容,探索高等学校本科教育有效课堂,杜绝"水课",打造出具备"高阶性、创新性和挑战度"的"金课",更加高效促进课程思政的丰硕成果。

四、打造具有"两性一度"的医学实践教学金课的探索

与课堂理论教学的"水课"相比,在实践教学中同样存在"水课",甚至程度更为严重。这主要表现为实践教学目标不明确、手段方法单一、实验效果不理想;实践项目陈旧且难度低、实践教学操作过程缺乏规范性。杜绝实践"水课"、打造实践"金课",分析解决实践教学中存在的问题,设计开发解决问题的具体可行策略及方案,评价实验结果并对实施方案进行修改,最大限度提高学生对实验课程效果的满意度,已经成为高校人才培养所面临的迫在眉睫的挑战性工作。

"金课"的高阶性、创新性和挑战度不但适用于理论课,更适用于实验课,实践"金课"应当与时俱进,有效支撑一流本科教育和人才培养[19]。当前,信息化和智能化快速发展,高校实践教学面临着新的发展契机,如何借助网络和信息化手段,推进虚拟仿真实验课教学以及线下有效的实践教学活动,这是当前我国高校实践教学改革的方向,也是实践育人效果提升的必然要求。教学系统设计涉及实践教学理念、具体目标内容分析、学习者的特征学情分析、教学模式与方法的选择、教学流程与活动设计、教学评价等,主要体现在实践主体的良好参与性、实验目标的挑战性,实验体系设计的立体性、交叉性、融合性、创新性及实践效果的反馈性。强化实践课程保障力度,为打造实践"金课"保驾护航。

以"智慧+教育"为导向的临床虚拟仿真"金课"的实施成果从视觉、听觉、触觉多感官沉浸式接受教育,重塑了临床检验技术实验教学的模式,切实推进创新性、高素质的人才培养。该教学模式拓展了学生学习的自主性、自控性、协作性,激发学生思索与创新,利用新技术、新手段、新工具创新实践教学方法,从"要学"拓展为"会学、肯思、能创"。更显成效的是学生的创新力、竞技意识和素养得到了明显提高,实践课程的高阶性、创新性和挑战度得到重视。

五、以成果为导向(OBE)的医学实践教学

OBE(outcome-based education,OBE)理念,即基于产出为导向的教育理念,要求以学生为中心,合理优化教学内容,更加注重学习成效。在OBE教育理念的指导下,课程设计更加注重学生综合能力尤其是创新思维能力的培养。例如:专业技术岗位成果导向的医学生在急诊临床规培教学探索,经过一段时间急诊临床学习后,学员以小组的形式进行具体规范化培训,然后进行总结与归纳,从而达到夯实急诊学习与实践运用的效果[20]。西安交通大学从2010年基于OBE理念,实施了以岗位胜任力为目标的临床医学人才培养体系改革,突出学生的主体作用,加强实践教育的理论指导,积极开展医学人文实践活动,提升医学人文实践教育的科学化、规范化水平,通过建设医学人文实践教育基地及实践平台,从而提升医学人文实践教育的质量,完善医学人文实践教育的政策、制度及经费保障,将思想引领与专业教育相结合,将人格培养寓于实践之中,使实践教育模式更加科学化、规范化,使医学人文实践教育得到可持续发展[21]。针对我国未来医学人才培养,李兰娟院士也给出了期盼和建议,其中重点建议之一就是加快实施专科医师培训制度。要根据国际医学标准认证,进一步完善我国感染病学专科医师培训标准,顺应第三代世界医学教育改革以及医学模式的转变,以岗位胜任力为导向,即基于产出为导向的教育理念(OBE),从知识到能力再到整体素质,三位一体协调发展,形成能胜任疫情防控的"平战结合"型感染病学专科医师培训新模式,为"健康中国2030"保驾护航[22]。

第三节 成效与展望

以移动互联网技术为手段,基于云存储、云计算、云服务三层架构的医学虚拟仿真实验教学慕课平台,正以全新的姿态影响医学实践教学模式,医学实践教育探索为"新医科"的建设和发展夯实了基础。运用现代信息化教育技术,构建智慧教学环境;借助课程中心平台、微信平台和云平台等互联网工具,建设数码互动实验室,开展线上、线下新型混合式实践教学;根据课程特点,合理增加课程难度,拓展课程深度,采用实践教学创新理念与教学的重点、难点的呼应策略方法,使课程内容具有复杂性、探究性。由此培养学生解决复杂临床问题的综合能力和高级思维,使知识、技能、素质三者有机融合。

河南中医药大学根据高等中医药院校自身教育规律,结合实施"双一流"建设国家战略大背景,在一流学科建设中探索实践教学创新,中医药学作为实践性非常强的学科,实践教学体系的构建对其人才培养质量发挥十分重要的作用。在管理体系、课程体系、条件体系及评价体系不同环节经过不断探索和尝试,践行"以学生为主体,以教师为主导"实践教学理念,在全国率先实施了完全的院系合一,即附属医院与基层教学单位相结合的一二级管理相结合的实验实训教学管理体制;建立了具有中医药大学特色的实验教学体系,单独设置实验、实训课程,并纳入教学计划,规划、编写了相关教材,把课程思政内容有机融入教材编写中;构建了 5 大实验(实训)教学中心,3 个虚拟仿真实验教学中心,在各附属医院建设了临床技能实训中心,拓展了实习基地、社区实习点,大力推广以成果为导向的(OBE)临床实训课程探索;以竞赛为依托,以培养学生创新性打造"两性一度"实践金课方面进行大胆探索和实践,积极开展虚拟仿真实验教学"金课"建设工作,经过数年的努力和经验积累,目前有 1 门国家级社会实践金课,3 门国家级虚拟仿真项目,20 门省级虚拟仿真项目。朱艳琴教授主持的《医学实验教学平台全面质量管理模式研究》项目,创立了中医院校实验教学"三全一循环持续式"全面质量管理模式,在中医院校率先确立了实验教学全面质量管理理念,并荣获 2014 年国家级教学成果二等奖。张大伟教授主持的《基于中医学类专业临床能力培养的实训课程体系的改革与实践》项目,构建"一主体三环节五保障一导向"创新实验教学体系,出版了系列的实训特色教材,切实加强了中医学专业学生实践动手能力,荣获 2018 年国家级教学成果二等奖。

国家战略"健康中国 2030"始终坚持以人民健康为中心的新理念,医学要服务于生命全周期、健康全过程,高等医学院校应将大健康融入实践教学的各个环节,努力使医学人才培养的脚步跟上时代步伐。

参考文献

[1]邵路瑶,高清华.科研平台和创新团队助力中医学医学实验技术专业本科实践教学探讨[J].时珍国医国药,2021,(9):2276-2277.

[2]施晓光,程化琴,吴红斌.我国新一轮医学教育改革的政策意义、诉求与理念[J].中国高等教育,2018(Z3):61-63.

[3]蒋华林,柴媛."双一流"高校全面发力建设医学院的动机及对策[J].中国高校科技,2020(3):29-33.

[4]钮晓音,郭晓奎."新医科"背景下的医学教育改革与人才培养[J].中国高等医学教育,2021(5):1-2.

[5]沈瑞林,王运来."新医科"建设逻辑、问题与行动路径研究[J].医学与哲学,2020(12):69-73.

[6]张培东,庞丽敏,吴宏超,等.后疫情时代的新医科教育解析[J].医学教育研究与实践,2021(4):493-497.

[7]卫荣,马锋,侯梦,等.人工智能在医学教育领域的应用研究[J].医学教育研究与实践,2017(6):835-837.

[8]范骅,谈在祥.人工智能背景下"新医科"建设的挑战与变革[J].中国高校科技,2019(7):56-59.

[9]王晗,谢协驹,林英姿."新医科"理念下独立设置的地方医学院校教育教学改革发展思路探讨[J].中国高等医学教育,2019(12):13-14.

[10]杨静,滕燕,任建东,等.新医科建设背景下"机能实验学"挑战性课程建设实践[J].中国高等教育,2020(7):55-59.

[11]顾丹丹,钮晓音,郭晓奎,等."新医科"内涵建设及实施路径的思考[J].中国高等医学教育,2018(8):17-18.

[12]张林.加快新医科建设推动医学教育创新实践[J].中国大学教育,2021(4):7-12.

[13]钱猛,崔瑾,程丹,等.南京农业大学微生物学虚拟仿真实验教学模式的探索[J].微生物学通报,2016(4):221-224.

[14]王凤杰,陈显兵,谭刚,等.互联网+医学形态学实践教学模式的改革与思考[J].中国中医药指南,2018(24):288-289.

[15]刘锦龙,苏燕,徐继辉,等.基础医学虚拟仿真实验教学平台建设及虚实结合的应用成效[J].高校医学教学研究(电子版),2020(1):44-51.

[16]张霞,苗义良.基因编辑动物模型制备虚拟仿真实验教学平台的构建[J].中国组织化学与细胞化学杂志,2020(3):291-295.

[17]朱延河,王涛,李帆,等.课程思政在机能实验教学中的评价分析与改革探讨[J].医学教育研究与实践,2020(4):652-656.

[18]张跃忠,王二兵,高成云,等.课程思政在《药物化学》教学中的实践探究[J].化工时刊,2020(3):46-48.

［19］耿永志,赵小兰.实践"金课"的特质与推进策略［J］.教育理论与实践,2020(18):19-22.

［20］周琦,孙刚.关于理论教学与实践教学相融合在医学教育改革中的分析［J］.中西医结合心血管杂志,2019(23):13-15.

［21］程彦斌,王渊,张保军,等.基于 OBE 理念的临床医学人才培养模式创新与实践［J］.中国医学伦理学,2020(5):618-623.

［22］李兰娟.面向传染病暴发疫情,培养跨学科复合型防控人才:李兰娟院士访谈［J］.中国高等医学教育,2020(5):2-3.

第五章

教学方法与教学手段改革

第一节　背景与现状

2019 年 4 月 29 日,教育部、科技部、卫健委、中科院、社科院、工程院、中医药局、中国科协等部门在天津联合召开"六卓越一拔尖"计划 2.0 启动大会。会议强调,要深入学习贯彻习近平新时代中国特色社会主义思想,全面贯彻落实全国教育大会精神,按照《加快推进教育现代化实施方案(2018—2022 年)》要求,全面实施"六卓越一拔尖"计划 2.0,重点发展新工科、新医科、新农科、新文科,打赢全面振兴本科教育攻坚战。作为"六卓越"中的"新医科"提出了从治疗为主到兼具预防治疗、康养的生命健康全周期医学的新理念,在保障人民生命安全和身体健康方面起着举足轻重的作用。

中医历来重视"治未病",强调"预防为主"的思想,与"新医科"防治相兼的内涵和要求有着高度契合。中医学的教育教学在"新医科"建设与发展中占据着重要的地位。中医药事业长远健康发展离不开高质量的中医人才培养,提高人才培养质量是高等教育的核心任务,深化教育教学改革是新时期高等教育发展的强大动力。

近年来,医学高等学校不断推进教育教学改革,其中教学方法与手段的创新应用,对大幅提高人才培养质量具有重要的促进作用。在看到成绩的同时,我们也发现一些需要正视的问题,梳理教学方法与手段改革应用情况,对于进一步提高医学院校人才培养的质量,非常必要。存在问题大致可以归纳为以下几方面。

一、教学方法与手段的定义界定不清

纵观现有的研究,有部分研究者对于教学方法、教学手段等的定义存在不明确、不规范等问题。具体来讲又可分为定义过宽或过窄两种。一是定

义界定过宽。如有些研究者将教学方法等同于教学模式。教学模式是在一定教学思想或教学理论指导下建立起来的较为稳定的教学活动结构框架和活动程序。作为结构框架，突出了教学模式从宏观上把握教学活动整体及各要素之间内部的关系和功能；作为活动程序则突出了教学模式的有序性和可操作性。二是概念范畴缩小。如将教学方法概念范畴缩小等同于教学手段。教学手段是具体运用各种教学方法的技术、平台、形式等，如多媒体课件等是构成教学方法的要素。从某种程度来讲教学方法与教学手段有一定的重合性，二者都不能独立完成一项教学任务，需要在同时被运用到教学任务中，才能促成教学任务目的的达成。

二、教学方法与手段的分类标准不一

由于人类知识技能方面实践不断创新和进步，不同专业学科理论的传授与应用方法手段日趋丰富，再加上个人经验与认知特点的不同，从而诞生了多种教育理论。不同教育理论之间许多核心思想和而不同，形成的教学方法手段千姿百态。著名教育家叶圣陶曾提出"教学有法，教无定法"，后代学者在实践中演绎为"教学有法，教无定法，贵在得法"这种浑然一体的当代教育观。虽然教无定法，但是还必须教学有法。相对规范的教学方法使得教学有章可循。反之，种类繁多的分类标准使得形成一个较理想的教学方法分类框架显得异常困难，也容易使初入教育界的老师无章可循，进而难以抉择[1]。因此，充分认识和分析教法手段，掌握各种教学方法的特点、职能、起作用的范围和条件，以及它们发展运动的规律，对于选取最佳教学方式方法及实践活动能够起到实际的促进作用。

三、教学方法与手段的实践与创新需要加强

目前的教学改革中存在的问题之一还包括时常存在的"形式主义"。一是教学内容的形式主义，只注重纯粹的概念教育，不重视理论与实践的结合。二是时间上的形式主义，尽管教学过程中给了学生自主学习、探讨学习等的时间或机会，但大多数情况下，忽视学生基础知识的掌握程度，思维与技能的提升缺乏足够合理的引导。三是教学手段的选择与运用存在着形式主义。现代化的教学手段仅被作为提高教学"档次"的"门面"，并没有真正让学生用到每一节课中，而到了公开课、竞赛课时，则把教学设计得琳琅满目，线上线下看似翻转跳跃，学生实则并未完全参与其中。这些形式上的教

学改革不仅不能增加学生的学习效果,还会加重学生的学习负担。其次是教学方法与手段的创新不够,对于其他不同高校、专业的教学方法与手段不加筛选与改进,在形式上进行全盘接收,未与本专业授课内容实现契合,导致与实际课堂脱节。

总体来看,教学方法的改革与创新并没有停止,新的方法与手段也会持续出现,但所有的教学方法手段都须经得起理论与实践的验证,才能得到不断地传承和发扬。厘清教学方法与手段的概念、明确其分类标准,以及加强其实践应用与创新是圆满完成各项教学任务目标、提升各种教学方法与手段突出作用的必经之路。因此,我们在广泛查阅相关资料的基础上,通过对不同的教学方法和手段等相关概念与内容进行分析探讨,力求实现对以上问题的阐释。

第二节　研究与探索

影响课堂教学质量的因素是多维的,教学方法与手段是其中重要方面,它们直接关系教师教学效果,关系学生学习成绩的高低、对知识的获取能力,是决定将学生培养成什么样的人,怎么培养人的关键环节[2]。我们首先对现有研究中有关课堂教学方法手段的相关资料文献进行分析,为今后进行课堂教学研究提供参考。

一、教学方法与手段概念的研究

教学方法是教师和学生为了实现共同的教学目标,完成共同的教学任务,达成预期的教学效果,在教学过程中运用的方式与手段的总称,包括教师教的方法(教授法)和学生学的方法(学习方法)两大方面,是教的方法与学习方法的统一。

教学手段是师生教学相互传递信息的工具、媒体或设备。传统教学手段主要指如教科书、粉笔、黑板、挂图等。现代化教学手段则多指各种电器化教育器材及电子教材,如幻灯机、投影、录像机、电视机、计算机、网络平台等应用于各学科教学领域的课堂工具。

在对教学方法与教学手段进行研究前需要厘清两个问题:首先,教学方法与教学手段关系密切,但是二者有不同之处。教学方法是为完成某项教学任务而实施的一系列有目的性的活动,而教学手段是指师生为进行课堂教学运用相互传递信息的工具、设备或平台等一种或一系列教学辅助工具。其次,教学方法的最终目的是要服务于教学目标和教学任务。缺少适当的教学手段时教学方法难以单独实现,反之教学手段本身亦不能独立完成一项教学任务,只有当教学手段被恰当运用于教学方法中时,才可促成教学任务的完成。教学方法和手段的丰富与革新有助于学习内容中不同章节或不同层次的知识、能力、素质目标的有效达成[3]。教师可依据实际的可操作性以及课程的目标内容来选择和确定相应的教学手段与方法。

任何一种教学方法都由一系列教学手段组成。如随着科学技术的发展,教学手段一般经历了传统教学与现代化教学两个过程。传统教学手段多指教科书、粉笔、黑板、挂图等这类直观展示的方式。而现代化教学手段也分早期与当下,初期的现代化教学手段包括将各种电器化教育器材或教材,如幻灯机、投影仪、计算机等搬入课堂,又称为"电化教学""多媒体教学"[4]。多媒体教学方法利用多媒体、计算机、信息网络等技术将教学资源进行信息整合、集成和数字化,丰富了教学过程,方便学生获取更加海量的学习资源,教师亦可以实施无纸化教学,减少了浪费。最新的现代化教学手段又融入了新时代的一些互联网工具平台、虚拟信息、人工智能等。如当下推广的网上慕课平台,虚拟仿真平台等,可以使最优质的教学资源为教学目的相同的业内共享,实现教育平等最大化。

二、教学方法与手段分类的研究

虽然教学方法手段日益增多,但这并不意味着多样化的教学方法与手段会成为教师满堂灌的掩饰。相反,根据课程内容,灵活运用常规教学方法和手段并加以适当创新,也能切实提高课程的生动性,激发学生学习的兴趣[5]。

对教学方法与手段进行合理选取,首先要对其分类归属进行了解。国外学者根据学生掌握知识的基本阶段和任务分类将教学方法分为:①保证学生积极地感知和理解新教材的教学方法。②巩固和提高知识、技能和技巧的教学方法。③检查学生知识、技能技巧的教学方法[6]等等。我国学者根据学生认识活动的不同形态作为分类标准将教学方法分为:①以语言传递为主的教学方法(包括讲授法、谈话法、讨论法等)。②直观演示的教学方法(包括演示法、参观法)。③实际训练的教学方法(包括练习法、实习法、实验实训法)。④情境陶冶的教学方法等。

据此,有研究者将现有教学方法以时间跨度及发展历程分为传统的与现代的教学方法[7]。"传统"的方法最突出的代表就是我们平时所说的以课堂传授教学为主导(lecture-based learning,LBL)的教学法,而冠之以"现代"教学方法就更多,如以问题为中心(problem-based learning,PBL)的教学法、案例式(case-based learning,CBL)教学法、以团队为基础(team-based learning,TBL)的教学法、情境教学法、探索发现法等数十种之多。下面主要介绍近年来常用的教学法。

(一)传统教学方法手段

传统教学方法主要是应用传统教学理念、方法手段去实施和开展教学活动、考查评价教学质量的一类教学方式。传统教学方法以课堂讲授式教学为主导(lecture-based learning,LBL)。在面对面的课堂上,教师运用丰富的语言、肢体动作等向学生描绘场景、叙述事实、解释概念、论证原理和阐明规律。课堂传授教学过程中教师的言谈举止,一举一动都是学生观察、模仿的风向标。传统讲授式教学具有教学的基本优势,也是最基础的教学方法[8]。其优势主要有以下几方面。

第一,节省了教学资源。LBL教学法采取大班教学,有效地节省了教学人力资源,符合我国目前仍存在的师资力量短缺的实际情况。

第二,传授知识具有准确性、系统性和连贯性。LBL教学法有利于发挥教师的主导地位,充分利用教师的专业知识,使教师可以对教授内容做全面、系统的分析讲解,既能准确、快速地把知识传授给学生,又能保证传授知识的系统性和连贯性。

第三,LBL教学法以教师为主体,其授课质量、课堂气氛等主要靠教师个人把握。因此,教师可以照顾到绝大多数学生的接受能力,将所授知识讲解得深入浅出,按期完成教学任务。

第四,现代技术丰富了LBL教学。随着多媒体教学的普及,教师上课效率得到提高;同时,互联网资源极大地丰富了教学内容,这不但有利于学生的理解,还有助于调动学生的学习兴趣和积极性。

传统的课堂授课法充分体现了教学不仅仅是一种知识的转达,更是一种情感的交流。传统课堂教学方法自诞生之始,在世界及中国教育历史上存在了数千年之久,对教育事业的"传道、授业、解惑"起到了重要作用。虽然在一定的程度上能对知识点概念起到强化作用,但是在某些情况下传统教学模式容易产生"一言堂"的现象,容易将老师和学生定位成"演员"和

"观众"的关系[9]。长时间单调的教学手段,会使得学生在学习的过程中逐渐产生疲劳感、丧失学习兴趣,不利于调动学生的学习积极性,进一步束缚学生自主创新思维能力、独立思考能力以及对知识的灵活运用能力。随着教学理论技术的发展,教育者在充分肯定传统教学方法手段的基础上总结、研发出一系列新的教学方法,形成了一系列现代教学方法手段。

(二)现代教学方法手段

为了应对现代临床医学生培养模式的转变,适应新时期人才战略和社会需求,相关学者围绕从培养知识型人才向培养能力型人才转变的目标,以医学生临床能力培养为核心,突出教育理念和教学方法手段的优化,创新创造出了一系列的现代的教学方法。尤其是在新冠肺炎疫情的影响下,在线课程的比重在全国范围内大量增加,从教师单中心向教师学生双中心转换成为当前高校教学改革的重点[10]。下面介绍几种常用的教学方法。

1. 案例式教学法

案例式教学法(case-based learning,CBL),也称 CBL 教学法,是以案例为基础的教学方法。所谓案例一般是指对某种事物的实际情况所做出的客观描述。而医学案例教学也就是将临床医学病案例知识中客观描述施之于教学之中,运用有关的知识和理论进行分析和探讨,从中得出经验和教训的一种教学方法[11]。

CBL 教学属于任务驱动式教学模式的一种。一方面教师根据教学大纲和内容要求,构选实际案例,向学生提供案例基本信息、既往史、干预史等资料,同时提出一系列逐层深入的任务与问题。另一方面,学生通过积极思考、查阅教科书和文献资料、课上讨论等解决案例中设置的任务问题。教学法的顺利实施主要与教师课程案例选择,学生渐进式探索分析能力两方面有关,是对传统教学,尤其是"灌注式"教学的有益补充和改革。CBL 教学对于调动学生的积极性,激起学生浓厚的认知兴趣和强烈的学习动机,引导学生在理论联系实际,充分发挥学生的主观能动性,提高教学效果方面具有重要意义,是培养医学人才的重要教学方法之一。

2. 以问题为中心教学法

以学生为主体,把问题作为激发学生学习的动力和引导学生确定学习内容的讨论式教学方法被称为以问题为中心教学法(problem-based learning,PBL)即以问题为中心教学法[12]。一般课前由教师把学生需要掌握的学习内容安排到设计好的问题中,以学生自主查资料学习和小组讨论为主,教师对小组讨论过程加以引导,对讨论结果进行分析和总结。PBL 与传统教学法最大的区别在于改变了教师讲授学生听讲的学习模式,在教师指导下学生自主学习,教师作为指引者角色指导小组学习。

由于 PBL 教学方法的普及及众多学者的广泛关注,不同学者对 PBL 的理解略有差别。Howard Barrows 等将 PBL 既看作是一种课程又是一种学习方式[13]。Linda Trop[14]等认为基于问题的学习是指让学生围绕着解决一些结构不良的、真实的问题而进行的一种有针对性的、实践性(指学生不仅要动脑还要动手)的学习,它包括两个基本过程,即课程组织和策略指导。Stanley[15]等认为 PBL 最重要目的是唤起学生严谨思维,促进学生真实的,探究性的学习体验。我国学者多认为 PBL 是让学生围绕问题展开知识建构的学习过程,是一种问题取向的教学思路,学生解决问题的过程就是学习的过程[16]。

实施 PBL 教学大致包括几个环节:首先要具备适合的场所,如方便学生分组讨论、协作的智慧教室。其次要对学生进行分组,每组人数不定,但是一般不超过 10 人。小组成员间分工明确,有汇报、记录、汇总人等。然后,根据老师提前发布设计的问题,在老师的引导下,学生尝试自己解决问题,主要途径包括组内讨论、提前查询寻找答案,然后在课堂上主要对不能解决的问题进行讨论汇报,此期间教师对学生的合作情况进行监控,点拨学生调整思路。如条件允许,经过第一次初步学习探索后,学生仍有可能需再次、多次集中讨论交流,将获取的新知识重新梳理,得出新的结论,然后推选出一到两名组员进行成果展示,最后进行评价反思,总结所获得的新知识新技能。

与此同时,PBL 的案例多会加入一些社会人文因素、无关信息的干扰因素等,使其结构不良,目的是为了引导学生进行多方位的思考,激发学生进行头脑风暴,从而培养学生理论联系实际能力、临床辩证思维能力、团队协作能力等。

与传统教学法相比,PBL 教学法主要有以下优点。

(1)能够激发学生的学习兴趣,提高学生自学能力。PBL 教学强调以学生的主动学习为主,采用教材中常见典型案例为引导,以问题为基础,以学生为主体,以教师引导为启发。兴趣是最好的老师,学生通过主动查阅行动,提高了满足感、自身认可感,利于终身学习、探索能力和创新能力的培养。

（2）能够活跃课堂气氛,提高教师课堂教学效果。传统教学法以教师为主导,师生互动较少。PBL教学采用小组教学,师生处于相对平等地位,交流较多,老师鼓励学生主动发言,尽量使每个学生都参与其中,因此课堂气氛活跃,学生参与度高。

（3）提高教师综合素质,实现教学相长。传统教学方法中授课教师只需掌握相关学科的知识和研究进展,而PBL教学法对教师提出了更高的要求。教师自身必须对本专业的基础知识框架清晰且全面了解,另外还需要及时把握本学科最新进展,才能更好引导学生,提出适当问题。这对教师来说也是一个不断再学习、自我提升的过程。

但是不可否认PBL教学法也存在一些问题,例如,由于需要对不同的案例进行讨论总结,同时本科生班级人员数量一般较多,PBL的小组汇报消耗课时较多,同时对场地的需求也较多。因此,PBL教学法并不能在课程所有章节使用。另外,PBL教学模式下,要求学生具备一定的推理比较能力、文献检索能力、团队协作能力等。如果学习小组成员主动学习、参与合作的程度不尽如人意,那么PBL的实践效果将会大打折扣。

鉴于此,有学者提出PBL更适用于硕士研究生及以上阶段。研究生具有更加扎实的基础知识,学生的自我学习、科研思维、临床实践等能力更加适合讨论式的教学方法,更容易收获学生的认可。而对于本科生,更注重的是老师提供的学习资料来帮助学生铺垫甚至激活先前学过的基础知识。

现有教学方法中,CBL与PBL是关系非常密切的两种教学方法,二者也经常被研究者结合起来进行探索研究,联合应用开展基础医学教学。其中PBL教学法基于问题式教学,以学生为课堂中心,教师从旁引导的教学模式具有高度的开放性。而CBL教学法通过引入具体而典型的临床病例,结合教材相关知识开展教学,学生在学习过程中能够参与师生问答以及生生讨论等互动,进而解决实际问题。PBL和CBL教学法具有相辅相成的特点,用问题（problem）引导案例（case）分析能够保障案例分析的科学性以及逻辑性,将案例（case）引入问题（problem）,有利于突出问题的实用性以及生动性。医学教学中问题引导与案例分析有机结合对教学方法的改革具有一定的促进作用,但是仍然需要遵循实用高效的原则,即无论是案例还是问题的选择,均要突出问题设计的科学性与系统性,而选择案例时应尽量坚持"少而精"的原则。只有遵循高效、准确的原则才能真正实现案例的说服性,问题的启发作用。

3. 翻转课堂与探究式方法

为了打破知识的传授和学习仅局限于课程的局面,进一步突出"以学生为中心"的教学理念,诞生了一种有意义的教学方法——"翻转课堂(flipped classroom model)"创新教学模式方法。

翻转课堂是学生在课前或课外观看教师的视频讲解,自主学习,教师不再占用课堂时间,课堂变成了老师与学生之间及学生与学生之间互动的场所,包括答疑解惑、合作探究等的一种教学模式方法[17]。

翻转课堂从三方面根本上改变了学生的学习情况。首先,"翻转"让学生自己掌控学习。翻转课堂后,利用教学视频,学生能根据自身情况来安排和控制自己的学习。学生在课外或回家看教师的视频讲解,完全可以在轻松的氛围中学习;而不必像在课堂上教师集体教学那样紧绷神经,担心遗漏什么,或因为分心而跟不上教学节奏。学生观看视频的节奏快慢全由自己掌握,懂了的快进跳过,没懂的倒退反复观看,也可停下来仔细思考或记笔记,甚至还可以通过聊天软件向老师和同伴寻求帮助。其次,"翻转"增加了师生之间的互动。翻转课堂最大的好处就是全面提升了课堂的互动,具体表现在教师和学生之间以及学生与学生之间。由于教师的角色已经从内容的呈现者转变为学习的教练,这让教师有时间与学生交谈,回答学生的问题,参与到学习小组,对每个学生的学习进行个别指导。当学生在完成作业时,教师会注意到部分学生为相同的问题所困扰,就可以单独组织成立辅导小组,对这类有相同疑问的学生举行小型讲座。当教师在课堂上更多的成为指导者而非内容的传递者时,就会有更多的机会观察到学生之间的互动。这种教学方式也是尊重学生、引导学生的一种体现,更容易得到学生们的行动回应。最后"翻转"使生生互动更加深入。翻转课堂改变了学生之间交流的内容。

在原始翻转课堂的基础上,有研究人员又对其进行了改善,具体表现为精炼线上课堂资源,每个在线课程资源大概为7到12分钟,学生需先在家看完这些视频教学,然后回到课堂上,学生在老师和同伴的帮助下完成作业和开展讨论。这与现代的另一种探究式教学方法(Inquiry Teaching Method)有类似之处。探究式教学又称为研究法、发现法,是指学生在学习过程中,根据教师提供的事例、问题,学生主动通过观察、查阅、实验、分析、归纳、总结等进行深度探索,最终逐渐把握、理解相关知识原理的一种方法[18]。探究法的组织形式并不限于课堂上,也可以利用线上课程资源供学生观看学习。

因此,探究式教学同样体现出学生的主体地位、同样重视教师的引导作用。无论是翻转课堂还是探究法教学方式,二者都能够培养学生主动解决复杂问题的综合能力和高级思维。两种教学形式某种程度也都体现出先进性和互动性,学习结果具有探究性和个性化,学习过程也充满一定难度和挑战性。所以综合来讲,侧重以学生为主体的现代教学方式,如果策划、执行得当,能够体现出"两性一度",即"高阶性""创新性"与"挑战度"的特点。

4. 情境教学

情境教学法(situational approach)一般是指在教学过程中,教师有目的地引入或创设具有一定情绪色彩的、以形象为主体的生动具体的场景,以引起学生一定体验,从而帮助学生理解教材,并使学生的心理机能得到发展的教学方法[19]。在医学专业中,有大量的临床案例、事实情节可供教师进行选择加工,为创设丰满、合适的情境提供了充足的素材。情境教学的目标是要创设一个具有目的性的学习情境,在生动形象的情境中激发学生的学习兴趣,丰富学习者的想象力,使之产生联想,从而建构出新的知识,故情境教学隶属建构主义学习理论的范畴[20]。建构主义学习理论认为:知识不是通过教师传授得到,而是学习者在一定的情境即社会文化背景下,借助其他人(包括教师和学习伙伴)的帮助,利用必要的学习资料,通过意义建构的方式而获得的。

有研究者认为情境教学模式是知识、能力、素质并重的贯穿式与阶段式情境教学模式[21]。即需要将素质教育、信息技术与本专业经典知识三种情境贯穿于教学始终;另外需要根据"初期、中期、后期"不同教学阶段,侧重于不同教学情境开展阶段性情境教学。只有这样全方位的"情境教学模式"才更能体现"以学生为中心"的教学理念,更有利于学生"心智"的全面发展和医学事业的传承与弘扬。

情境学习需要重视阶段性教学情境的构建。因为根据教学认知规律,个体认知存在渐进性特征,应遵循从简单到复杂、从感性到理性、从具体到抽象的原则。故在不同教学阶段,根据不同教学内容,侧重于不同教学情境的运用。如对于医学专业来讲,在初期教学阶段,学生缺乏相应的构建医学知识体系的背景知识,教学的重点在于兴趣培养及知识体系的基础建构。故在教学中教师可以侧重引入生活情境,引导学生联想与思考,主动寻找自己身边的实例与理论知识的联系。中期阶段则侧重学生综合分析能力的培养与训练,这一时期重点强调临床思维能力的培养。可以结合临床案例实现情境重现。故专业知识情境的构建与 PBL、CBL 等教学方法在技术上也是有交叉重叠的。到了后期阶段，情境教学则侧重实现学生可持续性发展的高级学习目标，可以由学生来自己创设情境，并进行汇报演示，从而培养其自主学习能力。

综上可知，情境教学模式不仅可以提高学生学习的积极主动性，还可以激发学生的内在潜力，有助于提高学生的知识掌握水平和问题解决能力，但是前提是搭建一个高质量的教学情境。关于高质量情境搭建有何评价标准，有研究者认为情境教学模式搭建成功的标志可以分为三个层次：共景、共情、共鸣[22]。

另外也有学者认为情境教学与 PBL 教学法关系十分密切，因为问题的创立本身就是对本专业、章节知识内容等的情境再现。情境教学法注重营造活跃的课堂教学氛围，让课堂教学内容不失生动、多彩，利于学生学习兴趣的激发与培养。PBL 教学法则以自我指导学习和小组讨论为主从某一类具体问题出发组织教学活动，更加侧重具体问题的导入、由浅入深的剖析。二者在课程重新构建和情境再现方面能够取长补短，相辅相成。在医学专业教学中，PBL 与情境教学法的融合能够提高学生的临床思维能力，为教学创设一种开放的学习环境，使学生积极主动地学习理论知识并联系实践，提高学习质量和效率。

5. 团队导向学习

与 PBL、CBL、情境式教学方法关系比较密切的还有一种叫作以团队为基础的学习方法，即团队导向学习（team-based learning, TBL）。TBL 教学法同样是以学生为主体，一般将 5~7 名学生按一定方式分成小组，由教师提前确定教学内容和要点，学生通过自学后在课堂对基本知识及理论进行个人测试（IRATs），然后各组通过讨论，分别得出结论并选派代表陈述理由（GRAT），之后各小组再进行辩论，最后教师给出正确或最佳答案[23]。在掌握基本知识及理论的前提下，各小组应用所学知识完成更具有挑战性的任务，从而培养学生的自主学习能力和分析解决问题的能力。

TBL 有利于激发学生的学习兴趣，充分调动学生的主观能动性以及创造性，增强了团队精神。学习过程主要发生在团队之间，这样一个轻松、主动的学习氛围使得学生能够畅所欲言，暂时不必负担教师旁评的压力。在讨论过程中加深对理论知识的理解，提高了学生的自学能力以及学习的主动性，锻炼了学生小组团队协作能力，有助于学生综合素质的全面提升。

TBL 对教师的要求相对较高,要求教师在教学过程中参与、组织、引导学生进行有目的的学习。另外,TBL 教学过程中会存在诸如分组难以充分协调、小组间的实力差距不等、课程学时有限,难以保证每个小组充分讨论、部分学生学习态度不端正等问题。对这些问题的预期与解决会有助于 TBL 教学模式的改革、应用和推广。

6. 实训教学

医学高等学校教育的目标是培养适应社会主义建设需要的、德智体美全面发展的、专业技能素质过硬的高级应用型人才。医学生培养的定位决定了其人才培养必须与临床操作实际结合起来,加强技能训练,培养诊治动手操作能力。实训课是医学专业院校教学工作的重要内容,实训教学是培养学生动手能力和职业能力的重要环节,是提高其专业技能水平的重要手段[24]。

实训教学是在实验实习与技能训练课程中教与学方法的总称。实训教学课程的开设经过不断地探索已经总结出一系列的标准流程。首先,为了达到实训课的目标必须要有一本规范的训练手册,或者至少一套实训课程的教学设计。这些一般需要理论功力深厚、临床经验丰富的老教师,结合教学与临床实践,设计出与本专业情境、知识点关系紧密、易于落实并体现技能操作的模板供学生参与学习。其次,在实训过程中,需要创新实训方法,依据课程难点、热点,结合现代科学技术平台综合设计开展实训课程内容。实训教学法主要包括以下几个方面。

(1)虚拟仿真教学法。虚拟仿真(virtual reality,VR) 又称虚拟现实技术,是当下非常流行的新型教学媒体,是涉及计算机影像学、人机交互技术、人工智能等的综合集成技术。虚拟仿真技术可以呈现可视化实验操作环境,通过操作虚拟实验仪器或者设备进行各种实验,达到与真实实验相一致的教学目的和要求,在教育领域中具有强大的应用前景,而在医学教育中更具有重大意义[25]。虚拟仿真教学法能够弥补部分高校实训资源设备相对匮乏的缺陷,通过模仿或再现真实的实验训练情景、程序、规范等进行教学,最终达到现场教学中理论与实践相结合的教学目的。

虚拟仿真教学法对于在教学过程中展示一些无法直接呈现的教学内容具有无可比拟的优势。比如中风出血过程心脑血管网破裂的改变、病毒或细菌的生长过程、细胞增殖或凋亡的详细过程等。通过虚拟仿真软件及虚拟课堂相结合,可以打破某些实验教学过程中的局限,为师生提供一个直观的方式,节约大量的实验成本的同时也大大提高了实验的安全性[26]。与此同时,新式的教学方法内容可以增强学生的学习兴趣、开拓学生视野、增加学生对前沿知识的了解、充分调动学生的创新积极性。借助虚拟仿真技术,还可增强教师与学生间,学生与学生间进行讨论和交流,这种交互式的学习体验,可以实现学生对于临床常见疾病诊断处理能力的熟悉和掌握,有利于学生临床思维和技能的培养,最终提高医学生的整体素质。

但是也有人对虚拟仿真教学方法持保留态度,认为虚拟技术缺乏真实环境的实物感、不能完全反映现实过程、无法替代临床真实的体验和真实环境中的意外情况。所以在临床技能实训教学设计中需要将虚拟仿真训练和常规实训优化组合起来,注重虚拟实训和模拟实训教学资源的优势互补,才能真正提高学生的综合素质和创新能力,培养更多高素质医学专业创新型人才。总之,虚拟仿真实验教学是一种学科专业与信息技术深度结合的现代产物,是推进高等教育信息化建设的重要内容。推广虚拟仿真实验教学技术方法是新时代医学教育发展的必然趋势,也是实现医学教育的实际需求。

(2)现场示范教学法。现场示范教学法是指教师和学生共同进入情境、案例现场,通过对真实工作的观察、直接参与、分析与反思等,从而获得直接经验。在各层次实训教学过程中,无论是低年级学生的基础理论等认知性实训课程,还是高年级进入临床实践等操作的高层次技能掌握训练,现场示范教学法都占到了很大的比重。该教学方法是指以教师现场的示范技能为有效刺激,引起学生相应的行动,使学生通过模仿掌握技能的教学方法。该方法的教学过程一般分为准备、教师示范、学生模仿和练习、总结四个阶段。一般会认为现场示范教学与传统课堂传授的成分相近,但是随着教学条件的优化,现代化的教学手段如多媒体、虚拟平台、人工智能等技术手段也能穿插其中,丰富现场示范教学的形式和内容。

(3)任务驱动教学法。任务驱动教学法是指在学习过程中,学生在教师的帮助下,紧紧围绕一个共同的任务活动中心,在强烈问题动机的驱动下,通过对学习资源的积极主动应用,进行自主探索和互动协作的学习,并在完成既定任务的同时,引导学生产生学习实践活动的教学方法。这种教学方法在基础理论知识实训与实践技能操作实训中同样实用。

(4)项目教学法。项目教学法是指师生通过共同实施一个完整"项目"来展开实训学习的教学方法。在医学专业教育中,"项目"往往是指以某一种知识体系、某一种病案、某一种实验操作等为工作任务。一般分为需要教师在课程开设之前提前确定项目任务、制定计划、准备原材料,在实施计划过程中需要学生通过协作分组分别完成训练项目。实训结束后需要对结果进行检查评估、归档。另外,为提升实训课堂效果,一般需要安排交流讨论环节,提高课堂效果[27]。

7. 混合式教学

混合式教学(blended teaching,BT) 主旨是把传统的学习方式的优势和数字化学习的优势相结合,既发挥教师引导、启发、监控教学过程的主导作用,又体现学生作为学习过程主体的主动性、积极性与创造性的一种教学方法[28]。《混合式教学白皮书》专门指出,混合式教学包括师生面对面课堂教学、限时在线教学与自定步调教学三部分组成。国内学者黎加厚认为,混合式教学是指把在线学习的优势与传统学习方式的优势结合起来,对现有教学要素进行优化选择和组合后,将教师引导、启发、监控教学过程的主导作用与学生作为学习过程的主动性、积极性和创造性共同激发的一种教学方法[29]。混合式教学法集合了传统的教学模式与现代化教学模式的优点,实现教师在课程教学过程中的引导作用和学生在学习过程中主体作用的充分发挥[30]。因此,混合式教学模式需要信息化教学手段与传统教学模式相结合,更侧重资源的整合利用和教学方法的灵活运用,具有资源丰富、教学方法灵活多样、生生和师生之间的交互性强等特点。

首先,混合式教学是多维互动的。因为混合式教学不仅强调师生间的双向活动,尤其强调教学资源与教师、学生间的相互关联和协同影响。丰富的线上教学资源由教师精心设计、录制、上传于现代新媒体平台如中国大学MOOC、超星慕课、学堂等。一般线上资源的设计会依据学生学习的规律,授课视频被分成单个小节知识点,每个小节知识点一般不超过 10~15 分钟,这样更有利于学生保持高度的注意力获得关键信息。线下课堂资源则是在教师以往传统教学课堂的基础上进行精简并结合线上课程进行修改的、有针对性的课件,针对学生在线上学习时遇到的困惑重点进行讲解,节约出的课时供学生进行充分互动、案例讨论等。在这个过程中师生双方均具有高度的学习意愿和学习能力,围绕共同目标,降低知识传递的失真效应,高效完成教学活动。

其次,混合式教学是动态开放的。从教学场所来看,混合式教学既需要线下教学,也需要线上教学。从知识传递来看,混合式教学既要求面授,也要求不受时空限制的自主学习。这都得益于信息技术的发展,诸如智能手机的普及等,使得人们利用零碎节点时间在不同场地移动学习,成为混合式教学方法的一大优势。这为形成全民学习、终身学习,以构建无时间空间限制的学习环境提供了重要保障。从师生互动来看,混合式教学要求技术工具交流与面授交流的有机融合。如课堂派、雨课堂等丰富的教学平台工具,为混合式教学提供了丰富背景支持的同时将线上线下部分进行了密切的融合,使得线上线下的学习并没有完全的割裂开。从教学优势来看,混合式教学鼓励个性化教学和团队协作。使用混合式教学的教师需要结合学生线上学习情况,根据预习程度来随时调整线下课件。这是一个教师团队、师生、生生间互动必然导致的结果。故混合式教学方法融入了更多开放性的设想,凡是有益于学生课程学习发展的教学方法、手段、理念都可以在这里体现。

最后,混合式教学依然是以学生为中心的。混合式教学强调线上教育和线下教育的多维度融合,线上教育通过多平台、多形式的教学方式,系统化的单元教学和整体性的框架结构,实现教学内容的提前学习和互动交流。线下教学可以考查学生对知识的掌握程度,减少简单知识点的授课时间,集中力量突破教学难点,增加课堂讨论和案例分析的时间。这样就给予学生充足的时间精力进行疑难问题的学习与攻克。

混合式教学的目的是通过教育方法与技术的深度融合最终实现有效学习,故线上教育资源与线下教学内容的互通互融是混合式教学方法得以高效运行实施的关键。但是不可否认,现阶段混合式教学在理念、资源和管理实施的协同整合中仍面临一系列难题。

首先是混合式教学的理念在师生中并未取得一致认可。在课程实践中,由于各种原因容易产生对课程难易把握不当的情况。此时由教师统一设定的学习进度任务并不能契合所有学习者的进度。再加上教学实践过程中很多技术工具如线上慕课的单元检测与线上课堂上授课软件"课堂派""雨课堂"等容易产生任务布置重复,操作烦琐且要求留痕等后果,久而久之学生自主性学习的积极性受到打击,产生学习滞后甚至完全放弃线上学习的情况。这种表面上技术革命带来的教学方法、教学工具的更新,并未成为发挥学生为主体的真实作用。针对这些问题,需引导者投入精力细心应对,给学生平等、专注、适合的学习空间。

其次,在教学实践中,线上学习和线下讲授难以互融互通,容易貌合神离,难以实现教学收益最大化。一方面,部分教师在主观意愿上仍未摆脱传统课堂教学的习惯。另一方面,部分学生在客观实践上,受限于技术工具、时间精力的限制未能提前完成线上学习的内容,导致自主学习与课堂讲授内容完全脱节,这种混合式教学只是形式上的堆砌,单方面的拼凑,而非融合式的学习。

最后,混合式教学评价体系不够完善。在混合式教学过程中,一般会将线上课程部分作为形成性评价的成绩之一。评价的内容一般会包括每章节学习课时的时长、课后章节单元测试、线上讨论交流等版块。但是线上形成性评价体系侧重结果成绩测评,而非过程测评;侧重知识习得,而非方法习得。很多学生由于时间限制被打破,同时心智不成熟,自律性差等原因,不能及时跟进线上教学进度完成学习、考核任务。这其实是混合式教学无法有效监管的主要原因。

针对混合式教学中存在的方方面面问题,需要充分考虑教师、学生、资源和平台的多维互动关系,各个方面共同努力,对完善和推进这种新式教学方法应用至关重要。

首先,混合式教学的推广应用需要理论与实践的支撑。一方面,教师团队必须清晰认识到混合式教学是全新的教学策略,所有应用人员要全面掌握混合式教学的理念、方法、过程和评价体系,找准课程的切入点和结合点。另一方面,必须对原有的教学方法进行适当创新,以契合混合式教学理念。

其次,需要整合优化教学资源。混合式教学跨地区、跨学校和跨师资队伍的教学资源是最宝贵的累积。原有的教学资料仍是核心的教学资料,可通过取长补短、相互借鉴,对现在课程进行质量提升,使教学内容与教学形式更加多样化。另外,课前素材的遴选优化与设置至关重要,可以结合 PBL、CBL、TBL 等教学方法进行教学资源优化调整,合理调动学生积极性,激发学习兴趣。另外为了应对课时有限、教学任务增多的现状,合理配备助教人员进入混合式教学团队也是对教学资源的整合。

再者,要明确定位师生关系。混合式教学强调学生的自主学习,对学习者的自制力和判断力提出了极大要求。一方面,教师在学习组织时必须明确学生的具体学习任务和学习要求,尽可能将学生线上线下学习的分组、讨论,甚至互动交流进行合理安排,避免无效无监管状态下的学习。另一方面,引导学生制定合理的学习计划,学会严格管理时间,鼓励学生自我管理、自我评价和自我检测,提高学习效率。当然便利的网络平台技术可以辅助教师进行后台高效率监控,以保持及时的师生互动。

最后,构建严格合理的教学质量评价体系。混合式教学需要多元的评价体系调动学生的主观能动性,多元评价体系既包括对教学全过程的评价,也包括对学生知识掌握程度的评价,还包括学生主动参与评价的全过程,培养学生自我评价、自我反思、自我监督的能力。同时混合式教学需要评价方式的全面性,不仅包括线上线下教育的阶段性终末测试成绩,也要重视整个学习过程的测试。据查阅,不同高校对线上线下考核比例的分配从2∶8到5∶5,甚至有线上考核成绩超过线下考试的趋势,这充分体现了线上学习在混合式教学中的重要地位。另外还包括学生自主学习能力的提升程度,学习方法的掌握程度,不仅包括个人作业、小组作业或阶段测试,还包括自我评价、学习总结、作品展示、线上互动等,全方位的评价可以全方位地考察学生的细微成长,也可以全方位地考察学生的兴趣点和能力点,为学生的个性发展提供参考。

总之,混合式教学是一种系统的、开放的、有创造性的教学方法策略,对提高教学质量、改进教学方法、优化教学资源、完善评价体系,对提升单位时间内有效教学有重要意义[31]。推广混合式教学,引导教师成为知识传授者、课堂组织者、学习引导者,学生成为主动学习者、课堂参与者、知识建构者,实现线上线下教育的混合,将是未来教学改革的主要趋势。

第三节　成效与展望

通过对目前传统与现代教学方法、手段进行全面的比较研究,学者对学生有效学习和教师更好地开展教学的改革活动等方面达成了一些共识,主要包括以下几个方面。

一、从单一教学模式向多样化教学模式发展

教学模式的发展经历了从"传统教学模式"为主导到实用主义教学模式,再到新科学技术革命条件下产生的多种教学模式时期。教学方法也历经单独应用为主到当下的相互包含相互穿插为主,多种教学方法与手段融合应用已经成为当下教学方法改革的主流。如,教学方法方面一般会交叉使用,教学设计者会根据学生的专业课程信息,将传统的课堂讲授与 PBL、CBL 或 TBL 等两两或多种相互结合,共同为授课任务和目标服务。另外,技

术手段上,如线上线下混合式教学模式中,仅仅在线上平台内容就包含了多媒体计算机硬件、新媒体微信平台、课堂派、雨课堂等新教学手段。过去那种线下纯粹的"一言堂"教学方法手段已经成为过去,综合各种适宜手段和方法进行教学课堂改革是大势所趋。

二、由归纳型教学向演绎型教学模式发展

归纳与演绎在人类认知的不同环节分别起着重要的作用,其中人类的感性认识阶段主要是观察和实验,这是认知的第一个环节。当人类运用归纳法将观察到的知识素材进行归纳和总结,寻找一般性结论及各知识素材间的相互关系时,就属于第二环节感性认识向理性认识"升华"的阶段。最后一个环节则是运用演绎法对一般性结论进行演绎,使其构成一个完整的体系,并运用这个体系中的知识对未知世界进行推测。这个阶段则属于人类的理性认识阶段。根据这样的认知特点,演绎法在归纳法的基础上,发挥着由易到难,由浅到深,由点到面的功能。其更能遵循教学活动的规律,遵循学生的认知规律,更能解决教学过程中教师主导与学生主体的矛盾、知识与能力的矛盾、教与学的矛盾等问题,是充分发挥学生为主体,教师起主导作用,为提高学生认识活动的积极性创造条件,培养学生独立学习能力的教学模式。

三、由重"教"为主向重"学"为主的教学发展

培养学生主动探索,独立学习,是新课程改革的任务之一。著名数学家波利亚说过:学习任何知识的最佳途径是学生自己去发现,因为这种发现理解最深,也最容易掌握其中内在的规律和联系。因此教师在课堂教学中应充分发挥学生学习的积极性、主动性,促进学生主动学习。越来越多的教育者已经认识到学生应当是学习的主体,当下无论何种教学方法与手段均体现出以"学"为主的特点。现代教学方法手段的发展趋势是重视教学活动中学生的主体性,这种趋势在当下现代化的教学方法手段的使用过程中均有显著体现。为了让学生从被动接收到主动思考,通常教师会在这些软硬件支持的基础上,将学生为主体的参与体现在课程教学的设计上,根据教学的需要合理设计"教"与"学"的活动,引导学生交流、思考、归纳、总结。

四、教学方法的日益现代化

当代教学方法研究中,现代科学技术的新理论、新成果越来越受到重视和应用,教学条件的科学含量越来越高,各种新媒体资源平台也被越来越多的引入到教学设计中来,现代化的教学体系正在日益完善的构建出来。

现代化教学方法手段以声图视频并茂,为丰富多彩的人机交互式教学提供了综合的外部感官的刺激,包括能看得见(视觉),听得着(听觉),还能用手操作(触觉)。信息技术的交互性、形象性、丰富性、生动性、可控性、渗入性大大增加,最大限度的激发学生的学习兴趣和认知主体作用,非常有利于知识的获取和保持。同时,利用多媒体、网络线上资源可以让学生有更多选择性、机动性。如当下比较流行的线上线下混合式课堂,在公共卫生突发事件情况下,扛起了全民线上教学的重大责任,摆脱了过去单一的、课堂固定束缚式的形式,也充分发挥了学生以"学"为主体的地位,将教师协助者和合作者的作用进行了广泛而实际检验。

综合来看,现代教学方法手段相关研究成果已经非常丰富,充分认识和探讨现代教学方法手段的优势、作用以及不足,以期改进完善,最后为提升医学高等教育质量奠定良好的基础。

参考文献

[1]黄伟贞.创新中医教学方法的研究方案及其思考[J].中外医学研究,2016(4):158-160.

[2]朱文辉,陈佳.教学形式主义:是耶? 非耶? [J].教育理论与实践,2017(22):61-64.

[3]王芳军,廖淑梅.现代教学模式不应忽视传统教学手段的作用[J].中国医学教育技术,2007(6):478-480.

[4]彭丽,梁茜,安宏伟.传统教学手段与多媒体教学手段在大学数学教学中的结合运用研究[J].科技创新导报,2014(31):138-140.

[5]杨碧洁,李兴瑞.教学手段信息化背景下线上深度学习的方法与途径[J].科技风,2021(25):73-75.

[6]王小明.布卢姆认知目标分类学(修订版)的教学观[J].全球教育展望,2016(6):29-39.

［7］孙成明,刘涛,高辉.传统教学与现代教学的碰撞:基于大学课堂的视角［J］.教育现代化,2019(A5):190-192.

［8］冯徽徽,邹滨.传统课堂学生积极性提升的探索与思考［J］.高教学刊,2021(25):56-59.

［9］郑继兵.教学观念革新:大学教师教学智慧的起点［J］.渭南师范学院学报,2019(05):12-18.

［10］高云龙,刘坤.加拿大 UBC 教学中教与学的平行关系及其启示［J］.高教论坛,2021(10):121-124.

［11］张家玮,鲁兆麟.试论医案教学法在中医本科教学中的作用［J］.西部中医药,2017(01):43-45.

［12］贾文文,乔元勋.中医临床实践PBL教学法的应用［J］.中国中医药现代远程教育,2016(18):15-17.

［13］李杰,孙凤霞,王琼,等.情景教学结合PBL教学提高中医教学质量［J］.继续医学教育,2017(03):47-49.

［14］Michaelsen L,Sweet M,Dean X. Parmelee. Team-Base Learning:Small Group Learning's Next Big Step［M］. NewYork:John Wiley&Sons Inc,2008.

［15］Stanley T. Project-Based Learning for Gifted Students:A Step-by-Step Guide to PBL and Inquiry in the Classroom［M］. Taylor and Francis. 2021.

［16］Beatty J S, Pharm D, Kelley A K, et al. Team-based Learning in Therapeutics Workshop Sessions ［J］. Pharm Educ,2009(6):100.

［17］张萌,门九章,何丽清,等.翻转课堂理念下中医临床基础专业实践课教学方法研究［J］.中国中医药现代远程教育,2018(10):13-15.

［18］杨晓雪,贾莉英.探究式教学方法在医学相关专业本科生教学中的应用效果［J］.中华医学教育杂志,2019(12):905-909.

［19］周乔木.高校实施情境教学的环境因素探讨［J］.黑龙江高教研究,2007(8):135-136.

［20］崔姗姗,高小玲,李艳坤,等.中医基础理论情境教学模式的构建与实践［J］.中医药管理杂志,2017(9):22-24.

［21］崔姗姗.丰富教学情境 培养优秀中医人才［N］.中国中医药报,2016-11-10.

［22］李杰,孙凤霞,王琼,等.情景教学结合PBL教学提高中医教学质量［J］.继续医学教育,2017(3):47-49.

[23]Schmidt G,Rotgans I,Preman R,et al. A Psychological Foundation for Team-Based Learning:Knowledge Reconsolidation[J]. 2019(12):1878-1883.

[24]荣春书,牛萍,翟超."三段双元一中心"实训课教学模式的应用研究[J].现代职业教育,2020(27):204-205.

[25]曾峻.虚拟仿真实验教学理论基础初探[J].教育教学论,2020(29):391-392.

[26]王蔚,王丹,张越时,等.虚拟仿真+程序教学法对病理技术实验课改革[J].现代职业教育,2021(42):180-181.

[27]冷平,李燕,乔凤伶,等.实践教学建设思路及实践[J].检验医学教育,2011(4):9-10.

[28]Halverson L R,Graham C R,Spring K J,et al. A Thematic Analysis of the Most Highly Cited Scholarship in the First Decade of Blended Learning Research[J]. Internet & Higher Education,2014(1):20-34.

[29]Porter W W,Graham C R. Blended Learning in Higher Education Institutional Adoption and Implementation [J]. Computers & Education,2014(3):185-195.

[30]詹泽慧,李晓华.混合式教学:定义、策略、现状与发展趋势:与美国印第安纳大学柯蒂斯·邦克教授的对话[J].中国电化教育,2009(12):1-5.

[31]何克抗.从 Blended Learning 看教育技术力量的新发展(上) [J].电化教育研究,2004(3):5-14.

第 六 章

教育教学管理

　　教学管理是高校管理的中心环节和基本要素,是高校教学正常运行的基础和保障,也是关乎教学质量的关键因素之一。同时,教学管理也是一个多层面构成、多群体参与、多因素影响的动态过程,更是一个依赖全校协同、上下协调、师生协作的闭环体系。

　　随着我国经济社会的快速发展,高等教育驶入了一个健康发展的快轨道。信息时代的迅速发展,给教学管理提供了新的技术手段,同时也使传统教学管理模式面临诸多挑战。尤其是近两年来,线上教学应运而兴,对高校教学管理提出了新课题。如何紧跟时代步伐,助力高校内涵式发展,是高等医学院校在教学管理方面需要努力的方向。

　　医学基础课程教学改革的深化,离不开教学管理改革的支持和配合。笔者所在学校在深刻分析当前和未来高等教育发展方向、深入总结医学院校教学管理经验的基础上,从革新教学管理理念、完善教学管理制度、探索教学管理新模式等方面入手,重点对基层教学组织建设、教师发展、教学质量监控等教学管理的重要组成部分进行改革性探索。经过近三年的实践,教学管理水平得到进一步提升,教学管理模式更加成熟,为学校医学基础课程教学改革的推进提供了稳固的保障,也为国内医学院校教学管理改革提供了有益的借鉴。

第一节　基层教学组织建设

一、背景与现状

　　基层教学组织是高校落实教学任务、促进教师教学发展、组织开展学术研究、承担群体性教学活动的最基本教学单位,直接影响高等学校的教育教学质量。就涵盖范围和主要功能而论,高校基层教学组织又有广义和狭义之分。广义上可包括高校内的院(系)、教学部、教研室、教研组、课程组、实验教学中心、教学团队、教学基地等以实施本科教育为主,同时承担了教学、科研和服务等多项职能的各级机构;狭义上的通常是指传统意义上的教学研究室(即教研室)[1]。

新中国成立后,我国实施高等院校教育机制改革。至1956年,我国的高等院校基层基本都建立了教学研究组。其后不久,教学研究组改设为教研室。由于我国高校职能是以培养专业人才为主,办学模式以鲜明的专业院校为主,因此在相当长一段时间内,教研室在我国高校中是占据主导地位的基层教学组织形式。改革开放以后,我国高校管理体制改革不断深化,特别是20世纪90年代学院制改革的兴起,基层教学组织形式有了一定程度的创新,但教研室依然是高校基层教学组织的一种重要形式[2]。但是由于改革开放的深入推进,政治经济体制改革不断深化,大学职能逐步走向多元化,尤其是随着科研地位的提升,教学与科研的关系协调日渐重要,对基层教学组织建设也产生了极大影响,逐渐显露出"重科研""轻教学""学科化""去教研室化"的发展倾向。高校基层教学组织的发展日趋式微,陷入了较大的困境。

与综合性高校相比,医学院校基层教学组织建设面临的问题既有共性,又有其自身特点。尤其是医学基础课程所在基层教学组织的发展,受"重临床""重科研"导向的影响,教研室的教学组织、改革、管理功能不断弱化,建设思路不清、基础薄弱,教学理念落后,教学研究积极性不强等等,极大地阻碍了医学院校人才培养质量的提高。

二、研究与探索

进入21世纪以来,尤其是2012年教育部颁布《关于全面提高高等教育质量的若干意见》后,其中"要提高教师业务和教学能力,完善教研室、教学团队、课程组等基层教学组织"的指导意见,为此后高校基层教学组织的发展重新注入了活力。2018年10月教育部印发的《关于加快建设高水平本科教育 全面提高人才培养能力的意见》中明确在提升教学能力方面,强调各高校"要因校制宜,建立健全多种形式的基层教学组织,广泛开展教育教学研究活动"。这些文件的出台表明,基层教学组织在提升高等院校办学质量已成为高等教育改革的聚焦点和核心。在这一时代背景下,高校基层教学组织建设也进入了一个改革和创新发展的新阶段,这也为我国高校基层教学组织建设与改革在理论研究和实践探索上持续发力揭开了序幕。

(一)完善制度,达标创优

近年来,各地教育部门开始陆续出台了促进高校基层教学组织可持续发展的政策。以河南省为例,河南省教育厅 2016 年出台了《关于进一步加强高等学校基层教学组织建设提高教学水平的指导意见》,要求各高校进一步加强基层教学组织建设。并于 2017 年出台了《关于开展河南省高等学校优秀基层教学组织建设工作的通知》,还制定了认定标准和建设标准,河南省高等学校基层教学组织达标创优建设工作由此全面展开。河南省教育厅统筹安排省级优秀基层教学组织建设引导资金,资助其教学组织、专业建设、课程与教材建设、实践教学、教学研究与改革、教师教学发展等工作。从 2017 年至今开展了五批优秀基层教学组织立项和合格基层教学组织备案工作,共立项省级优秀基层教学组织 1467 个、备案省级合格基层教学组织 4280 个。

(二)多措并举,深化改革

近年来,国内不少高等学校紧密结合课程特点,找准问题,深刻剖析,狠抓改革,力求实效,上下联动,密切配合,基层教学组织建设取得了跨越式的发展。如西南大学于 2017 年出台了《西南大学关于加强基层教学组织建设的指导意见》,以目标性原则、创新性原则和层级性原则为指导,对基层教学组织的设立流程、工作职责进行详细规定,规范学校的基层教学管理体系,理顺组织机构层级及对应职责,确保本科教学主要建设任务的落实[3]。河南中医药大学按照河南省教育厅相关文件要求,结合学校实际,于 2017 年 1 月出台了《关于加强基层教学组织建设的实施意见》,明确了基层教学组织的设置原则、设立条件、工作职责、管理制度、负责人遴选、经费划拨、考核与奖惩等内容,并结合各院部具体情况,开展了基层教学组织申报设立及负责人遴选工作,通过深化教学改革、强化课程建设、完善教学质量监控、成立教学评价与教师发展中心、加大师资培训、为省级优秀及合格教学组织匹配建设经费等措施促进基层教学组织建设。

三、成效与展望

(一)构建了基层教学组织建设模式,达标创优初显成效

基于近年来国内众多高校对基层教学组织建设的重视及深入实践,不少高校探索并形成了各具特色的基层教学组织建设模式。如笔者所在学校承担医学基础课程授课任务的院部基础医学院在上级部门关于基层教学组织建设的政策指导下,在广泛调研、借鉴全国双一流高校基层教学组织建设经验基础上,以既往中医基石学科建设成功经验及建设成果为依托,为基层教学组织建章立制,完善激励措施,调动广大教师建设积极性,广泛开展了基层教学组织建设模式改革。初步构建了"六维三类两阶一主线"的基层教学组织建设模式,按照教研室、教研中心、实验教学中心等进行分类建设,强化达标、创优两阶考核。形成一个相对全面、系统的基层教学组织建设模式,实现了闭环管理[4]。

经过 5 年来的建设,笔者所在学校医学基础课程基层教学组织建设取得了可喜的成绩,共获省级优秀基层教学组织立项 8 个、省级合格基层教学组织备案 13 个。带动了其他基层教学组织标准化建设,促进了其教学运行与管理规范化、科学化发展,为教学改革提供了有力的组织保障。该模式建设层次鲜明,是适合医药院校发展的相对完善、系统的基层教学组织建设模式。

(二)强化基层教学组织标准化建设,推动混合式教学改革实践与完善

梳理基层教学组织建设关键环节,突出课程建设重要地位,将课程教学改革与基层教学组织建设紧密衔接,积极开展跨课程建设实践,促进优势互补,形成方案共谋共商、资源共建共享的基层教学组织建设良性机制。

针对基层教学组织建设与改革,建章立制,明确任务,从师资队伍培养、教学资源优化、教学活动开展、教学研究深化、教学质量保障等方面规范建设流程,加强师资信息化技术培训,邀请专家开展专题培训和选派教师外出参加课程建设培训学习等请进来送出去措施进行师资培训、提升信息化技术应用水平;开展医学基础课程精品在线开放课程建设论证、制定建设规划、增强信息化技术应用;加大精品在线开放建设资助力度、积极申报校级及以上精品在线开放课程、完成各级优质教学资源建设;在精品在线开放课程建设成果基础上进一步开展一流本科课程建设,积极申报国家级、省级一流本科课程;深入开展混合式教学实践,推广应用混合式教学改革成果。

(三)试点虚拟教研室建设,探索新型基层教学组织改革

虚拟教研室是一种创新的教研形态,是充分运用信息技术,探索突破时空限制、高效便捷、形式多样、"线上+线下"结合的教师教研模式,能够形成基层教学组织建设管理的新思路、新方法、新范式,充分调动教师的教学活力,厚植教师教学成长沃土。为贯彻落实《教育部关于加快建设高水平本科教育 全面提高人才培养能力的意见》和《教育部关于深化本科教育教学改

革 全面提高人才培养质量的意见》等文件精神,2021 年 7 月,教育部高等教育司启动了关于开展虚拟教研室试点建设工作,探索推进新型基层教学组织建设。这一政策出台后,各省陆续开展了虚拟教研室的申报工作,笔者所在学校医学基础课程基层教学组织开展专题研讨,整合校内外资源,集中优势,积极申报省级虚拟教研室,中药学虚拟教研室成功获批省级虚拟教研室。

坚持立德树人,依托虚拟教研室,广泛开展教育教学研究交流活动,全面提高教师教书育人能力;坚持协作共享。加强跨专业、跨校、跨地域的教研交流,推动高校协同打造精品教学资源库、优秀教学案例库、优质教师培训资源库等,推动互联互通、共建共享。医学院校应当以此次试点建设为契机,革新建设理念,找准着力点,深入开展基层教学组织建设,尤其是医学基础课程基层教学组织建设,不断提高教学水平和人才培养质量。

第二节　教师发展研究与探索

一、背景与现状

教师队伍是高等教育的重要战略资源,是高等学校学科发展与人才培养的关键[5]。高校教师队伍的素质,是决定高校教育教学质量的重要因素。教师队伍素质的提升也是高校各项工作的重中之重。

多年来,高校教师队伍的素质培养经历了由教师培训到教师发展的演变。新中国成立以后的一段较长时期内,教师的业务水平提高主要通过进修和培训等途径。从 1953 年教育部颁布的《高等学校教师进修暂行办法》到 1985 年以后三级师资培训中心的逐步建设,再到 1996 年《高等学校教师培训工作规程》和 1997 年《高等学校教师岗前培训暂行细则》等政策法规的出台,培训作为高校教师内涵提升的主要方式已经得到了制度上的有力保障[6]。

进入新世纪后,我国对大学教师发展愈加重视,2011 年 7 月教育部、财政部颁发了《关于"十二五"期间实施"高等学校本科教学质量与教学改革工程"的意见》(以下简称《意见》),《意见》提出要"引导高等学校建立适合本校特色的教师教学发展中心",在此政策引导下我国很多高校相继建立了相关的教师发展机构。在高校设立专业化的教师发展机构,既可以帮助教师提高教学水平与能力,促进其专业成长,又使师德教育具备了良好的载体,有利于提升广大教师教书育人的荣誉感、责任感[7]。

在教师发展工作蓬勃发展的同时,我们也应看到,由于国内高校实力不一、发展不均衡、发展理念不同等因素的影响,高校教师发展还存在一些显著的问题,如部分高校并未从本质上确立教学的中心地位,对教师的教学发展明显缺乏设计与构想。部分高校在师资队伍建设过程中,忽视了教师发展的重要性和必要性,导致教师专业发展主体意识不强;部分高校教师承担教学任务过重,导致从事教学研究工作的时间和精力受到严重挤压[8]。部分高校教师在落实教学责任的同时,由于职称晋升、聘期考核、年度考核需要,而且还承担大量的科研工作任务,压力过大,无法安心教学与科研,教师专业发展的动力不足,不利于教师的可持续发展。教师发展工作中存在着一些突出的问题,主要表现在教师培养形式单一、缺乏分类培养的科学规划、培养内容重理论轻实践等等;缺乏基于职称、阶段、层次的分类培养方案,不能满足教师个性化、专业化发展的需要。

二、研究与探索

2013 年 12 月 5 日,教育部下发了《关于开展普通高等学校本科教学工作审核评估的通知》,普通高等学校本科教学工作审核评估工作正式启动。在《普通高等学校本科教学工作审核评估方案》内的《普通高等学校本科教学工作审核评估范围》中,将"教师发展与服务"列为审核要素,把"提升教师教学能力和专业水平的政策措施""服务教师职业生涯发展的政策措施"作为两个审核要点。由此可见,考察高校教师队伍建设情况已经摆脱了以往侧重于对教师队伍数量与结构、教师的教学水平和教学投入的初级阶段,向包括学校保障教师发展、服务教师发展的政策措施在内的综合治理体系考察的高级阶段迈进[9]。

随着近年来本科教学评估工作的有序推进,国内高校的教师发展工作也随之与时俱进。

目前,国内医学院校教师发展工作也正向专业化、精细化的道路上挺进。医学院校内承担教师发展工作的部门,既有独立设置的专门机构;也有将教学研究、教学评价与教师发展进行整合的联合机构。医学院校教师发展工作较之以往,有了专设机构、专业团队、专题研究作为支撑,教师发展对高校教学水平提升的保驾护航作用正得以不断释放。

近年来国内不少高校学者在教师发展方面提出了新颖的设想和建议，如王若梅[10]认为，要完善高校教师教学发展机制，需要立足高等教育立德树人的基本职能，充分认识完善高校教师教学发展机制的重要性与必要性，强化顶层设计；二级学院需出台促进教师教学发展的政策措施；在组织机构方面，从促进教师教学发展这一核心任务出发，努力推进立体化的组织机构之间的沟通与协调；准确定位教师教学发展中心，并注重与其他组织的协同性；完善保障措施，确保机制顺畅高效运行。干婷等[11]认为，以学术发展为核心的科学知识生产与创新是高校青年教师的生命线，有必要围绕社会软环境、政策评价体系、个人价值观等制约青年教师学术发展的主要因素，分析高校青年教师学术发展的要素体系，优化学术资源配置机制、改革学术综合评价机制、健全学术指导服务机制、完善学术激励保障机制等青年教师的学术发展支持机制。

三、成效与展望

教师发展是教师个人、基层教学组织、院部和学校共同的责任，仅依靠个人努力，或完全依赖学校扶持，都不能带动教师发展工作的整体进步。因此，教师发展要从顶层设计、基层规划、个体计划三方面科学谋划。学校层面负责学校整体教师发展政策的制定、任务的分工、实施的监控及评价；院部和教研室层面负责上级政策的执行、任务的落实、实施的开展与总结；教师个体层面根据个人情况、专业特点、相关政策、上级要求等情况合理和实施设计发展计划。三者协调并行、互相兼顾，是确保学校教师可持续发展的根本保证。

目前，医学院校教师队伍普遍存在青年教师比例加重、高级职称教师数量不足、教师队伍综合实力下滑等显著问题，尤其是医学基础课程教师队伍，除学历结构明显改善外，年龄结构、职称结构失衡现象日益显现，教师发展面临巨大的压力。基于以上问题，笔者所在院部及医学基础课程所在教研室确立了根据教师年龄、职称、资历等情况不同，分类针对性地设计教师发展规划。如针对高年资教师，一方面通过选聘作为院部教学督导组专家，充实教学督导队伍，对青年教师、新进教师加强听课，指导其参加各级教学竞赛、申报各级教学研究项目及教学成果奖，从而充分发挥其对青年教师的"传帮带"作用；一方面组织现代信息技术、混合式教学等教学新技术、新方法的培训和学习，不断提高其在新时代教育背景下的适应性和成长度。对于优秀中青年教师,鼓励其参加各级各类教学竞赛,参加高级别教研项目、教研成果、教学质量工程的申报,参加高层次教学竞赛,打造教学名师、培养教学骨干。既能推动其不断提升教学能力,又可以通过选树典型,带动其他教师积极发展。分类发展的教师发展模式,符合教师发展规律,符合个性化、精细化发展的需要,经过近三年来的实践,我校医学基础课程教师发展取得了较快提升,获评省级教学名师 4 人,校级仲景教学名师 7 人,仲景青年教学名师 11 人;获厅级及以上教学竞赛奖 24 人次,校级教学竞赛奖 12 人次。

随着经济社会飞速发展,对高校人才培养质量的要求也在不断提高,作为高等教育改革和发展的核心环节的高校教师队伍建设也越来越受到国家的重视。2018 年 1 月,中共中央、国务院联合下发了《关于全面深化新时代教师队伍建设改革的意见》,2021 年 1 月,教育部等六部门印发了《关于加强新时代高校教师队伍建设改革的指导意见》。这些文件的出台,为新时代背景下高校教师发展工作厘清了思路,各高校要根据各自实际,把高质量发展作为教师队伍建设的第一要务,综合分析教师队伍总体结构、发展趋势和教师个体综合素质,紧扣高质量发展需求和国家相关要求,着力解决关键性问题和瓶颈性问题,理顺教师队伍高质量发展的主线。坚持专业化、梯次化、差异化并重的教师发展战略,努力打造学历与能力贴合、教学与研究密接、职称与风评对应的高素质教师队伍,形成推进教师队伍发展建设的有效机制[12],通过提高教师地位和作用、激发教师发展潜能、满足教师发展需求,大力推进教师团队全面发展、协调发展、可持续发展,从而实现教学质量的整体化提高。

第三节　教学质量保障与监控

一、背景与现状

教育教学质量是高校的生命线,是高校发展的永恒主题,也是衡量高校教育水平的重要标杆。随着高等教育大众化趋势的加剧,世界高等教育进入了以提高教学质量为中心的时代,各国政府也越来越关注高校教学质量的保障与监控管理。

自 2003 年以来,以高等教育本科教学工作水平评估为契机,我国高等院校普遍建立和完善了自身的教学质量保障和监控体系,教学质量得到了有效的保障和提高[13]。《普通高等学校本科教学工作审核评估方案》将"质量保障"列为审核项目,主要考察教学质量保障体系、质量监控、质量信息及利用、质量改进等。对高校教学质量保障和监控确立了更为具体和完善的考核指标体系。

高等学校应该建立完善的教学质量保障体系,在教学过程中,发挥目标导向、条件保障、激励约束、监督控制功能,使教育结果最大限度地与质量标准相适应、与社会的需求和期望相适应。进而为教学质量提供保障、支持和服务,是实现教学质量管理目标的基础。在此基础上,高等学校还要依据一定的教学质量标准,运用各种科学手段对教学效果和各环节进行考察、评价、监督、控制,以保证教学质量,并使教学处于平稳、有序、高效的运行状态。将教学质量监控作为学校进行教学质量管理的重要手段,发挥其对提高教学质量的重要意义。

由于招生规模的扩张和办学成本的增加,作为高校生命线的教学质量受到了极大的挑战,部分高校的教学质量保障和监控管理,存在着错综复杂的问题。如部分高校教育信息化程度低下,教学评价工作还过多依赖于纸质化的形式进行,教学评价网络平台建设落后,不利于数据的及时获取与分析;部分高校的教学质量评价工作存在"重结果而轻过程"的倾向,普遍存在"督""导"脱节的现象[14];督导反馈不及时、不深入;教学评价多集中于理论课、实践环节督导力度低等问题,这些影响了教学质量管理的效率,也不利于发挥对教学质量的正向促进作用。

二、研究与探索

随着高等教育的快速发展,国内不少高校在教学质量保障监控的建设与研究方面也进行了深入的探索。如中国医科大学通过以"链条式"构建路径为主线,强化教学质量标准、自我监控与评估、管理制度和督导智库这4 个关键环节的建设,经过多年实践构建了特色鲜明、高效运转的内部教学质量保障体系,并在下一步的工作中以研究创新为动力,持续提升其内在活力[15]。如福建医科大学针对地方性医科院校临床教学工作中如何协调招生规模与临床师资、临床实践基地以及临床教学质量之间的平衡这一共性问题,采取加强顶层设计、夯实实践教学条件、注重临床师资队伍建设、细化临床实践教学标准、改革临床教学考核模式、完善督导反馈等举措,构建以"临床医学实践教学质量同质化"为核心的质量保障体系,以保证教学实践和医学人才培养的质量[16]。徐东波[17]基于 41 所一流大学《本科教学质量报告》,发现一流大学对质量保障的论述各具特色,但总的来说具有以下特点:形成了以学生为中心的质量保障理念、建立了保障本科教学质量的制度体系、开展了形式多样的教学质量保障活动。未来,我国高校应在建构多元质量标准、实施全面质量管理、建立教学支持机构、生成内部质量保障文化等方面积极探索。杨焓等[18]认为应用型高校建设内部教学质量保障体系,应坚持立德树人的指导思想,制定科学化的质量标准,吸纳多主体共同参与,做好基层设计与顶层设计对接,建立持续改进的质量文化,促进其回归学校、回归教育、回归教学,发挥其最大效用。

三、成效与展望

发展高等教育,形成高水平的人才培养体系,必须加快建设一流本科专业、一流教学团队、一流本科课程、一流教学资源、一流教育质量保障体系、一流毕业生培养质量的跟踪调查体系等。教学质量保障体系是高等教育持续发展的重要工作,围绕建设一流本科专业,各高校在专业培养目标、学生培养方案、教学过程监控、人才培养成效跟踪等方面逐步探索形成适合校情的质量保障系统,越来越多的高校开始重视基于教育产出理念,完善毕业生培养质量跟踪调查反馈机制,及时调整教学管理制度,以确保人才培养过程的有效实施,对专业建设和教学质量起到了促进作用。

教育标准建设是提高教育质量的基础工程。2018 年 1 月,教育部发布了《普通高等学校本科专业类教学质量国家标准》(以下简称《国标》),这是中国首个高等教育教学质量国家标准,顺应了全世界重视人才培养质量的发展潮流,对建设中国特色、世界水平的高等教育质量标准体系具有重要的标志性意义。《国标》明确了各专业类的内涵、学科基础、人才培养方向等,对适用专业范围、培养目标、培养规格、师资队伍、教学条件、质量保障体系建设都做了明确要求。今后,高校教学质量保障和评价工作要以国标为依据和指导,着力内涵建设,发挥学院主体作用,推进校院两级教学质量保障体系改革,需要将质量意识和质量价值内化为全校师生的共同价值追求和行为自觉,充分发挥以标促改、以标促建、以标促强的作用,促进我国高等教育的健康可持续发展。

参考文献

[1]李琳.高校基层教学组织建设的困境与突破.中国高校科技[J]，2018(9):37-40.

[2]北京市教育委员会高教处.专业建设与特色发展 特色行业院校改革与发展论坛论文集[M].上海:上海交通大学出版社,2010.

[3]吴能表,邹士鑫,罗欢.加强基层教学组织建设 实施分层次管理[J].中国大学教学,2019(2):32-36.

[4]曹珊,高爱社,刘文礼,等.基于基层教学组织建设模式下的医学基础课程改革与实践[J].教育现代化,2020(60):87-90.

[5]高俊平,王祎珺.西部一流学科建设高校研究生导师队伍建设体系探究[J].科教导刊(下旬),2020(2):74-76.

[6]孟群.中华医学百科全书　医学教育学[M].北京:中国协和医科大学出版社,2018.

[7]上海交通大学教学发展中心.教学学术[M].上海:上海交通大学出版社,2018.

[8]邓东梅,庄敏.高校教师专业发展困境及对策分析[J].经济研究导刊,2021(18):62-64.

[9]张晶.评估视域下高校教学建设与发展[M].合肥:安徽大学出版社,2017.

[10]王若梅.新时代高校教师教学发展机制的反思与重建[J].黑龙江高教研究,2021(5):85-89.

[11]干婷,罗生全.高校青年教师学术发展:现实困局、关键要素与支持机制[J].中国教育科学,2021(2):92-99.

[12]杨阳,陈巍.关于高校教师队伍发展建设的思考[J].就业与保障,2021(12):148-149.

[13]李进才.高等教育教学评估词语释义[M].武汉:武汉大学出版社,2016.

[14]梁育科,苟灵生,王兴亮.高等院校内部教学质量保障体系研究与实践[M].西安:西安交通大学出版社,2017.

［15］唐漫,刘莹.医学院校内部教学质量保障体系的构建路径［J］.医学教育管理,2021(3):223-226.

［16］黄爱民,姚华英,黄清音,等.医教协同下临床医学实践教学质量保障体系建设与研究［J］.福建医科大学学报(社会科学版),2021(1):49-53.

［17］徐东波.我国高校内部本科教学质量保障体系研究［J］.黑龙江高教研究,2020(3):33-38.

［18］杨熔,曾武华.应用型高校内部教学质量保障体系建设之路［J］.韶关学院学报,2021(2):29-33.

教学改革实践篇

第 一 章

综合研究成果报告

第一节　基于优秀中医药人才培养需求的中医基石学科建设模式研究与实践[①]

一、研究背景

(一)现状分析

中医基石学科,主要是指以内经、伤寒论、金匮要略、温病、中医基础理论、中医诊断、中药和方剂学等为主体的中医基础类学科,他们是中医学理论体系的重要支撑,是特色中医药院校建设的核心和灵魂,是中医事业发展的奠基石,因其学科性质和地位的重要性,我们采用"基石"来表述。

近代以来尤其是新中国成立以后,中医基石学科从无到有,学术队伍不断壮大,学术研究日益深入,学科内涵和学科体系逐渐完善。然而,近年来受多方因素影响,全国中医院校的中医基石学科发展面临整体下滑的严峻局面,直接影响了中医药人才的培养质量。究其原因,可能与以下几方面有关。

1.体制机制模式僵化

多科合一的学科(如伤寒学、金匮要略、温病学合为中医临床基础学科,等等)建设模式,教研室被弱化或取消,课程和教材建设直接受到影响;大一统的学科定位不准,学术研究凝聚力不足,教学建设任务及发展方向不明确,教研活动针对性不强,工作效率低下;取消教研室的院校教研室主任变为课程负责人,对外交流受限,教师从事学科建设的积极性不高,学科队伍日益萎缩。

---

①该成果 2016 年获得河南省高等教育教学成果二等奖,主持人:詹向红,证书编号:豫教〔2016〕24116。

2. 科学研究理念偏差

受现代医学和逻辑思维的影响,忽视中医学科特点和自身发展规律,完全以现代医学解释、研究、评价中医,导致本体研究缺乏(该类科研立项、获奖困难)、中医思维弱化、传承不力、创新不足、实验研究低水平重复,真正对中医学术提升的贡献不大。

3. 优秀师资后备不足

受多方因素影响,中医基础类研究生历年来调剂生源较多(甚至包含少数非医学背景生源),中医基本理论功底不够扎实,专业思想不够牢固。加之近两年国家政策对中医学术学位研究生报考执业医师的限制和住院医师规范化培训的相关规定,客观上打压了优秀生源报考中医基础类学术学位研究生的热情。此外,中医功底深厚的优秀硕士、博士研究生指导教师大多年资偏高,精力有限,而新的导师遴选不注重中医功底的考核,中医思维在研究生阶段很难得到强化,引进的青年师资质量受到影响。

4. 价值取向偏重功利

目前教师职称晋升、绩效考核的评价体系,容易滋生"重科研""重临床""轻教学"的趋利价值取向,中医基石类学科教师不重视中医基本功底的积淀,培养优秀中医药人才的基础不稳,直接导致人才培养特色不显,教育教学质量下降。因此,加强中医基石学科建设,探索符合中医发展规律、学科自身特点和人才培养需求的学科可持续发展建设模式,已刻不容缓。

(二)选题意义

近年来,一些院校和学者已尝试对中医基础类学科发展面临的问题进行研究,但多侧重从课程设置、师资队伍专业素养提高等方面入手。我们认为,中医基石学科发展不仅需要强化课程和师资队伍建设,还需要突出体制改革、制度保障、条件支持,需要深化适合学科发展规律的全方位的内涵建设。为此,我们在对全国独立设置的23所中医院校大量调研基础上,又将我校中医基石学科发展鼎盛时期和现阶段建设情况进行纵向对比分析,经多次研讨、多方论证,建立了新的学科建设模式并付诸实践。

无疑,这一研究与探索对全国中医院校基石学科的发展提供借鉴,对人才培养质量的提高提供保障,为中医药在经济社会的核心竞争力提升奠定坚实基础。

二、研究思路与方法

(一)研究思路

2013年,我们着眼于社会对优秀中医药人才的迫切需求,遵从中医学自身发展规律,提出了中医基石学科建设模式的顶层设计,认为目前中医基石学科的建设模式存在一定的改进空间。中医基石学科是中医药院校的立足之本,是中医学理论体系的重要支撑,是特色中医药院校建设的核心和灵魂,对中医药院校人才培养质量起着至关重要的作用。事实证明,高水平的中医院校必须有高水平的中医基石学科,提高中医基石学科的建设水平是保证"中医传承人才、中医应用人才、医药相关人才"培养质量的关键。只有顺应中医基石学科发展规律,把握其内涵与要求,明确建设原则,理顺体制机制,抓住关键环节,即构建更为科学的学科建设模式,才能从根本上提高中医药院校的教学质量和学术水平,培养具有社会竞争力的优秀中医药人才。因此,本课题在广泛调研和深入分析基础上,将研究重点放在如何构建中医基石学科建设模式上来,力求通过这一模式的构建、实践和普及,扭转目前中医基石学科普遍发展缓慢的严峻局面,使其步入可持续发展的轨道之上。

(二)研究方法

1.调查研究法

广泛调查全国独立设置的中医药院校关于中医基石学科结构设置、管理运行机制、师资队伍建设等建设情况,采用通信访谈、专家咨询等形式收集相关材料,并对调查资料进行分析、综合、比较、归纳当前全国中医药院校中医基石学科建设的经验和教训,为课题设计提供基础和借鉴。

2.文献研究法

通过文献研究对国内近年来研究中医基石学科建设的论文、报道等文献材料进行系统搜集,分析当前对中医基石学科研究的现状和进展,为课题研究方案的设计与制定提供依据。

3.专家论证

课题组所在院部联合学校多次组织河南省卫生厅与中医药管理局领导、中医基石学科离退休知名专家及在职资深教师、名老中医等专家与学科建设相关管理人员等,召开专家论证会,针对中医基石学科建设存在的问题、改革设想、预期目标等进行了深入座谈和广泛论证,专家们还介绍了其他院校建设的成功经验及对基石学科建设的宝贵建议,为本课题的结构设计、实施细节的完善起到了重要作用。

4.比较研究法

本课题采用比较研究法对课题方案实施前后我校中医基石学科建设成效如师资队伍建设、教学研究、科学研究、平台建设、学术交流等方面进行对比分析,以全面了解新旧建设模式下存在的效果差异。

三、主要研究内容及成果

(一)建立优势互补、协调发展的学科与教研室并行管理机制

以学科内所设的不同课程体系为基础单元,参照《国家中医药管理局中医药重点学科建设专家委员会中医药学科建设规划指导目录(暂行)》所设定的一级学科中医基础医学学科项下二级学科分类,对中医基础理论、中医临床基础、中医医史文献等原来由两个或两个以上教研室合并的学科,在学科下恢复教研室设置,原属学科与新设教研室行政建制并行,并对学科与教研室权责利进行界定:教研室主要负责课程、教材、教学科研等日常工作;学科主要负责重点学科建设、学位与研究生教育以及其他整体协调工作;教研室主任兼任学科副主任,教研室在上述学科所属工作开展时服从学科管理。实行学校—院部—学科(教研室)管理体制,建立科学高效的运行机制。

(二)制定并实施兼具前瞻性和时效性的学科发展建设规划

结合本校学科实际情况及兄弟院校学科建设经验,全面评估、科学谋划,制定兼顾前瞻性和时效性的院部、学科、教研室不同层面年度建设计划和五年发展规划,多方论证,修订完善后,按照建设计划分步实施。

(三)形成内培外引、整合吸收相结合的师资队伍建设新格局

在引进高层次人才基础上,充分发挥各级特聘教授对学科建设的引领和指导作用;同时,加强对学术骨干的培养力度,邀请全国同领域知名专家作为校外导师,加强科研协作和指导,扩大学术脉络。从校内其他部门整合具有相同学术方向的优秀人才加入中医基石学科,以壮大规模、改善结构,增加学科发展动力。

(四)强化课程建设和教学研究对学科建设的强力支撑作用

1.着力课程建设,实施系列资助办法

学校高度关注教学质量工程建设,设立中医基石学科教学研究专项,加

强教研项目的全过程管理;院部出台教学质量工程和教学研究资助办法7项,为中医基石学科课程建设和教学研究提供了经费保障,为深化教学改革奠定了基础。

2. 搭建临床平台,实施临床导师制度

遴选临床经验丰富的教授作为临床带教指导教师,青年教师通过跟诊、坐诊,加强临床实践,以提高课堂教学效果。

3. 丰富教研活动,创新教学竞赛形式

开展形式多样的观摩教学活动,在全校范围内率先举办微课大赛、实验教学大奖赛、"悦读经典"读书活动、教学基本功大赛等,为广大教师营造重视教学、钻研教学的良好氛围,全面提升教师教学能力。

4. 深化学科本体研究和平台建设对学科发展的带动作用

鼓励和支持学科结合自身特色,不断凝练方向,积极开展科学研究尤其是学科本体研究,加强研究室、研究所和科研平台的建设。实施学科和院部科研实验中心共建方案,促进学科科研项目在中心平台的落地生根。

5. 构筑多种形式相互交融的学科教学科研学术交流平台

在开展学科、教研室层面的集体备课、观摩教学和学术交流活动的基础上,融合网络、学术会议、学术活动等多种形式,构筑了层次高、范围广的深度学术交流平台,促进教学科研成果的推广和应用,发挥优秀成果的示范带动作用,有力地提升中医基石学科整体建设水平。

四、创新点

(一)上下联动、多措并举,构建中医基石学科建设模式

首提中医基石学科概念,学校两任领导高度重视,并将中医基石学科建设列为我校工作重点,全校职能部门及中医基石学科所在院部上下联动,通力协作,围绕顶层设计、制度保障、管理服务、内涵建设、考核评估等环节,创新性地建立了特色鲜明的中医基石学科建设模式。

学校在管理体制、师资队伍、课程建设、教学研究、科学研究、临床基地、研究生招生、经费支持8个方面给予特殊倾斜,出台了《关于加强中医基石学科建设的意见》,界定了建设学科,确立了建设目标,明确了管理体制,建立了考评机制,设立了建设专项,已连续三年划拨160万元经费,强力推进了中医基石学科发展。

(二) 实施学科与教研室并行的运行机制,优势互补,协同发展

在全国率先实行学科与教研室行政建制并行。不仅有利于优质资源共享,而且有利于课程建设;并对学科与教研室权责进行界定,理清了学科与教研室的关系,提高了教师参与学科建设的热情和工作效率,达到了学科与教研室优势互补、协同发展的目的。

(三) 打造中医基石学科课程群教学团队,协力共进,教学相长

基于中医基石学科课程间理论同源、内容相连、层次递进的特点,创新教学团队建设模式,并成功获批中医基石课程群省级教学团队,增强了课程之间的衔接、借鉴。多项省级、国家级教学质量工程项目的立项与建设,也带动了各学科课程建设,全面提升了人才培养质量。

五、推广应用价值和效果

(一) 提高了中医基石学科发展水平

1. 倾力人才培养,师资队伍实力得以提升

引进调配博士近 10 名,形成了内培外引、整合吸收相结合的师资队伍建设新格局,师资队伍综合实力不断提升。

2. 着力课程建设,高水平教学质量工程屡有斩获

获批国家级视频公开课 1 项,国家级教学示范中心 1 个,省级教学团队、精品资源共享课、视频公开课、双语示范课等教学质量工程 7 项,课程建设水平显著提高。

3. 教研科研成果丰硕,教学竞赛成绩突出

获省级和国家级教学科研立项 22 项、成果奖 11 项,获全国高等中医药院校教学竞赛奖 4 项,省教育系统教学竞赛奖 4 项。

4. 学术研究与交流平台不断拓宽,学术影响力明显提升

现已建成校级研究机构 10 个,所有中医基石学科均拥有自己的科学研究平台。11 个学科中有 8 位当选中华中医药学会分会副主任委员,8 位当选河南省中医药学会分会主任委员。学科内涵建设不断加强,学术影响力明显提升。

(二) 提升了中医药人才培养质量

1. 读研率高、就业率质量好

近三年来医类专业本科生读研率、就业率维持在较高水平且有逐年上升趋势。

2. 各级各类竞赛屡获佳绩

近三年医类专业学生在大学生知识、技能和科技竞赛多人次取得优异成绩，48 项科技作品荣获国家、全国行业和省级科技竞赛奖，在全国首届《黄帝内经》知识竞赛中表现出色，获团体二等奖。

3. 执业医师考试成绩突出

近三年我校中医执业医师资格考试通过率均超过全国同类院校 15 个百分点以上，中医基础理论、中医诊断学、中药学、方剂学四门核心课程的掌握率也明显超过全国同类院校平均水平。

中医基石学科建设，尤其是课程建设的加强，客观上为学生复习考研及医师资格考试提供了丰富的网络教学资源和便利的学习平台，为读研率和医师资格考试通过率的稳步提高，乃至人才培养质量的提升起到了重要的推动作用。

（三）受到国家行业和省级多家媒体关注

1. 同行高度评价

在 2013 年、2014 年、2015 年全国中医教学管理、中医教学研究会年会、全国中医药高等教育校长论坛上，我校关于中医基石学科建设的设想和实践受到了国家中医药管理局领导、院士及同行专家的高度评价。

2. 媒体深入关注

《中国中医药报》《河南日报》等纸质媒体及国家中医药管理局、河南省教育厅等网站盛赞我校开展中医基石学科建设的重大意义。

（四）获得全国多所兄弟院校的赞赏和借鉴

多家兄弟院校和研究单位纷纷到我校学习中医基石学科建设经验，对我们开展中医基石学科建设模式改革的研究成果表示赞赏和肯定，目前该成果已被辽宁中医药大学、长春中医药大学、陕西中医药大学、江西中医药大学等多所兄弟院校采用，并在持续影响全国同类院校，受益面大，反响好。

中医基石学科建设模式的探索和实践，为同类院校中医基石学科可持续发展提供了重要借鉴，起到了辐射、示范和带动作用，对我省中医药事业乃至我国高等中医院校人才培养具有重要的现实意义。

第二节　高等学校创新本科教学质量监控与保障体系的研究与实践[①]

一、研究背景

(一)选题意义

教学质量是高等学校的生命线,是学校综合实力的反映,建立科学、规范的学校内部教学质量监控与保障体系,是提高学校教育教学质量,增强自我约束和自我发展能力的基本制度保障,其目的是通过对教学质量生成过程的分析,寻找保障教学质量的关键控制点,运用制度、程序、规范、文化等实施控制,从而实现教学质量的持续改进与提高。

2009 年,第二届世界高等教育大会公报指出:"有助于提高入学机会和学生完成学业创造条件的规章制度和质量保障机制,应该在整个高等教育体系中具有一个重要位置"。教育部从 2001 年起出台一系列全面提高高等教育质量的文件,不断提高对学校教学质量保障体系的要求。2012 年后,我国施行"五位一体"的评估制度,确认高校内部教育质量保障体系的建设和运行是高校履行人才培养质量责任主体的重要方式。2015 年,国务院印发《统筹推进世界一流大学和一流学科建设总体方案》,明确指出我国高等学校"双一流"建设目标的实现离不开教学质量保障体系的有效支撑。

建立科学有效的教学质量保障体系是摆在高校面前的一个重要任务,本课题旨在基于高校现有的教学质量保障工作的基础上,通过完善教学运行标准,使各个环节相互衔接,闭环运行,构建符合高等教育特点、能够可持续发展、具有一定标准化意义的教学质量监控与保障体系,加强教学全过程监控,强化教学质量持续改进,推动教学质量不断提高。

(二)现状分析

随着社会发展和高校办学水平的不断提升,教学质量监控与保障体系的作用日益凸显,而通过深入研究和不断的实践探索发现,目前高校中普通施行的教学质量保障体系已逐渐无法满足新时代高等教育发展的需求。

---

①该成果 2022 年获得河南省高等教育教学成果一等奖,主持人:呼海涛,证书编号:豫教〔2022〕14950。

1. 环节不完整、标准不清晰

一是表现在教学质量监控范围较狭窄,重视对课堂教学环节的监控,淡化其他教学环节,如:实践教学环节、实验教学、第二课堂、学生能力和素质的过程性考核等。二是教学专项评估体系还不健全,如:新专业的评估体系、新开课程评估体系等专项评估不够完善。三是学校自我评估制度有待进一步完善。四是教学各环节标准不完整、不完善、不明确,教学运行缺乏有效规范。

2. 循环不闭合,机制不长效

高校重视教学质量管理,但通常仅停留在监控阶段,如:对教学质量的监控主要集中在教学检查、学生评教、教师评学、督导专家评教、同行评价、师生互评等,对发现的问题进行处理,但通常缺乏有效的总结和系统的整改,往往能够做到错误事件的修正,却忽视了制度自身的不断完善,没有形成闭环管理,没有形成长效机制。

3. 全员管理意识薄弱,质量意识不强

学校没有建立成熟的质量文化,师生没有树立自觉的质量保障意识,内部教学质量保障体系的构建主体相对单一,缺乏相关利益者的广泛参与,例如在专业人才培养方案制定和教学质量评价等工作中缺少社会和用人单位的参与,全员管理意识薄弱。

二、研究思路与方法

(一)研究目标

通过充分研究高等教育教学规律,在学校原有的教学质量监控与保障工作的基础上,优化各子系统运行标准,使各个环节相互衔接,闭环运行,构建符合高等教育特点、能够可持续发展、具有一定标准化意义的教学质量监控与保障体系,加强教学过程监控、反馈和持续改进。

通过教学质量监控与保障体系的实施和运行,建设学校质量文化,在师生中形成自觉的质量保障意识,引入更多的利益方广泛参与学校质量管理工作,打造全员、全过程、全方位育人。

(二)研究解决的关键问题

制定和完善包括教学基本建设、教学管理等各个环节及影响因素的质量标准,优化教学过程质量监控。

构建"监控—评估—反馈—改进"的闭环管理,形成完善的可不断创新、

持续发展的教学质量监控与保障体系。

在师生中树立自觉的质量保障意识,广泛利益方共同参与,促进高校质量文化建设。

(三)研究实施方案

(1)建立教学质量常态监测长效机制,加强教学过程质量监控,及时了解、诊断存在的问题,持续改进教学工作。

(2)结合学校实际情况,修订、完善各教学环节及影响因素的质量评价标准。

(3)构建"监控—评估—反馈—改进"的闭环体系,形成可持续发展的运行机制。

(4)以学校质量文化建设为契机,在师生中树立自觉的质量保障意识,形成全员管理模式,共同促进和保障教学质量提升。

(5)积极参与外部评估和认证,以外促内、内外结合,形成质量保证工作的长效机制,促进教学质量的保障和提升。

(6)通过不断研究创新、探索和实践,构建环节完整、运行合理、可持续发展的教学质量监控与保障体系。

(7)将构建的教学质量监控与保障体系在我校进行实践,撰写研究报告,总结具有可操作性和推广价值的做法和经验。

(四)研究步骤

准备阶段(2019年12月至2020年1月):进行广泛的资料收集、整理和分析工作,制定课题研究计划。

实施阶段(2020年1月至2021年8月):制定教学各环节质量标准,规范教学运行。对校内的教学状态进行分析诊断和反馈,并持续改进。

总结阶段(2021年8月至2021年10月):阶段性地做好各种资料整理汇总,并进行全面分析,撰写课题研究报告,整理汇编研究成果。

三、主要研究内容

(一)顶层设计:构建完善的高校教学质量保障系统架构

根据高校实际情况,构建由决策指挥系统、质量管理与监督系统、质量评估系统、信息收集与反馈系统、质量改进系统和资源保障系统构成的符合高等教育特点、广泛利益方共同参与、各环节闭合运行、能够可持续发展、且具有一定标准化意义的学校内部教学质量监控与保障体系(见图1-1)。

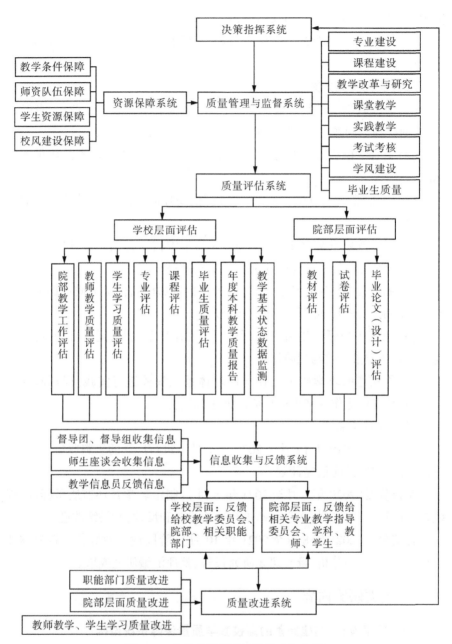

图 1-1　我校教学质量保障体系框架图

1.决策指挥系统

构建由学校教学委员会、校领导组成的决策指挥系统。

(1)主要职能。遵循教育规律和现代教育思想,依据学校办学定位和办学思路,决策、确立和创新人才培养目标,制定全校的质量目标和发展规划,完善有关教学活动的政策性措施,指挥和协调学校关于教育质量管理的各项活动,建立规范化、制度化、科学化的教学质量管理的运行机制等。

(2)质量保障控制点与主要措施。确立学校办学定位和人才培养目标,制定学校教学质量评估体系及相关教学环节质量标准,制定学校教学质量评估方案,审定各职能部门及院部的质量目标和监测指标体系,本科教学质量的研究与创新等。

2.质量管理与监督系统

构建由主管校领导、督导团、各职能部门、教学院部、学科、教研室、实验中心及实训中心等组成的质量管理与监督系统。

(1)主要职能。制订相应的教学质量子目标及其质量标准;制订实现教学质量子目标和达到质量标准的计划并组织实施;根据质量评估后的反馈意见进行分析和改进,从而保证教学活动正常、高效地运行。

(2)质量保障控制点与主要措施。校院两级教学管理及考核体系、教学基本建设管理(师资队伍建设、专业建设、课程建设、教材建设)、教学过程管理(培养计划制定、备课环节、课堂教学、实践教学、第二课堂、课程考试考核、毕业生质量)、教学改革与研究、教风学风建设等,并通过相关制度和规定(包括教学督导制度、干部听课制度、学生教学助理制度、评教评学制度、教学检查制度等),形成有效的本科教学质量监督体系和运行机制。

3.质量评估系统

构建由教学评价与教师发展中心、教务处、招生就业处、督导团、教学院部及全体学生、教师等组成的质量评估系统。

(1)主要职能。通过相关制度和规定[包括院部教学工作评估、专业评估、课程评估、教材评估、试卷评估、教师教学质量评估、学生学习质量评估、毕业生质量评估、学校教学质量年度报告、高等教育质量数据监测、毕业论文(设计)评估],形成有效的学校、院部二级教学质量评估体系和运行机制,确保评估工作的规范化运行。

(2)质量保障控制点与主要措施。开展院部教学工作评估、专业评估、课程评估、教师教学(课堂、实验、实训、实习)质量评估、学生学习质量评估、教材评估、试卷评估、毕业生质量评估、学年本科教学质量报告、高等教育质量数据监测、毕业论文(设计)评估。

4. 信息收集与反馈系统

构建由教务处、教学评价与教师发展中心、学生处、招生就业处、督导团、教学院部等组成的信息收集与反馈系统。

(1)主要职能。收集各方面的教育质量信息,并进行整理、分析后,准确、全面、及时地将有关内容进行反馈,形成有效的本科教学反馈体系和运行机制,确保反馈工作的规范化运行。

(2)质量保障控制点与主要措施。建立日常教学信息反馈制度,加强日常教学动态信息的收集,通过如领导信箱、各项教学检查、教学督导、评估评价结果、专项问卷调查、教师座谈会、学生座谈会、学生教学助理反馈、毕业生质量跟踪调查、高等教育质量监测数据等,把教学过程各环节、教学活动各因素在教、学、管过程中的基本状况、基本信息及时收集起来,通过教学例会、反馈通知书、个别谈话等形式,建立多条反馈渠道,向学校领导、有关职能部门和院部、学科教研室、教师、学生进行反馈,并为其改进工作提供指导性意见。

5. 质量改进系统

构建由学校教学委员会、教务处、相关职能部门、各教学院部等组成的质量改进系统。

(1)主要职能。针对教学各环节存在的问题,提出质量改进意见,优化教学过程控制,落实、检查、验收质量改进效果等,从而形成有效的教学改进体系和运行机制,确保改进工作的有效进行。

(2)质量保障控制点与主要措施。建立教学质量改进制度,建立教学改革的问责制度,建立教学改进的激励机制等。对教学质量监控和评估过程中发现的问题进行研究,并向有关单位提出整改意见和建议,要求其制定具体的整改措施和建设方案并积极落实,对有关部门的整改和建设情况进行复评或验收。

6. 资源保障系统

该系统由人事处、教务处、招生就业处、计划财务处、后勤服务中心、图书馆、信息化办公室等组成。

(1)主要职能。通过相关制度和规定,为支持学校内涵建设,提高教学质量提供人(师资、教学管理人员、生源)、财(教学经费)、物(校舍、实验室与仪器、实习实训基地、运动场馆设施）、图书资料信息等条件保障,确保本科教学的投入,以及投入的有效利用。

（2）质量保障控制点与主要措施。本科教学经费与设备设施的投入、本科教学师资队伍建设、本科教学管理干部队伍建设、本科招生制度建设、本科专业建设、本科课程与教材建设、本科教学管理制度及校风建设等。

六大子系统形成闭环,运行良好,体现了教学管理人员、教师、学生等主要利益方和用人单位、学生家长等广泛利益方及社会媒体各方参与的有效监控和保障。

（二）制度先行:完善规章制度,保障体系良性运行

根据我校实际情况,修订和完善了我校教学质量监控与保障体系工作的核心规章制度,如《河南中医药大学教师教学质量评价办法》《河南中医药大学评学工作实施办法》《河南中医药大学教学督导工作条例》《河南中医药大学关于进一步完善我校听课制度的意见》《河南中医药大学学生教学信息员工作实施办法》《河南中医药大学院部本科教学工作评估实施办法》《河南中医药大学关于加强学校内部教学质量保障体系建设工作的实施意见》《河南中医药大学本科教学质量评价标准》等,打造"一保证二评价三标准四组织五参与六系统"的教学质量保障体系,即:一保证——保证学校人才培养目标的实现;二评价——内部评价与外部评价相结合;三标准——制定教学管理、教学建设和教学过程各教学环节质量标准;四组织——建立学校决策层、教学委员会、职能部门、教学院部四个层次的质量保障组织;五参与——五类主要利益方和广泛利益方（管理人员、教师、在校生、毕业生、用人单位）参与质量保障;六系统——六个系统包括决策指挥、质量管理与监督、质量评估、信息收集与反馈、质量改进、资源保障等。从而构建多层面、立体化本科教学质量监控与保障体系,以国家新一轮审核评估和专业认证要求为标准,保障学校教学各环节有序运行。

（三）规范标准:制定教学各环节质量标准,规范教学运行

根据我校人才培养目标,结合人才成长规律,以国家相关质量标准为基本依据,并结合教学规律和自身特色,针对各主要教学环节,制定了包括教学质量保障、教学基本建设（师资队伍建设、专业建设、课程建设、教材建设）、师资队伍建设（师德师风、人才引进、师资培养、评聘管理、奖惩机制）、教学过程管理（培养方案制定、备课、课堂教学、第二课堂、实践教学、考试、本科毕业生）等在内的 70 余项主要教学环节质量标准。通过细化教学过程的重要环节,梳理各环节的质量要求和质量标准,以标准约束和规范教学运行,评价教学质量,完善学校教学质量保障体系,促进提高教学水平。

(四)过程监控:注重过程监控,及时改进提高

完善教学运行过程管理,坚持教学检查与专项评估相结合,建立了教学质量常态监测长效机制,加强质量监控,及时了解、诊断存在问题,完善教学质量保障体系,推动教学工作持续改进。

1. 教学检查

结合教学进度,学校每学期进行定期和不定期的教学检查。一是期初检查,主要检查开学初的教学工作准备、教师第一堂课上课情况、学生课堂纪律、后勤保障、各类教学管理等环节的运行情况;二是期中检查,主要检查理论教学、实验实践教学、教师集体备课以及教风、学风与教学管理情况;三是期末检查,主要检查考试组织、考务管理、教师命题和学生的考风考纪等常规教学工作;四是定期开展教学设计、讲稿、学科集体备课、实验及临床技能考核、形成性评价、试卷、毕业论文(设计)等重要环节的专项教学检查,不定期开展任选课随机教学检查。

2. 听课制度

建立了完善的听课制度,校领导、各教学院部及职能部门负责人、各学科(教研室)主任按规定深入教学一线进行听课,及时发现和解决教学运行中存在的问题。

3. 教学督导

坚持实施校院二级督导制度,校级督导团工作侧重专业、课程全覆盖,学院督导组工作侧重对部分教师进行跟踪听课和点对点辅导,二者分工协作,相互配合。编写教学督导工作手册,督导专家通过随堂听课和课后评价,与教师、学生面对面交流指导,填写《教学质量评价表》《学生学习质量评价表》,并针对教学运行、教学管理、教学服务全过程各环节存在的问题开展系列专项督导活动,通过召开各级各类座谈会,撰写专题调研报告,召开年度教学督导研讨会等形式,客观及时地向学校领导和教学行政管理、教学服务部门反馈教学质量建设状况和存在的问题,提出工作改进建议。2020年,教学督导召开师生座谈会7场,提交调研报告12份,共参与听课评课4000余课时,对学校各类型课程评价情况如表1-1所示。

表 1-1　各课程类型学校督导评价情况

课程类型	教学督导评价得分
研究生课程	99.09
实训课	97.86
实验课	96.99
理论课	95.99
体育课	92.58
平均水平	96.09

4. 信息反馈

教学部门、督导专家和学生信息员将收集到的关于教学设备、教师教学、学生学习、后勤保障等方面的信息和意见,通过师生座谈会、教学工作例会、调研报告等方式及时反馈和整改。2020 年,共收到师生座谈会反馈意见70 余条,师生通过网络平台反馈意见 300 余条。通过分析学生对课程或教师的改进建议,发现学生对师生互动、课时安排、课程知识、作业布置及讲解、PPT 课件方面的改进需求较强烈。对于学生的建议学校及教师应有针对性地进行改进,从而进一步提高教学质量。

5. 自我评估

(1) 评教评学。依托第三方教学质量评价,每学期实行日常随堂评价、期中阶段性评价、期末终结性评价相结合的教学质量评价模式,建立多元化的教师教学质量及学生学习质量评价体系。教学质量多元化体现在质量标准多元化(包含课堂教学、实验教学、体育教学、实训教学、临床实习带教等)、评价内容多元化(包含教学大纲执行、教师备课、辅导答疑、实验报告批改情况、实验及体育课防护措施、师德师风及学生学习效果等)、评价主体多元化(包括任课教师、学生、督导专家、同行专家、管理人员)等方面,采取网上评教、评学的形式,对教师的教学质量及学生的学习质量进行客观公正的综合性评价,并形成《评教评学分析报告》,向校领导、相关职能部门、院部反馈。

(2)组织与实施。每学期末,采用网上评价或填写相应评价表评价的方式,教师教学质量评价采用以学生评价为主、其他评价为补充的综合评价方式,综合评价成绩中学生评价占 60%,督导专家评价占 20%,同行专家评价占 20%。综合评价成绩作为教师职称晋升、评优评先的重要参考依据。如,参加职称晋升教师,5 年内至少须有 2 次综合评价成绩为优秀;各学院年底绩效工资与学院该年度教学质量评价平均成绩在全校的排名挂钩。

(3)结果分析。2019—2020 学年第二学期教学评价覆盖本科课程 1653 门次,覆盖研究生课程 86 门次。教学质量综合得分反映了学生对教学的整体认可程度。学生对本科、研究生教学质量的综合评分(分别为 95.78 分、96.25 分)均在 95 分以上,学生对本科、研究生课程教学的整体认可度均较高。

从具体指标来看,学生对本科课堂教学中"教学进度安排接受情况"方面的评分(97.38 分)相对较高,体现了本科课堂教学进度安排较为合理;与此同时,学生对研究生课程教学中"教学进度安排接受情况""疫情下树立正确价值观""课程教学目标清晰度"方面的评分(分别为 97.50 分、97.00 分、96.90 分)也相对较高,体现研究生对上述方面认可度较高。需要注意的是,学生对本科课堂教学中"在线教学平台满足教学需要""在线课程满意度"方面的评价相对较低,对本科实验教学中"实验课教学方式满足教学需要"方面的评价较低,对研究生课程教学中"在线教学平台满足教学需要"方面的评价较低,一来是受疫情期间线上授课条件所限,二来提醒学校在上述方面需要进行有针对性的改进和提升。具体可通过以下几个方面。

1)院部本科教学工作、专业、课程评估。制定了科学、合理、操作性强的《河南中医药大学院部本科教学工作、专业、课程评估工作方案》,以评促建,以评促改,逐步实施。学校组建评估专家组,分别对各个教学单位的本科教学工作、专业、课程进行了评估。各学院根据指标体系要求进行自查自建,通过评估,专家深入了解了院部的教学情况、查找了存在的问题、提出了合理化的建议,从而为院部下一步深入推进教学改革,不断加强内涵建设,提升教育教学质量奠定了基础,同时也进一步完善了我校内部教学质量保障体系。

2)教材、试卷评估。采用网上评价的方式,组织任课教师、学生对相关教材进行评估。每学期由全体授课教师和学生参与教材评估工作,每年度,由教学督导专家从全校考试课中随机抽取试卷,按照《试卷质量评价办法》进行评估。2020—2021 学年第一学期,共抽查期末试卷 50 门,其中优秀 43 门,良好 7 门。

3)毕业生质量评价。每年召开毕业生、用人单位座谈会,采用问卷调查、座谈等方式对毕业生的就业情况、工作表现、业务能力、职业素质和发展等方面内容进行调研,并将有关信息统计、汇总,了解毕业生对学校教学工作的意见和建议,为学校的教育教学改革、专业设置与调整、人才培养方案修订、毕业生就业指导等提供参考依据。

4)外部评估。学校每年均委托独立、专业的第三方机构开展毕业生就业质量调查,形成学校就业质量年度报告并向社会公布,为学校合理规划办学、调整专业结构、人才培养方案修订等方面提供参考依据。我校中医学、中药学专业分别通过了教育部中医学类专业教学指导委员会专家和中药学类专业教学指导委员会专家的认证。通过认真梳理中医学、中药学专业取得的成绩和存在的不足,学校进一步强化了"以学生为中心"的教育理念,推进了教育教学改革,凝练了办学特色,规范了学校各项管理工作,提升了学校内涵建设。

(五)手段促进:建设信息化平台,引入第三方评价

搭建了基于互联网的教学评价信息平台,引入了第三方评价,建立了自身的本科教学状态数据库平台,实现教学质量数据的信息化和系统化,形成长效的闭环式教学质量保障运行机制,打破了以往教学评价方法过于简单、手段单一、评价节点滞后、教师被动接受评价的困境,将教学评价结构细分为即时性评价、期中评价、期末评价三个阶段;形成了学生、督导、同行、领导干部的多角色评价;实现了多维评价、多级参与、智能分析的教学评价与改进运行监测机制。

(六)持续改进:内部监控、内外评估共促质量提升

通过内部教学质量监控,结合校内自我评估和校外教学评估等手段,认真梳理和剖析发现的问题及其原因,及时纠正,采取必要措施加以改进,并对纠正与改进措施的有效性进行评价,有效促进教育教学质量的全面提升。

1.以完善保障体系落实质量改进

学校建立了校院两级教学质量保障体系,明确校院两级党政一把手为教学质量第一责任人,通过教学检查、三级听课、内部评估、外部评估以及校院两级教学督导持续改进教学质量。

2.以广征意见建议促进质量改进

学校注重由教师、学生、用人单位、主管部门等主要利益方和广泛利益方参与教育评价,通过多种方式广泛听取、积极吸纳各方对学校教育教学的意见和建议,不断改进教育教学质量。

3. 以健全奖惩机制保障质量改进

加强基层教学单位的工作绩效考核,结合教师职称评聘和考核制度,加强教学绩效在职称评聘和业绩津贴中的体现和比重;出台对获得重大科研、教学项目和成果的团队进行绩效奖励的实施办法;评选"教学名师""教学标兵"等,鼓励中青年教师投身教学;建立教授为本科生上课、教学事故认定与处理等约束机制,促进教师不断提高教学技能和教学质量。

(七)质量文化:建设校园质量文化,强化师生质量保障意识

通过教学质量监控与保障体系的实施和运行,建设学校质量文化,在师生中形成自觉的质量保障意识,引入更多的利益方广泛参与学校质量管理工作,打造全员、全过程、全方位育人。

四、研究成果

(1)通过充分研究高等教育教学规律,在学校原有的教学质量监控与保障工作的基础上,结合我校的具体情况,制定了完善的规章制度,形成了"监控—评估—反馈—改进"闭环管理的质量保障运行机制,构建了符合高等教育特点、能够可持续发展、具有一定标准化意义的教学质量监控与保障体系。

(2)根据我校人才培养目标,结合人才成长规律,以国家相关质量标准为基本依据,并结合教学规律和自身特色,针对各主要教学环节,制定了包括教学质量保障、教学基本建设(师资队伍建设、专业建设、课程建设、教材建设)、师资队伍建设(师德师风、人才引进、师资培养、评聘管理、奖惩机制)、教学过程管理(培养方案制定、备课、课堂教学、第二课堂、实践教学、考试、本科毕业生)等在内的 70 余项主要教学环节质量标准。通过细化教学过程的重要环节,梳理各环节的质量要求和质量标准,以标准约束和规范教学运行,评价教学质量,完善学校教学质量保障体系,促进提高教学水平。

(3)从学生角度出发,根据学生专业学习中存在的问题,组织编写各专业课程学习指南,为学生在专业课程学习中养成良好的学习习惯和树立专业自信心,提供科学、规范的指导。

(4)搭建了基于互联网的教学评价信息平台,引入第三方评价,建立了自身的本科教学状态数据库平台,实现教学质量数据的信息化和系统化,形成长效的闭环式教学质量保障运行机制,打破了以往教学评价方法过于简单、手段单一、评价节点滞后、教师被动接受评价的困境,将教学评价结构细

分为即时性评价、期中评价、期末评价三个阶段;形成了学生、督导、同行、领导干部的多角色评价;实现了多维评价、多级参与、智能分析的教学评价与改进运行监测机制。

五、创新点

(一) 制定完善的教学各环节质量标准,规范教学运行

适应教学改革过程中的新形势,根据人才培养目标和人才成长规律,以国家相关质量标准为基本依据,并结合教学规律和自身特色,吸收其他高校先进经验,制定符合学校人才培养目标的教学各环节质量标准,保障教学工作规范运行。

(二) 构建完善的教学质量监控与保障体系,形成闭合循环运行机制

构建包括决策指挥系统、质量管理与监督系统、质量评估系统、信息收集与反馈系统、质量改进系统和资源保障系统在内的多层面立体化教学质量监控与保障体系,"监控—评估—反馈—改进"闭环运行,不断推动教学改进,形成可不断创新、持续发展的运行机制。

(三) 增强师生质量意识,促进高校质量文化建设

通过构建和不断强化教学质量监控与保障体系,促进高校质量文化建设,在师生中树立自觉的质量保障意识,形成教师、学生、管理人员、家长、用人单位等广泛利益方参与的创新型教学质量监控与保障模式,共同推动和保障高校教育教学质量不断提升。

六、推广应用价值和效果

课题结合教学规律和我校自身特色,针对各主要教学环节,制定了主要教学环节质量标准。通过细化教学过程的重要环节,完善学校教学质量保障体系,促进提高我校教育教学水平。遵从教育教学规律,组织编写各专业课程学习指南,为学生专业课程学习提供了科学、规范的指导。

形成了"监控—评估—反馈—改进"闭环管理的质量保障运行机制,构建了符合高等教育特点、能够可持续发展、具有一定标准化意义的教学质量监控与保障体系。我校教学质量保障体系建设情况被《河南日报》、"河南教育新闻网"等媒体进行了报道宣传。

通过教学质量保障体系的良好运行,学生学习效果与教学质量的不断提升形成了良性循环,也不断促使学校教学管理机制趋向完善,办学水平不

断提高,人才培养质量持续提升。近年来,我校教师教学质量评价成绩优秀率稳步提升,学生学习效果不断提高:2020 年,我校教师在省部级教学竞赛中获奖 10 人次,厅级教学竞赛中获奖 23 人次,本科专业毕业生就业率达 90% 以上,对用人单位进行的问卷调查统计分析结果显示,90% 以上的单位对我校毕业生的总体工作表现表示满意。广大毕业生以勤勉务实、诚信奉献的素质特色赢得了良好的社会声誉。近年来,我校中医学、中药学等专业获得了教育部教学指导委员会认证专家组的充分肯定,通过了专业认证,学校教学工作通过了教育部审核评估。本课题的研究成果对同类高校具有借鉴价值和辐射作用,产生了良好的社会影响。

第二章

人才培养模式与专业建设成果报告

第一节　特色中医传承教育模式的建立及其与院校教育模式的比较研究①

一、研究背景

自中医学肇始,人才培养就是其延续学术思想和诊疗技能的重要任务之一,而学校教育和师承教育是其最具代表的培养方式。中医的"学校"教育始于晋代,以后各朝代均开设了类似的中医人才培养机构,民国时已经有了所谓的"中医学校",但从本质上看仍是师承教育,能够接受这种教育的人数毕竟寥寥。可以说,新中国成立以前两千多年的中医学传承,主要依靠师徒授受或家学相传的人才培养模式。师承教育的最大特点是将临证贯穿于教学过程的始终,注重经典、传统文化和导师经验的学习,并有助于医德的培养。然而单纯师承模式存在的不足也显而易见,首先表现为因导师知识结构、阅历、性格、临床技能和擅长领域的不同,过于强调一师之技、一家之言,难以做到兼收并蓄、博采众长,往往使学生知识结构和认识能力受限;其次,个体传授的教育模式成本相对较高,难以大量培养能适应现代社会需求的中医药人才。

新中国成立后,中央政府大力扶持中医学的发展,1956 年中医药高等院校建立,2020 年,全国高等中医药院校有 44 所(《2020 年中医药事业发展统计提要报告》)。60 多年来,高等中医药教育培养了数十万中医药专门人才,中医药院校毕业生遍及全国医疗、教学、科研、生产、经营、管理等工作岗位。

---

① 该成果 2013 年获得河南省高等教育教学成果特等奖,主持人:郑玉玲,证书编号:豫教〔2013〕16677。

然而,单纯院校式的中医人才培养模式逐渐显现出局限性。主要表现在:①理论教育与临床实践脱节:中医学是一个实践性很强的医学,他的发展建立在大量的临床基础之上,而院校所进行的基础理论教育、专业理论教育、临床实习三段式教学模式,人为割裂了理论和实践的有机联系,一定程度上影响了学生临床技能的培养、理论与实践的结合。②规模化教育难以因材施教:创新能力、适应能力和实践能力是评价高质量人才的关键标准,也是中医教育的重要目标之一。中医院校教育规模的扩大,"一刀切"的教学方法难以根据学生的不同个性、特点和基础,提出不同的正面的学习期待,从而产生积极的心理定势。忽略了学生的个体差异性和主观能动性,使其处于被动和消极的地位,逐步丧失探索和钻研的兴趣,因材施教及创新能力的培养无法落到实处。③课程设置不尽合理:首先,中医课时比例不足。有学者对部分中医院校的课时进行调查,除去公共课程等非医学教育课程以外,西医课程约占 27.40%,中医学课程约占 43.84%。其次,人文课程学时较少。中医学有其形成的特殊年代和特殊的思维方式,对中国传统文化的熟悉和掌握,是学好中医学的必要前提。我国中医院校的人文课程几乎全为选修,且仅占总学时的 8%左右。再次,中医经典课程逐渐被边缘化。中医院校教材内容来源于中医经典的提取和简约,其利于普及的优点和其割裂中医学系统性与整体性的不足一样明显。④师资力量相对薄弱:规模化教育带来的是生源的迅速增加,相对的是师资的不足、队伍的年轻化、部分教师中医基础理论和临床技能薄弱、教学经验缺乏等。

因此,探索中医教育方法,研究中医人才培养的最佳模式,以便快出人才,出好人才,已成为学界迫在眉睫的重要课题。不少学者认为,中医教育必须改变单一院校教育模式,采取院校教育和师承教育相结合的新型培养方法。近年来,师承教育试点工作逐渐在多所中医院校展开,积累了部分经验。我校自2008年起开始酝酿特色中医传承人才的培养,拟建立富有特色的中医传承人才综合培养模式。有关中医人才培养模式的讨论常见诸报端,对两种教育方式进行比较研究的文章虽然偶有登载,但多限于个例式的回顾或理论与逻辑方面的推断。严谨、科学的实证对比研究鲜见;就特定培养人群,从认知策略研究两种教育模式对中医人才培养的影响目前未见报道。

有鉴于此,我们拟通过科学的设计,将神经心理评估与神经影像相结合,并引入 ERP(event-related potentials)技术探讨不同人才培养模式对认知策略的影响;同时从卫生经济学角度评估不同培养模式的教育成本,对中医传承教育与院校教育模式进行利弊得失的实证比较研究,为教育及管理部门科学决策提供客观依据,为全国高等中医院校教育模式的改革提供思路和借鉴。

二、研究思路与方法

(一)研究思路

2008 年,我们着眼于社会对中医药人才的多元需求,遵从中医学自身发展规律,结合学校实际,在大量调研的基础上,提出了河南中医学院"中医传承人才、中医应用人才、医药相关人才"立体多维人才培养模式的顶层设计,并认为学校当前对中医传承人才的培养尤显不足,应加大力度,为日后成就专业思想巩固、中医功底深厚、医术精湛、医德高尚、兼知国学和现代医学,省内领先、国内知名的中医大家奠定坚实基础。

河南是医圣张仲景的故乡,具有悠久的中医药传统文化。因此,我们立足于中原的社会、经济、文化环境,秉承"厚基础,重经典与临床,突出仲景特色"的理念,构建"院校教育与师承教育相互结合,班级制与导师制相互补充"的特色中医人才培养模式。开办以继承仲景学术思想为主的中医传承人才实验班,课程设置以中医核心课程为主线,将经典模块置于课程体系的核心地位,突出传统,突出经典,加强临床实践,强化经典背诵。目的在于培养具有深厚的中国传统文化及扎实的中医理论功底;具有坚定的中医职业信仰和中医诊病的思维方式;具有熟练运用中医传统方法诊疗各科疾病及疑难杂症的能力;具有对仲景学说有系统学习和研究,能为患者提供真正中医诊疗服务的高级专门人才。

我们在充分调研基础上形成了较为清晰的包括培养目标、课程体系、实践教学、考评体系、教师队伍、教学方法、创新能力、多途联合的综合培养模式;并尝试从专业综合知识、现场病案分析、临床诊疗技能、教育成本等方面评估两种教育模式的利弊得失;进而探究两种培养模式下学生可能存在认知策略差异的神经电生理机制,为进一步完善中医人才培养模式提供科学依据,为上级教育及管理部门提供具有说服力的教改建议。

(二)研究方法

1. 调查研究法

系统收集全国其他高等中医药院校师承教育试点情况及相关资料,采用专家问卷调查(Delphi 法)、学生自评问卷、教师座谈会、学生座谈会等方式对教学过程的各个环节进行跟踪,并对调查资料进行分析、综合、比较、归纳,为课题设计提供基础和借鉴。

2. 文献研究法

通过文献研究获取资料,全面、准确地把握传承教育与院校教育的历史和现状,为课题研究方案的设计与制定提供依据。

3. 专题论证

学校多次组织河南省卫生厅与中医药管理局领导、知名专家、名老中医、资深教授、高学历人才等专家,召开专题论证会,针对开班的目的和意义、学生来源、导师选聘、课程设置、管理与考核及与培养方案相关的诸多问题进行论证,力促独具特色的中医传承综合培养模式的形成与完善。

4. 定量与定性研究相结合

针对本课题新型中医传承人才综合培养模式构建、人才培养质量及教学过程多个环节的评价体系等主要以定性研究为主。在中医传承人才综合培养模式与院校教育模式的比较研究中主要以定量研究为主,并进行统计学处理。

5. 实验室试验法

针对本课题的研究目标,采用事件相关电位(ERP)技术测试两种模式所培养学生认知策略的 ERP 特征,探索不同人才培养模式对认知策略的影响,并揭示其可能的神经电生理机制。

6. 比较法

本课题研究采用实证比较研究法对不同培养模式下学生专业基础知识、临床诊疗技能、认知策略及教育成本等方面进行对比分析,以全面了解不同培养模式可能存在的效果差异。

7. 分散独立研究与集中研讨相结合

设立总课题组,在总课题组的领导下进行相关内容的研究,在总课题组下分设项目组,主要包括:教学运行组、考试考核组、实验实训组、质量考评组、师资建设组、项目测试组。采用分散独立研究与集中研讨相结合;以子课题研究活动为主,总课题负责人分别参加各子课题的研讨活动;在此基础上,总结各个分课题组的研究报告和成果,结合课题整体研究情况,撰写研究报告,对课题整体科研情况进行总结和评估。

三、主要研究内容

(一)建立富有特色的中医传承人才综合培养模式

1. 构建课程体系

在院校教育普通全日制中医学本科专业课程体系的基础上,重中医经典,强中医临床,增加传统文化等课程模块的学时数,相对减少西医课程模块的学时数,构建中医学专业传承人才培养课程体系。

2. 实行轮流跟师

院校教育与师承教育相结合,早临床,多临床,从二年级始轮流跟师,实行多导师制,强化临床实践。

3. 改革教学方法

将案例式、讨论式和项目式(project-based learning,PBL)的先进学习理念与传统师承教育精髓融入教学过程。

4. 拓展第二课堂

开展经典诵读、名家讲座、学术交流、读书成才活动等辅助培养措施,拓展第二课堂。

5. 组建教研机构

成立河南中医学院内经研究所、仲景医药研究所、热病研究所,对中医经典教学及中医学术传承做专门研究。

6. 实行联合培养

实行学校和政府、学校和医院、学校和企业联合培养,学校和河南省中医管理局双班主任制,河南中医学院第一附属医院、第二附属医院、第三附属医院提供实践教学基地,河南省皖西制药股份有限公司单独在该实验班设立"仲景奖学金"。

7. 建立质控体系

制定各主要教学环节质量标准,构建组织体系、制度体系、评价体系和反馈体系"四位一体"的教学质量监控体系;导师制、诵读制分别考核,毕业综合考核和毕业论文撰写评定等考核,建立成绩考核体系(包括形成性成绩和终结性成绩考核)。建立科学、合理的质量考评体系及质量监控体系,确保人才培养质量。

(二)中医新型传承人才培养模式与院校教育模式的比较

建立中医新型传承人才综合培养模式,并通过与既有的院校教育模式进行实证比较研究,为进一步完善中医人才培养模式提供科学依据,为上级教育及管理部门提供具有说服力的教改建议。

四、实施方案与方法

(一)建立特色中医传承人才综合培养模式的方案与方法

1. 普通中医学专业(简称普通班,即院校教育)培养方案

(1)教学计划。中医学专业 5 年制本科,每学年按 50 教学周计,其教学安排为:理论与实验课教学 200 周,用于在校期间理论课、实验课教学;利用假期安排预实习(原则上每个寒假安排 10 天,每个暑假安排 15 天);第六学期课程结束后安排教学实习 4 周;第五学年的两个学期安排毕业实习 46 周;毕业实习前进行模拟中医学执业医师实践技能测试,毕业实习结束后,模拟中医临床执业医师理论测试。

(2)课程设置。课程结构分为必修课、限定选修课、任意选修课三大类。课程模块设置分为五种,分别为:①公共课程模块(包括社科、外语、体育、计算机);②资格考试课程模块(执业资格考试课程);③中医文化课程模块(中国传统文化概论、国学经典导读、中医思维学);④专业课程模块(包括中西医基础、临床课程);⑤课改实验课程模块(包括医学实验基本操作技能、基础形态实验、机能实验、生化与分子生物学实验、诊断学基础实验、临床技能实验)。

(3)实行学分制。理论课 200 学分,其中必修课 140 学分(70%),限定选修课 40 学分(20%),任意选修课 20 学分(10%);实习 52 学分,其中教学见习 2 学分,模拟执业医师实践技能测试 3 学分,模拟执业医师理论测试 3 学分,毕业实习 44 学分。

(4)成绩考核。成绩考核形式分考试、考查两种。各门课程均在规定时间内进行考试,尽量利用计算机系统管理题库,做到考教分离,加大客观题机读阅卷的比例。除书面考试外,增加实践操作技能的考核。形成性成绩与终结性成绩相结合,在教学过程中,加强提问、练习、实验、见习等成绩的

考核。平时成绩、操作成绩及期末书面成绩,均按相应比例计入总分。毕业实习期间,各科实习结束时,进行成绩考核。

（5）毕业与学位授予。根据教学计划规定的课程考试成绩合格,达到规定的学分者准予毕业。同时达到规定的绩点要求及各类综合考试,根据《中华人民共和国学位工作条例》《河南中医学院关于授予学士学位的规定（试行）》授予医学学士学位。

2.中医学专业（仲景学术传承实验班,即传承教育）培养方案

在上述中医学专业院校教育模式基础上,仲景学术传承实验班（简称仲景班）进行了如下改革:

（1）课程设置改革。学分制改为学年制,调整课程设置,以中医核心课程为主线,突出传统、突出经典,加强临床实践,强化经典背诵,改革培养方案,制定导师制、诵读制、名家讲座、读书活动等实施办法。见表2-1。

表2-1　仲景班（传承教育模式）与普通班（院校教育模式）课程调整比较

模块名称	实验班		普通班	
	学时	比例（%）	学时	比例（%）
公共课程模块	852	17.7	1000	23.6
中医基础课程模块	648	13.5	486	11.5
中医临床课程模块	387	8.0	580	13.6
中医经典课程模块	682	14.2	342	8.1
传统文化课程模块	162	3.4	126	3.0
传统技能课程模块	518	10.8	186	4.4
西医课程模块	670	13.9	1519	35.8
导师制、诵读制、名家讲座	892	18.5	0	0

在课程结构上,仲景班增加传统文化课程、经典课程学时,进行中医传统文化熏陶,训练学生中医思维能力;传统技能进一步强化,传授学生传统的中医理论和特色技能,开设课程实用性强,训练学生的实际动手能力和临床操作能力;西医课程减少,巩固实验班中医特色。普通班课程设置中中医

类课程占 40.6%,西医类课程占 35.8%,中西医课程比为 1.13 : 1;仲景班课程设置中,中医类课程占 68.4%,西医类课程占 12.8%,中西医课程比为 5.34 : 1。

(2)增加导师制、诵读制、名家讲座等辅助培养措施。制定有《中医学专业(仲景学术传承实验班)导师制实施方案》《中医学专业(仲景学术传承实验班)中医基本功培养方案》,包括诵读制、名家讲座、读书成才活动。

(二)特色中医传承教育与院校教育比较研究的实施方案及方法

1.对象及分组方法

在河南中医学院 2009 级中医学类专业第一学年结束时,采取自愿报名,经笔试,公开选拔 40 名学业优秀学生进入仲景传承实验班(即传承教育组),同时按性别比例、成绩相当,从中医专业未报名学生中选取 50 名学业优秀学生作为对照组(即院校教育组)。两组同一门课程原则上由同一老师或经过培训的职称相同的教师授课。

2.测试及比较方法

(1) 问卷调查。专家问卷调查(Delphi 法)、学生自评问卷、评判性思维态度倾向性(CTDI-CV)调查表。

(2) 专业知识竞赛(笔试)。中医综合(中基、中诊、中药、方剂)、诊断学基础(诊断学、影像诊断学)、中医四大经典等。

(3) 现场病案分析及诊疗技能测试。进行现场病案分析测试、中医基本诊疗技能测试。

(4) 认知策略测试。采用事件相关电位(ERP)技术探讨两种模式所培养学生认知策略差异可能的神经电生理机制。

(5) 卫生经济学评价。从卫生经济学角度评价两种教育培养模式教育成本。根据学生学费、财政拨款以及实验班学生导师津贴、跟师交通费、学术交流、名家讲座、诵读考核、PBL 教学等成本,核算每个学生的平均费用。

3.统计学方法

资料采用 SPSS13.0 统计分析软件建立数据库,并进行统计处理。定量资料采用均数±标准差($\bar{x}\pm s$)描述,组间比较采用重复测量方差分析、t 检验;定性资料采用频率指标描述,组间比较采用卡方检验或者非参数检验。检验水准 $a=0.05$,以 $P<0.05$ 判断差异有统计学意义。

(三) 技术路线

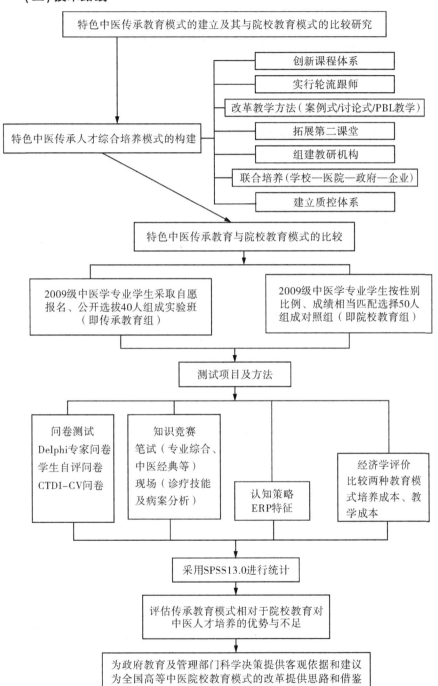

特色中医传承教育模式的建立及其与院校教育模式的比较研究

特色中医传承人才综合培养模式的构建

- 创新课程体系
- 实行轮流跟师
- 改革教学方法(案例式/讨论式/PBL教学)
- 拓展第二课堂
- 组建教研机构
- 联合培养(学校—医院—政府—企业)
- 建立质控体系

特色中医传承教育与院校教育模式的比较

2009级中医学专业学生采取自愿报名、公开选拔40人组成实验班(即传承教育组)

2009级中医学专业学生按性别比例、成绩相当匹配选择50人组成对照组(即院校教育组)

测试项目及方法

问卷测试
Delphi专家问卷
学生自评问卷
CTDI-CV问卷

知识竞赛
笔试(专业综合、中医经典等)
现场(诊疗技能及病案分析)

认知策略
ERP特征

经济学评价
比较两种教育模式培养成本、教学成本

采用SPSS13.0进行统计

评估传承教育模式相对于院校教育对中医人才培养的优势与不足

为政府教育及管理部门科学决策提供客观依据和建议
为全国高等中医院校教育模式的改革提供思路和借鉴

五、研究成果

(一) 建立独具特色的中医传承人才综合培养模式

1. 确立了中医学 (仲景学术传承实验班) 专业培养目标

培养适应经济社会发展和中医药事业发展需要：德、智、体、美、劳全面发展，具备较扎实的古汉语和中国传统文化基础，能顺利阅读和研究中医古典文献，熟读中医经典，突出继承仲景学术思想；掌握系统扎实的中医药学基本理论，具备熟练运用中医诊疗方法辨治临床常见病、多发病的能力；掌握必备的现代医学知识，具有较强自学能力和一定的科研创新能力的中医传承人才。

2. 构建了中医学 (仲景学术传承实验班) 专业课程体系

围绕加强"四种能力"培养(即人文素养高、中医理论功底扎实、中医思维能力强、实践动手能力强)，按照"模块定位，整体优化，突出特色"的原则构建课程体系，优化课程设置。公共课程模块，培养学生基础素养；传统文化课程模块，培养学生人文素养；中医基础课程模块，为学生打下中医基础理论功底；中医临床课程模块，培养学生中医思辨及临床诊治能力；中医经典课程模块，强化经典学习，为综合提高课程；传统技能课程模块，为中医基本功及其实训课程；西医课程模块，培养学生现代医学素养。

进一步调整课程内容，在中国传统文化基础培养上，我们开设"国学经典导读""中医思维学""中医哲学基础""中国传统文化概论""中原文化"等课程，"大学体育"改为"中国传统保健体育"，主讲太极拳、太极剑、八段锦等功法。基本思想是在学生进入专业知识学习之前，先进行中国传统文化的熏陶，帮助学生转变思维模式，培养学生的传统思维能力，为学习、继承与发扬中医学术思想打下坚实基础。遵循中医教学规律，强化中医经典课程的学习。大幅增加"黄帝内经""伤寒论""金匮要略"和"温病学"等经典课程的学时，精讲、精学经典课程，改革经典课程的考核模式，增加固定比例的背诵题型，以加强学生基本理论和经典背诵等中医基本功的训练，培养学生类比思维、意象思维、整体思维等中医药学独具特色的思维方式，以及在正确的方法论指导下运用经典理论解决临床实际问题的能力。

3. 建立了"实验教学+预实习+实训教学+实习教学"的实践教学体系

在"教学实习+毕业实习"的基础上，导入预实习和模拟实训两个实践教学环节，构建"2+2"四位一体的临床实践能力培养体系。完善和修订中医学专业(仲景学术传承实验班)实验教学大纲，根据需要调整了西医学实验项目,加强实验操作能力培训,提高综合性和设计性实验比例,通过综合性、设计性实验,培养学生实际动手能力、综合操作能力和解决实际问题能力。

在医学实践课的教学中,为使学生"早临床、多临床",创新建立了预实习机制,即学生入学后前三个学年的 5 个寒暑假中安排 5 次预实习,同时在该专业学生中实行"导师制",为学生配备临床和教学经验均丰富的导师,指导学生参与临床实践,时间不少于 1 天/每周。通过临床指导传授学生临床知识,培养其中医辩证思维,提高其操作技能,促进学生理论知识和临床实际的有机结合。构建新型的教学关系,能够使教师更好地指导学生学习,充分发挥学生的学习潜力,提高其发现、分析和解决问题的实际能力,为其将来进入临床工作奠定坚实的基础。

4. 完善了中医学 (仲景学术传承实验班) 专业考评体系

制订各主要教学环节质量标准,根据人才培养目标定位,构建组织体系、制度体系、评价体系和反馈体系"四位一体"的教学质量监控体系;制订导师制、诵读制、毕业综合考核、毕业论文撰写评定、成绩考核(包括形成性成绩和终结性成绩考核)等有关文件;建立科学、合理的质量考评体系及质量监控体系,确保人才培养质量。

(1)中医学(仲景学术传承实验班)专业课程考试体系。经过多次调研、论证,逐步建立了中医学(仲景学术传承实验班)专业课程考试体系,体系分为四个部分:课程总成绩评分办法、形成性考核成绩的计算、终结性考核成绩的计算。

1)课程总成绩评分办法。根据课程的性质不同而有所区别,其中考试课的成绩评定为:

课程总成绩=形成性考核成绩×(30~40)％+终结性考核成绩×(70~60)％。

考查课的成绩评定为:

课程总成绩=形成性考核成绩×(70~60)％+终结性考核成绩×(30~40)％。

含有实践环节课程成绩评定为:在形成性考核成绩不低于30%的前提下,由学科根据课程特点,确定总成绩中形成性考核成绩和终结性考核成绩所占比例。

为鼓励教学改革,经教学管理部门同意,形成性考核成绩在课程总成绩中所占比重可进一步提高。

2)形成性考核成绩的计算。"应得分"的确定:任课教师根据该门课程本学期实际上课次数、学生人数、授课计划拟定考勤方法、上课提问次数和收作业次数等,确定该门课程形成性考核成绩"应得分"("实际得分"低于"应得分"的60%,取消该生本门课程的期末考试资格)。

"实际得分"的确定:考勤上每旷课一次扣2分,每迟到、早退一次扣0.5分,直至扣完该项应得分为止。无故旷课达到学科规定或课程教学要求的课时数时,取消该学期课程的期末考试资格。

形成性考核成绩的判定可采用作业、阶段性学习测验、教学实践活动、专题讨论、课堂提问、小组学习、学习笔记等不同形式,具体形式和成绩评定标准由学科根据课程特点确定。

3)终结性考核成绩的计算。包括期末考核、毕业综合理论考核、毕业论文答辩等。

期末考核:由任课学科负责命制试题,根据课程性质确定采用开卷或闭卷形式考核。考核试卷由课程所在学科流水作业评判,给出终结性考核成绩。

毕业综合考核、毕业论文:学生毕业前完成毕业综合考核和毕业论文撰写,教务处和各院系组织相关专家对毕业综合考核和毕业论文评定成绩。

(2)"四位一体"的教学质量监控体系。根据教育教学规律和该专业的特点,初步构建了包括组织体系、制度体系、评价体系和反馈体系"四位一体"的教学质量监控体系。组织体系是实施教学质量监控的根本保证,教学质量管理制度是使教学质量监控制度化、规范化、科学化的重要步骤,对教学过程的各个环节及各项教学建设实施科学评价是实现教学质量监控目标的有效手段,畅通的反馈控制体系则是教学质量监控体系得以良性循环的必要保证。

1)教学质量监控组织体系。在明确责任目标的前提下,对教学质量实行分级管理。主管教学院长作为教学工作的第一责任人,对全院的教学工作负总责;教务处和二级院系从教学运行和管理体系两方面主抓教学活动的组织实施、管理与服务。同时,构建立体化教学质量监控组织体系,二级学院建立教学分委员会、教学办公室、教学督导组,学生中成立教学信息员队伍,各个层次的监控要素包括教学管理人员、学科、课程、教师、学生等。各个层面之间相互联系、相互协调、相互制约,增强教、学、管角色意识,形成良性循环,从而全方位、多角度地监控教学过程中的各个环节,使教学质量得以保证。

2)教学质量监控制度体系。为保障教学质量,规范教学管理,建立了较为完善的教学质量监控制度体系。如教学例会制度、教学检查制度、"三级"听课制度、教学督导制度、青年教师岗前培训制度、新教师及新开课试讲制度,等等。同时,投入资金鼓励教师积极开展教学改革,制定了一系列配套措施和管理办法,一方面激励教师在教学活动中加强培养学生的质量意识,另一方面激励学生在受教育时提高学习自觉性和创新能力。对教学管理人员和教师进行综合考核,把考核结果与各种评优评先、职称晋升、奖金福利等挂钩;对学生实行学分制、奖学金制等管理办法,通过各种知识、技能竞赛活动,调动学生的学习积极性,提高其综合能力。这一系统的实施规范了教学管理和教学过程,保证了教学效果、教学质量和教学秩序。

3)教学质量监控评价体系。在教学质量监控体系制度化运作的基础上,完整地收集教学过程中的各种原始数据和信息。结合期初、期中、期末教学检查制定了课程教学质量、实验教学质量、学生学习质量等评价方案,通过专家听课、学生评教、教学督导等形式对教学质量的各环节进行评价,并在每学期末形成不同层次的教学质量评价报告。开展对教学质量的评价促使教师进一步树立了质量意识,不断改进教学手段与方法,也为该体系的反馈、改进和提高提供了真实的依据。

4)教学质量监控反馈体系。教学质量监控体系的最终环节是将结论及时反馈并监控整改,并将效果较好的教学方法、手段进行总结和推广。我们将收集到的教学信息,进行整理、分类后,通过教学例会、反馈通知书、个别谈话等形式分别回馈给教学管理者、学科、教师及学生,并对整改意见的落实情况进行动态监控。最终形成一个制度化的良性运转的教学质量监控的动态过程。

5.组建了中医学专业（仲景学术传承实验班）导师队伍

（1）建立导师库。遵循中医药人才成长规律,依据名中医成才之路,借鉴国家"师带徒"的培养与考核模式,传承仲景学术思想。遴选高级以上职称、具有丰富的教学和中医临床指导经验,并在本专业领域有较深学术造诣和较强带教能力的资深教师担任导师。通过临床指导传授学生临床知识,培养其中医辩证思维能力,促进学生理论知识和临床实际的有机结合。通过指导学生学习中国传统文化知识,加强人文教育,帮助学生将科学精神和人文精神紧密结合,加深学生传统文化底蕴。注重思想品德教育,在职业道德、医患沟通等方面加强指导,帮助学生树立高尚职业道德、掌握沟通技巧,提高学生的综合素质。

（2）加强师德师风建设。河南中医学院(2016年3月,更名为河南中医药大学)一直重视师德师风建设,秉承"厚德博学、承古拓新"的校训,凸显"立德铸魂、培育德术兼备的中医药人才"的办学理念,开展了"教职工职业道德行为规范""共铸师魂,师生共建"等活动。广大教师已形成了爱岗敬业,严谨治学,从严执教,教书育人的良好传统。2016年,学院涌现出了以全国优秀教师朱艳琴、全国无偿献血状元杨建庭、国家师德师风风范奖获得者崔应珉等为代表的先进模范群体,对培育德术并重的中医药人才具有深远的影响。

6.改革了教育教学方法

（1）开展PBL教学。为使课程教学能够融知识传授、能力培养、素质教育于一体,我们将启发式、案例式、讨论式、基于问题学习(problem-based learning,PBL)等先进理念融入教学全过程,如"中医基础理论""中医诊断学""伤寒论""金匮要略"等课程,教师率先在该班开展PBL教学,激发学生的学习积极性、主动性、创造性,提高独立思考和动手解决问题的能力。将教师讲授与学生自学、讨论和研究有机结合起来,将现代教育教学方法与传统师承教育精髓有机融合,最大限度地提升了学生在校学习和实践效果。同时继续进行考试方法和成绩评价方式的改革,使教学改革取得新突破。

（2）组建教学研究机构。学校专门成立了河南中医学院"仲景医药研究所""内经研究所""热病研究所"等教学研究机构,开展丰富多彩的教学探索活动,不定期举办中医经典教学方法研讨会,对中医经典教学及中医学术传承做专门研究,为中医学的传承教育提供学术支撑。

7.实行了"学校—医院—政府—企业"多向联合培养

仲景学术传承班的开设赢得了国家中医药管理局和河南省中医药管理局等上级管理机构的高度重视。为培养能适应社会需求的中医药优秀人才,我们实行了学校与政府、学校与企业、学校与医院的多向联合人才培养新模式。如实行学校与政府的联合培养,学校与河南省中医药管理局各指派一名班主任——即双班主任制,实行双重管理,教、督结合;与河南省皖西制药股份有限公司联合进行人才培养——设立"仲景奖学金",激励学生学经典、用经典的热情;与我校三所附属医院联合,立足临床实践和跟师学习,培养学生中医临证思维能力和中医临床诊疗技能。

8.培养了学生科研创新能力

（1）定期举办名家讲座。定期邀请省内外著名专家学者开展名家讲座活动或组织学生参加"百家论坛",以达到拓宽学生视野,激发学生学习热情,促进理论创新和学术创新。讲座内容密切结合该专业课程设置,针对性、实用性较强,深受学生喜爱,效果较好。

(2) 拓展学习第二课堂。仲景学术传承班实行多导师制,学校建立导师库,结合导师临床和学生学习实际进行统一规划、合理搭配分组。学生从大二开始,轮流跟师,以利于汲取各家之长。分组每学期调整一次,理论联系实际,早临床、多临床,不间断临床。

与此同时,还实施了经典诵读、学术交流、读书成才等辅助培养措施,鼓励学生开展学术创新科学研究活动,如参加"挑战杯"竞赛,资助"大学生创新学习项目",培养学生科研素质和创新能力;走出课堂参加学术讨论和争鸣,感受领略中医,活跃思想,开阔思路。

(3) 引导学生参与科学研究。构建了校、院两级大学生科研项目平台,校级项目主要包括:"挑战杯"竞赛和校级"大学生创新学习项目";院级项目主要是"基础医学院大学生创新学习项目"。同时,积极组织该专业学生参与科研课题研究、学术报告会和学术论坛等活动,将学生课题研究与社会实践、创新创业有机结合,引导广大同学积极投身科学研究工作,自觉接受创新教育,从而培养其科学研究能力及创新精神。

(二)特色中医传承人才培养模式与院校教育模式的比较

1. 中医传承教育组与院校教育组学生专业知识考试结果分析

中医药人才的培养历经千年的发展,在实践中得到不断检验,师承教育和院校教育的发展充分说明各自在中医药教育方式上的重要地位,如何将二者更好地结合起来,发挥其最大的效能,是需要当今中医高等教育界深深思考和专心研究的重要课题。通过专业综合知识测试,以考察中医传承教育组和院校教育组学生对专业理论知识的掌握情况,为师承教育和院校教育模式研究提供客观依据。

(1)对象与方法。

1)研究对象。在河南中医学院于2009年在全校范围医类专业第一学年结束时,采取自愿报名,经笔试,公开选拔40名学业优秀学生进入试验班(即中医传承教育组),同时按性别比例、成绩相当从中医专业未报名学生中选取50名学业优秀学生作为对照组(即院校教育组)。两组同一门课程原则上由同一老师或经过培训的职称相同的教师授课。

2)研究方法。单人单座,每个考场30人,考试时间为120分钟,进行专业知识考试。①试题知识面。试题知识涉及中医综合(含中医基础理论、中医诊断学、中药学、方剂学)、诊断学基础(含诊断学、影像诊断学)和中医经典课程(含内经、伤寒、金匮要略、温病学)。其中中医综合占120分,诊断学基础占60分,中医经典课程占120分。②试题分值情况。全卷3类大题:第一类大题是单选题,含100小题,每题1分;第二类大题是多项选择题,含100小题,每题1分;第三类大题是判断题,含100小题,每题1分。全卷共300分。

3)统计方法。运用教育统计学原理和方法,对本次专业知识考试试卷各项得分情况进行统计处理,定量资料采用均数±标准差描述,组间比较采用t检验;有序分类资料组间比较采用非参数检验。以上数据均用SPSS 13.0软件包进行分析。

(2)结果。

1)中医传承组与院校教育组专业知识考试总体成绩比较。经统计学检验,中医传承组的中医综合(含中医基础理论、中医诊断学、中药学、方剂学),经典课程(含内经、伤寒、金匮要略、温病学)及理论总成绩明显高于院校教育组,差异有统计学意义($P<0.05$);而诊断学基础(含诊断学、影像诊断学)成绩两组差异没有统计学意义($P>0.05$)。见表2-2。

表2-2　中医传承组与院校教育组专业知识考试成绩对比($\bar{x}\pm s$,分)

班级	n	中医综合	诊断学基础	经典课程	理论成绩
中医传承组	39	79.33±8.08	25.44±5.65	65.10±12.65	170.13±22.57
院校教育组	48	61.79±9.82	24.06±4.79	44.48±9.34	130.33±19.97
t值		8.958	1.207	8.472	8.719
P值		0.000	0.231	0.000	0.000

2)中医传承组与院校教育组中医基础成绩分布比较。中医传承组的及格率为85%,院校教育组的及格率为25%(及格分值为72分),中医传承组的及格率高于院校教育组,差异有统计学意义($P<0.05$)。见表2-3。

表2-3　两组中医基础成绩分数段、及格率比较(人)

分组	人数	≥96	95~84	83~72	71~60	59~48	≤47	及格率
中医传承组	39	1	13	19	6	0	0	85%
院校教育组	48	0	0	12	13	21	2	25%

注:$Z=-6.303$,$P=0.000$

3)中医传承组与院校教育组诊断学基础成绩分布比较。中医传承组的及格率为3%,院校教育组的及格率为2%(及格分值为36分),两组成绩差异无统计学意义(*P*>0.05)。见表2-4。

表2-4　两组诊断学基础成绩分数段、及格率比较(人)

分组	人数	≥48	47~42	41~36	35~30	29~24	≤23	及格率
中医传承组	39	1	0	0	5	19	14	3%
院校教育组	48	0	0	1	6	14	27	2%

注:$Z=-1.556,P=0.120$

4)中医传承组与院校教育组中医经典课程成绩分布比较。中医传承组的及格率为31%,院校教育组的及格率为0(及格分值为72分)。中医传承组的及格率高于院校教育组,差异有统计学意义(*P*<0.05)。见表2-5。

表2-5　两组中医经典课程基础成绩分数段、及格率比较(人)

分组	人数	≥96	95~84	83~72	71~60	59~48	≤47	及格率
中医传承组	39	0	4	8	14	10	3	31%
院校教育组	48	0	0	0	3	15	30	0%

注:$Z=-6.349,P=0.000$

(3)讨论。通过对中医传承组和院校教育组两组学生进行专业知识的理论考核,并对考试成绩进行统计分析后看出:无论是中医基础课程,还是经典课程,中医传承组的考试成绩明显高于院校教育组,分析其原因,可能与两种教育模式下的课程设置不同密切相关。在中医传承组的课程设置上,我们秉承"厚基础,重经典,突出仲景特色"的理念,以中医核心课程为主线,将经典模块置于课程体系的核心地位,突出经典,强化经典背诵。课程设置调整后,中医学及相关课程比例达到了全部课程的86.33%,大幅增加四大经典课程的学时,改革经典课程的考核模式,增加固定比例的背诵题型,以加强学生基本理论和经典背诵等中医基本功的训练,培养学生中医药学独具特色的思维方式和在正确的方法论指导下运用经典理论解决临床实际问题的能力。

院校教育组和中医传承组的西医课程模块课时分别占全部课程课时的24%和11%,由课时比例结果显示:中医传承组和院校教育组的及格率均不高,差异没有统计学意义;成绩为40分(系折合分)以下者,中医传承组占至

36%,院校教育组则占至 56%。

总之,除西医诊断学基础外,中医传承组专业综合知识成绩明显优于院校教育组,表明特色中医传承培养模式更有利于学生专业基础知识的掌握。

2. 中医传承教育组与院校教育组学生临床诊疗技能考试成绩分析

为了考察仲景学术传承实验班学生与普通中医班学生运用四诊八纲、理法方药进行辨证论治的临床实践技能,我们在仲景班及普通中医班学生中进行了临床诊疗技能测试。

(1)研究对象。在河南中医学院 2009 级中医学类专业第一学年结束时,采取自愿报名,经笔试,公开选拔 39 名学业优秀学生进入试验班(即传承教育组),同时按性别相同、成绩相当从中医专业未报名学生中选取 50 名学业优秀学生作为对照组(即院校教育组)。两组同一门课程原则上由同一老师或经过培训的职称相同的教师授课。二组同时举行临床诊疗技能考试,考核学生病案分析、临床接诊流程、病患信息获取、医患信息沟通能力及中医基本诊疗技能。

(2)研究方法。

1)考核形式。①临床诊疗技能考试分为病历书写和临床接诊沟通能力二部分,其中病历书写满分 30 分,临床接诊沟通能力满分为 70 分。②模拟门诊诊室场景。由考官充当病人角色,考生模拟医生角色,进行临床门诊接诊的考核。③考官根据指定的医案提供主诉并模拟相关病状特征。④考生通过望闻问切采集病人病史,完成病机分析、诊断辨证、治则处方、告知等,并回答考官质询。⑤考官通过考察参赛者仪表仪态情况,接诊流程是否完整、有序,病患信息获取是否全面、准确,在接诊过程中能否有效运用倾听、告知、语言与非语言、解释与说明等技能与患者及其家属建立互信、互动关系等,按照评价表赋分。⑥完成病历书写、病机分析、诊断辨证、治则处方、告知等,由考官当场进行打分。

2)研究方法。运用教育统计学原理和方法,对本次临床诊疗技能考试试题的病历书写、临床接诊与沟通能力成绩、临床考核总成绩优秀率进行分析,计算试卷各项得分的均数±标准差,分析各项成绩的分布特征。

3)统计方法。以上数据均用 SPSS 13.0 软件包进行分析。组间比较采用 t 检验和卡方检验。检验水准 $a = 0.05$,以 $P < 0.05$ 判断差异有统计学意义。

(3)结果。传承教育组和院校教育组进行临床诊疗技能考试后,传承教育组 39 人全部完成考试,院校教育组有 47 人完成测试。

1)病历书写成绩比较。结果显示,病历书写成绩传承教育组明显优于院校教育组(P<0.01)。结果见表 2-6。

表 2-6　传承教育组与院校教育组病历书写成绩比较($\bar{x}\pm s$,分)

组别	人数	成绩	t 值	P 值
传承教育组	39	22.11±6.25	12.060	0.001
院校教育组	47	19.79±6.24		

2)临床接诊与沟通能力成绩比较。结果显示,临床接诊与沟通能力成绩传承教育组明显优于院校教育组(P<0.01)。结果见表 2-7。

表 2-7　传承教育组与院校教育组临床接诊与沟通能力比较($\bar{x}\pm s$,分)

组别	人数	成绩	t 值	P 值
传承教育组	39	58.70±8.71	19.634	0.001
院校教育组	47	52.53±12.00		

3)临床诊疗总成绩优秀率比较。院校教育组临床诊疗总成绩的优秀率为 19.15%,传承教育组的优秀率 46.15%,传承教育组临床诊疗总成绩优秀率明显优于院校教育组(P<0.01)。结果见表 2-8。

表 2-8　传承教育组与院校教育组临床诊疗总成绩优秀率比较(人)

组别	人数	优秀	其他	优秀率(%)	χ^2 值	P 值
传承教育组	39	18	21	46.15	7.217	0.007
院校教育组	47	9	38	19.15		

(4)讨论。中医药人才的培养历经千年的发展,在实践中不断检验教育方式,师承教育和院校教育的发展充分说明各自在中医药教育方式上的重要地位,如何将二者更好地结合起来,发挥其最大的效能,是需要当今中医高等教育界深深思考和专心研究的重要课题。

我校秉承"厚基础,重经典,突出仲景特色"的理念,于 2009 年始开办了师承教育与院校教育相结合的仲景学术传承班。旨在培养专业思想巩固,扎实掌握中医基本理论,熟读经典,掌握丰富中医诊疗经验,突出仲景学术思想,能为民众提供真正中医诊疗服务的高级人才。我们在培养计划、课程设置、教学过程、实践环节等方面进行了改革与创新,增加中医经典著作诵读,突出仲景学术思想,加强中医基本功训练。在临床跟诊实习和实训等实践环节,重点加强中医辩证思维和临床能力培养。

同时,通过临床跟师导师制,培养其中医辩证思维,提高其操作技能,促进学生理论知识和临床实际的有机结合。

实践证明,仲景学术传承实验班学生临床诊疗总成绩、优秀率、病历书写、临床接诊及沟通能力的平均成绩均明显优于院校教育普通中医班。提示特色中医传承人才综合培养模式更有利于学生的中医临床诊疗能力培养与提高。

3. 中医传承教育与院校教育模式学生评判思维能力的比较研究

创新思维及批判性思维能力的培养,是高等中医药教育的重要环节。本研究就中医院校教育与传承教育模式学生批判思维能力进行了比较研究。

(1)对象与方法。

1)培养方案。传承教育模式是在中医学专业院校教育模式基础上强化中医经典理论的学习,突出中医思维方式的培养和中医基本功的强化训练,注重名师学术思想和临床经验的传承,配备导师,早临床、多临床、反复临床,培养、提高学生的中医辩证思维和临床实践能力。

2)调查对象。选取 2009 级仲景学术传承班的学生和院校教育模式 2009 级中医专业学生为调查对象,后者按与前者性别相同、成绩相当匹配选取。

3)调查表。采用彭关慈等根据加利福尼亚批判性思维倾向性问卷 (the california critical thinking disposition inventory, CCTDI)修订的"中文版批判性思维能力测量表"(CTDI-CV)。该量表主要测试批判性思维态度倾向性,包括 7 个因子:寻找真相、思想开放、分析能力、系统化能力、自信心、求知欲和认知成熟度。每个维度含 10 个条目,共 70 个条目,正性条目 30 个,负性条目 40 个,推荐完成时间人约 20 min。采用 6 分制 Likert 量表格式,从"非常赞同"到"非常不赞同"分 6 级,负性条目赋值为 1 分~6 分,正性条目反向赋值。CTDI-CV 的 Cronbach's a 为 0.90,各个维度的 Cronbach's a 为 0.54~0.77。CTDI-CV 总分为 70 分~420 分,280 分或以上表明为正性的批判性思维态度倾向,低于 210 分表明具有负性的态度倾向,210 分~280 分之间表明倾向性不明。各维度的分数为 10 分~60 分之间,40 分或以上表明为正性,低于 30 分表明为负性,30 分~40 分之间表明倾向性不明。

（2）调查方法与质量控制。

1）调查方法。由经过严格培训的调查员采用统一的调查程序和调查方法，以班为单位进行问卷调查。

2）质量控制。严格培训调查员，统一标准，统一调查方法。问卷现场收回，并对调查表进行复查、审核，发现有漏项或填写有问题，及时进行回访以保证调查内容的完整。测试时间控制在 20min。

3）统计分析方法。采用 SPSS 13.0 统计分析软件建立数据库，并进行统计处理。资料采用均数±标准差（$\bar{x}±s$）描述，组间比较采用独立样本 t 检验。检验水准 a＝0.05，以 $P<0.05$ 判断差异有统计学意义。

（3）结果。

1）基本情况。本次调查共发放问卷 89 份（仲景学术传承班 39 份，中医班 50 份），回收率 100%，其中有效问卷 88 份，有效率为 98.9%。

2）两种教育模式批判性思维能力比较。结果显示，仲景学术传承班学生总体 CTDI-CV 得分 281.72 分±18.97 分，寻找真相、思想开放、分析能力、求知欲、认知成熟度得分均大于 40 分。其中，CTDI-CV 总分、寻找真相、分析能力、求知欲、认知成熟度得分高于院校教育中医专业学生（$P<0.05$），但在思想开放、系统化能力、自信心方面差异无统计学意义（$P>0.05$）。见表 2-9。

表 2-9　两种教育模式下学生评判思维倾向性（CTDI-CV）得分比较（$\bar{x}±s$）

因子	仲景学术传承班（n＝39）	普通中医班（n＝49）	t 值	P 值
寻找真相	45.59±5.55	37.49±6.94	5.932	0.000
思想开放	42.21±4.08	41.04±4.77	1.218	0.227
分析能力	48.33±5.96	44.30±4.85	3.498	0.002
系统化能力	33.69±6.18	31.20±5.54	1.736	0.108
自信心	27.64±3.98	26.31±3.85	1.586	0.116
求知欲	40.03±5.83	32.29±4.08	7.315	0.000
认知成熟度	44.23±5.78	40.04±7.58	2.853	0.005
总分	281.72±24.11	252.67±18.97	6.327	0.000

（4）讨论。具有批判性思维的个体有推理和做出合理决定的能力并不断提升这种能力。多数学者认为具有批判性思维的个体，具有灵活性、能够

公平地进行评价、谨慎地做出判断,能够不断反思、对复杂事物保持清晰条理性,注重调查,在事物和环境允许的情况下寻求尽可能精确的结果。培养中医专业学生的批判思维能力,有助于其临床思辨能力和创新思维能力的提高。

本次调查结果显示,仲景学术传承班学生总体 CTDI-CV 得分 281.72 分 ±18.97 分,为正性的批判性思维态度倾向,明显高于院校教育模式中医专业学生($P<0.01$)。提示新型中医传承人才培养模式更有助于提高学生批判思维能力。仲景学术传承实验班学生 CTDI-CV 的 7 个维度中有 5 个得分大于 40 分,从高到低依次为分析能力、寻找真相、认知成熟度、思想开放和求知欲。其中,寻找真相、分析能力、求知欲、认知成熟度得分高于院校教育模式中医专业学生($P<0.05$),结果表明新型中医传承教育模式能够更好地培养学生探求真理、博学多识和合理分析解决问题的能力。

研究结果还显示,中医院校教育模式和传承教育模式学生系统化能力、自信心方面得分均较低。系统化能力得分低表明学生系统地再组织知识的能力不高,被动接受知识的成分较重,这可能与医学院校学生学业任务较重有关,尤其是中医药院校学生中西医都要学习,学业任务更加繁重,学生消化、吸收、再组织课堂知识的时间有限,这就需要中医教育进一步革新教育理念,改革"满堂灌"的教学方法,将案例式、讨论式和 PBL 等先进教学理念融入教学过程,提高学生消化吸收知识的能力。自信心得分较低可能与学业任务繁重、中医理论知识抽象、临床实践薄弱、知识面相对狭窄等有关。因此,应加强学生跟师临床实践,早临床、多临床、反复临床,让"耳听为虚,眼见为实"的学生在随师侍诊过程中增加感性认识,强化对中医的信心。同时,积极拓展第二课堂,有助于学生自信心的培养。

总之,新型中医传承教育模式较院校教育模式更有利于学生批判思维能力及临床思辨能力的培养。高等中医药院校应该把培养学生的批判性思维能力作为"创新型"现代中医药人才培养的重要目标,在教育理念、课程设置、教学内容和教学方法等方面,开展教育教学改革,使其成为能够适应社会经济发展的现代中医药人才。

4. 中医传承教育组与院校教育组学生认知策略比较

(1)材料与方法。

1)实验材料。E-prime2.0 刺激呈现系统,40 导 Neuroscan 4.5 脑电采集分析系统,电极帽,导电膏。

2）实验对象及分组。随机选取仲景学术传承实验班、院校教育中医班各 18 人，男女各半。经伦理委员会批准并签署知情同意书。

入组标准：所有参加 ERPs 检查的被试，都必须符合要求：①所有被试均视力正常或校正后视力正常；②右利手；③排除神经脑损伤病史；④排除精神分裂等严重精神疾病；⑤排除近期感冒咳嗽等身体不适者及服用药物；⑥排除检查前 24 小时饮酒者。

所有被邀请者同意参与 ERPs 研究并签署知情同意书。ERPs 测试过程中，2 人 EEG 波形漂移较大予以剔除，另有 2 人被试不能配合实验，予以剔除，故最终获得 32 名被试者的 ERPs 数据进行统计分析，两组各 16 名。仲景学术传承组平均年龄（20.43±1.22）岁，其中女性 8 人，男性 8 人；院校教育组平均年龄（20.85±1.83）岁，其中女性 8 人，男性 8 人。经检验，年龄及性别分布均无统计学差异。

3）研究方法。所有试验均在河南中医学院认知神经科学实验室完成，在被试者充分睡眠、精神状态良好的情况下进行测试，考虑到血糖过低会影响脑电检查结果，测试通常在餐后 2~4 小时内进行。

4）统计分析。资料采用 SPSS 19.0 统计分析软件进行统计处理。单因素分析采用 One Way ANOVA、t 检验；多因素分析采用重复测量方差分析。检验水准 a＝0.05，以 $P<0.05$ 判断差异有统计学意义。

（2）结果。

1）行为学结果。两组被试的命中率、漏报率、错报率、反应时没有统计学差异，但仲景学术传承组的反应时间较院校教育中医组短。见表 2-10。

表 2-10 仲景学术传承组与院校教育中医组行为数据比较（$\bar{x}±s$）

行为数据	n	仲景学术传承组	院校教育中医组	t 值	P 值
命中率（%）	16	99.52±0.21	99.47±0.39	0.421	0.677
漏报率（%）	16	1.72±1.19	1.84±1.71	−0.224	0.824
错报率（%）	16	0.97±0.64	1.02±0.78	−0.154	0.879
反应时（ms）	16	226.83±43.24	243.81±46.03	−1.075	0.291

2）ERPs 成分分析结果。

① ERPs 总平均图。总平均的事件相关电位（event-related potentials，ERPs）波形图见图 2-1。两组被试 Pz/CPz/Cz/FCz/Fz 位点对靶刺激反应所

得到的 ERP 总平均波形,从图中可以看出,两组被试均成功诱导出了 P300 成分波。

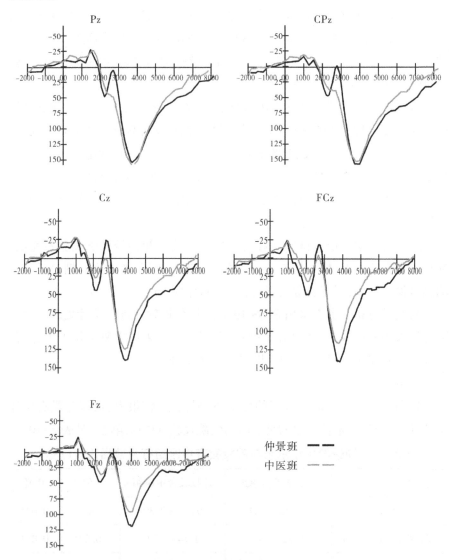

图 2-1　两组学生在靶刺激条件下的 P300 总平均图

②潜伏期。经重复测量方差分析显示,两组学生 P300 峰潜伏期比较差异无统计学意义($F_{组别}=0.026, P=0.873$)。结果见表 2-11、图 2-2。

表 2-11   仲景学术传承组与院校教育中医组 P300 峰潜伏期比较($\bar{x}\pm s$, ms)

组别	n	电极位点				
		Fz	FCz	Cz	CPz	Pz
仲景学术传承组	16	361.88±40.70	369.69±25.46	359.81±48.70	363.44±29.05	362.25±30.01
院校教育中医组	16	348.88±63.72	354.13±58.62	365.94±44.86	368.43±51.96	368.69±53.17

注:经重复测量方差分析:$F_{组别}=0.026$,$P=0.873$;$F_{电极位点}=0.688$,$P=0.511$;

$F_{组别*电极位点}=1.178$,$P=0.316$

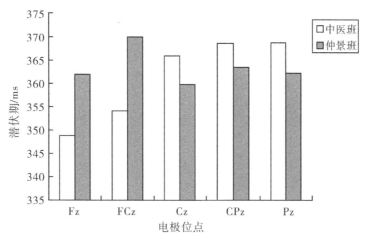

图 2-2   仲景学术传承组与院校教育中医组 P300 峰潜伏期比较

③波幅。经重复测量方差分析显示,两组被试 P300 波幅比较差异不明显($F_{组别}=0.242$,$P=0.627$),但研究发现两组被试的组别与电极位点存在交互效应($F_{组别*电极位点}=2.999$,$P=0.021$),简单效应分析发现仲景传承教育组学生不同电极位点 P300 波幅差异明显($F=11.16$,$P=0.000$),而院校教育中医组学生不同电极位点 P300 波幅无明显差异($F=0.93$,$P=0.448$),提示两组被试大脑皮层激活区域不同。结果见表 2-12、见图 2-3。

④两组学生靶刺激条件下的 ERPs 波地形图。两组间的 ERPs 波地形图见图 2-4。可见两组被试 P300 波的地形图分布存在不同,仲景班最大波幅出现在中央-顶区,而中医班最大波分则在中央-顶区及右侧额区分布,说明两组被试有不同的脑电分布。

表 2-12　仲景传承教育与院校教育 P300 波幅比较($\bar{x} \pm s$, μv)

组别	n	电极位点				
		Fz	FCz	Cz	CPz	Pz
仲景学术传承组	16	11.56±4.46	13.23±6.72	14.63±6.70	17.44±6.41	17.74±6.48
院校教育中医组	16	14.21±6.37	15.77±6.88	15.95±7.02	17.08±6.54	16.70±5.29

注:经重复测量方差分析:$F_{组别} = 0.242, P = 0.627$; $F_{电极位点} = 9.090, P = 0.002$;
$F_{组别 * 电极位点} = 2.999, P = 0.021$

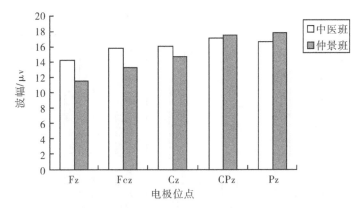

图 2-3　仲景学术传承组与院校教育中医组 P300 波幅比较

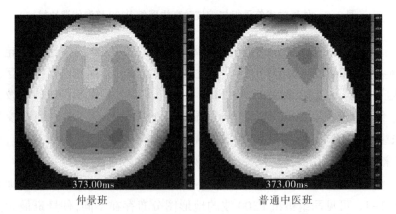

图 2-4　两组学生靶刺激条件下的 ERPs 波地形图比较(CZ 位点)

⑤侧向化准备电位(LRP)比较。采用相减-平均序列的方法分别计算左右手反应得到的 C4 与 C3(左手)和 C3 与 C4(右手)的脑电差值,获得两组被试侧向化准备电位(LRP)。经 t 检验显示,院校教育中医组学生侧向化准备电位明显高于仲景学术传承组($t = -2.163, P = 0.039$)。见表2-13。

表2-13　仲景学术传承组与院校教育中医组侧向化准备电位比较($\bar{x} \pm s$, μv)

组别	n	侧向化准备电位	t 值	P 值
仲景学术传承组	16	-1.35±2.50	-2.163	0.039
院校教育中医组	16	0.56±2.48		

(3)讨论。仲景学术传承实验班学生的培养目标的核心是加强中医思维模式的培养。

一般认为中医思维的认知特点包括整体思维、恒动思维、辩证思维、灵感思维和直觉思维等,而整体思维是中医思维特征的核心内容。中医思维认为事物不是各自独立存在,而是普遍联系的,强调从整体到整体直观的把握对象。即具备中医思维的学生接受简单认知任务时倾向于从整体上把握刺激的属性,然后再做出相应的反应,而不具备整体思维的学生则倾向于对刺激的局部属性做出反应。

为了考察仲景学术传承教育与普通院校教育学生中医思维方法这一认知策略的特点,我们通过科学的设计,将神经心理评估与神经影像相结合,引入 ERP 技术探讨不同人才培养模式对学生中医思维认知策略的影响。

20 世纪 60 年代,Sutton 提出了事件相关电位(ERP)的概念,ERP 是通过平均叠加技术从头颅表面记录大脑诱发电位来反映认知过程中大脑的神经电生理改变,它将刺激事件、心理反应和脑电活动有机地联系起来,被誉为"观察脑的高级功能的窗口"。事件相关电位 P300 是靶刺激后约 300 (200~700)ms 期间发生的正向电变化,又被称为认知电位。P300 的潜伏期反映了大脑对刺激评价所需的时间,提示大脑在识别刺激中对事件进行编码、分类、识别的速度,能客观地反映大脑认知功能和判断功能等高级思维活动。

本研究结果显示,仲景班与普通中医班产生 P300 波的脑电分布存在不同,仲景班最大波幅出现在中央-顶区,而中医班最大波幅则在中央-顶区及右侧额区分布。虽然两组被试 P300 波幅并不存在统计学差异,但最大波幅的电极分布却显著不同。这说明两组被试在接受和处理信息的过程中激活的脑功能区域并不相同,该结果表明两者存在不同的信息加工处理过程。但具体两者的不同,需要下一步进行溯源分析和 fMRI 分析来考察。这或许与两组被试认知策略或思维模式不同有关。

侧向化准备电位(lateralized readiness potential,LRP)与反应手之间具有侧向化关系。LRP 可以用来推断反应时任务中被试是否和何时进行运动反应。未建立中医整体思维模式的学生在观察到刺激的局部属性时就开始做反应准备,而具备中医整体思维模式的学生倾向于整体认知,对刺激的整体属性作出判断后再开始做反应准备,所以未建立整体思维模式的学生的侧向化运动准备电位波幅会较具备中医整体思维模式的学生大。

研究发现:院校教育中医组学生侧向化准备电位启动早、幅度大,明显高于仲景学术传承组($t = -2.163$,$P = 0.039$)。说明院校教育中医组学生更倾向于对刺激的局部属性做出反应,而仲景学术传承组学生更倾向于从整体上把握刺激的属性,然后再做出相应的反应,即仲景班学生中医整体思维能力更为突出。提示传承教育模式更有利于中医整体思维能力的培养。

综上,本课题探究了不同人才培养模式对学生认知策略的影响,发现:特色中医传承教育与院校教育所培养学生存在不同的信息加工处理过程;特色中医传承教育在整体思维能力培养方面更具优势,这种优势与大脑运动皮层侧向化准备电位有关。

5. 中医传承人才综合培养模式与院校教育模式卫生经济学评价

高校教学成本研究是教育界研究的热门课题,而教学专业设置对教学成本具有重要影响。一般认为,高等教育总成本＝直接成本＋间接成本。我校于 2009 年组办中医学专业(仲景学术传承实验班),旨在培养仲景学术思想传人和有能力继承、发扬中医精髓的中医传承人才。为比较普通中医学专业与中医学专业(仲景学术传承实验班)教育成本,我们依据培养成本和生均教学成本,对其进行了卫生经济学评价。

(1)培养成本的内容。普通中医学专业培养成本主要包括学费、财政拨款;中医学专业(仲景学术传承实验班)的培养成本除前二项外,还包括学生导师津贴、跟师交通费、学术交流、名家讲座、诵读考核、PBL 教学、仲景奖学金等。

(2)生均培养成本和生均教学成本的界定。本书中的生均培养成本是指高等学校在符合基本办学条件下,在一定期间(一般为一年)内所发生的平均用于每个学生的直接支出和应计费用。生均教学成本为平均每生上一学期课时的成本,计算方法为:生均教学成本=每学时酬金×该专业总学时数/该专业总人数。

(3)结果。

1)生均培养成本比较。中医学专业(仲景学术传承实验班)与普通中医学专业生均培养成本分别为 19 576 元和 17 300 元,有一定差距。具体见表2-14、图2-5。

表2-14　仲景学术传承班与普通中医班生均培养成本比较(元)

项目	普通中医班	仲景学术传承班
财政拨款	12 000	12 000
学费	4 500	4 500
住宿费	800	800
跟师津贴	—	900
跟师交通费	—	554
名家讲座酬金	—	62
诵读考核实施	—	50
学术交流	—	200
PBL 教学	—	100
仲景奖学金	—	410
合计	17 300	19 576

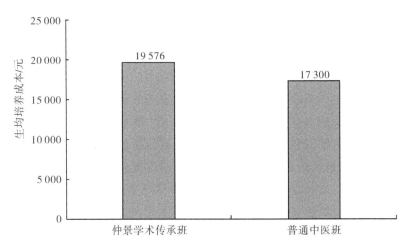

图2-5　仲景学术传承班与普通中医班生均培养成本比较

2)生均教学成本比较。中医学专业(仲景学术传承实验班)的生均教学成本为 3 015 元,普通中医学专业生均教学成本为 1 017 元,有较大差异。见表 2-15、图 2-6。

表 2-15　仲景学术传承班与普通中医班生均教学成本比较(元)

专业	人数	生均教学成本
普通中医班	125	1 017
仲景学术传承班	39	3 015

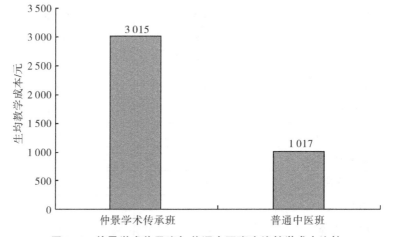

图 2-6　仲景学术传承班与普通中医班生均教学成本比较

(4)讨论。通过对教学成本的比较发现,中医学专业(仲景学术传承实验班)的生均培养成本和生均教学成本均高于普通中医学专业。主要原因是比普通中医学专业额外支出了临床导师津贴、跟师交通费、学术交流、名家讲座、诵读考核、PBL 教学、仲景奖学金等费用。小班授课也导致了生均教学成本的提高。采用小班授课,增加辅助培养方案,虽然一定程度上增加了学生培养的总成本,但是确能更好地提高人才培养质量。

提高教育资源的利用效率,就是为了消耗最少的教育资源,或是消耗同样的教育资源,取得最大的教育成果。以科学发展观指导专业设置,充分考虑自身的办学实力和现实状况,本着开源节流增效的原则合理利用教学资源,降低教学成本,提高经济效益,实现培养模式和效益的最优组合,将是我们今后教学改革的目标之一。

六、创新点

(一)建立富有特色的中医传承人才综合培养模式

遵循中医学科特点和发展规律,创新中医学专业传承人才培养课程体系,构建突出中国传统文化、中医经典著作和临床实践的培养方案,并将案例式、讨论式和 PBL 的先进学习理念与传统师承教育精髓融入教学过程,实行四位一体的质量监控,依托河南仲景故乡优势,建立富有特色的中医传承人才综合培养模式。

(二)拓宽学校—医院—政府—企业多途径联合培养渠道

中医传承人才综合培养模式超越了院校教育与师承教育的简单结合,融合全国多家院校先进经验,在多导师制、经典诵读制、名家讲座、读书和学术活动基础上创新性地施行学校和上级主管部门双班主任制、校企联合制,上级和企业的支持有利于建立纯正中医诊疗中心,为学生实习就业提供除常规渠道以外的实体保障。

(三)创新并验证培养模式能够改变认知策略的教育理念

本课题将神经心理评估与神经影像相结合,引入 ERP 技术验证了培养模式能改变青年大学生行为和认知策略的科学假说,并发现这种改变与大脑皮层的侧向化准备电位相关。同时从卫生经济学角度评估不同培养模式的教育成本,对中医院校教育与传承教育模式进行利弊得失的实证比较研究,从而为教育及管理部门科学决策提供科学依据,无疑是教育教学研究理念和研究方法的创新。

七、推广应用价值和效果

(一)推广应用价值

我校秉承"厚基础,重经典,突出仲景特色"的理念,开办了中医学专业(仲景学术传承实验班),旨在弘扬仲景学术思想,培养仲景学术传人。该课题开展的基础性、系统性、开创性研究,已在我校中医学(仲景学术传承实验班)专业 2009 级、2010 级和 2011 级 3 个年级共 115 名学生培养中应用。

1. 认知策略研究

引入先进的神经电生理技术,就中医传承教育与院校教育模式对学生认知策略的影响进行实证比较研究,成功验证了培养模式改变行为和认知策略的科学假说,说明认知策略研究是教育教学研究的有效手段。本课题创新了教育教学研究理念和方法,为我国高等教育改革的探索提供了新的思路。

2. 多途径联合培养

本课题所建立的"学校—医院—政府—企业"多途径联合培养模式,动员政府、医院、企业的力量参与专业建设和人才培养,能够很好解决学校人才培养与医院、企业需求脱节的问题,增加学生就业机会。

3. 特色传承教育

本课题依托仲景故乡优势,突出仲景特色,构建了中医传承人才综合培养模式,开创了中医药人才培养的新局面,对我省中医药事业乃至我国高等中医院校人才培养模式改革起到了示范和带动作用。

(二)效果

1. 学生素质较高

仲景学术实验班学生中医综合基础知识、临床诊疗技能及中医整体思维能力均较普通中医班明显提高。经过四年的培养,仲景班学生在各类竞赛和科研活动中取得了优异的成绩:该专业学生获第四届"仲景杯"中医药知识大奖三等奖;4人次获得国家励志奖学金资助;在学校临床能力竞赛中共获得一等奖6项、二等奖7项、三等奖14项,团体赛一等奖的好成绩;主持校级大学生创新学习项目16项。全班39名同学中,通过大学生英语四级38人(通过率97.5%),通过英语六级15人(通过率39.4%),18名学生发展为共产党员(占46.2%)。在读期间发表论文7篇。

2. 社会效益明显

仲景学术传承班的开办引起了各级领导和社会各界的高度关注,《中国教育报》以"河南中医学院仲景学术传承实验班39名本科生师从48位专家""河南中医学院探索中医特色传承教育模式"为题,《中国中医药报》以"弘扬仲景学术文化""传承仲景学术改革办学模式"为题进行了4篇专题报道。另外,《大河报》《医药卫生报》、中国教育新闻网等多家媒体也对仲景班实施导师制、参与学术交流等活动做了相关报道,盛赞仲景班的开办将力促中医药事业的长足发展,培养一批能真正继承和发展中医传统理论和诊疗技能,具有扎实的中国优秀传统文化修养和深厚中医理论功底的优秀中医传承人才。宛西制药股份有限公司也专门资助80万元,设置"仲景奖学金",用于仲景学术传承人才的培养和奖励。众多媒体一致认为我校中医药人才培养模式的改革,采用"院校教育与师承教育"相互结合,对于传承名老中医学术思想,弘扬仲景学术,促进中医药事业的发展,培养能胜任继承和弘扬祖国医学重任的传统中医学高级人才,具有非常重要的现实意义。

第二节　卓越医生教育培养计划2.0背景下中医学专业一流专业建设实践研究①

一、研究背景

中医学专业是高等中医药院校的主干专业,也是建校之初最早成立的专业,中医学专业人才的质量在一定程度上代表我国中医人才的质量。2018年9月教育部、国家卫生健康委员会、国家中医药管理局共同发布《关于加强医教协同实施卓越医生教育培养计划2.0的意见》(教高〔2018〕4号),在此基础上,我省实施卓越医生教育培养2.0计划,总体思路要求:……紧紧围绕"健康中原2030"规划纲要实施,树立"大健康"理念,深化医教协同,推进以胜任力为导向的教育教学改革,优化服务生命全周期、健康全过程的医学专业结构,促进信息技术与医学教育深度融合,建设具有河南特色、国内一流的医学专业,培养一流医学人才,为深化医药卫生体制改革、推进健康中原建设和全面建成小康社会做出新贡献。提出深化医教协同,建设具有河南特色、国内一流的医学专业,培养一流医学人才。

2015年10月,国务院正式发布《统筹推进世界一流大学和一流学科建设总体方案》,明确提出了"双一流"建设的总体目标、基本原则、具体任务和组织实施等多项内容。其中,一流课程本身即高深知识的集合,一流专业是建立在高深知识体系基础上、面向社会职业的知识分类体系,一流本科坚持知识之本,强调立德树人和高质量的知识学习。一流专业建设是一流本科建设的支撑。教育部高教司司长吴岩教授指出:一流专业是一流人才培养的基本单元。只有真的把课程、教师、教学、学生、教学方法与技术都在专业这个平台上整合好,把专业建扎实,把一流本科办好,培养一流人才的目标才可能实现。

河南中医药大学中医学专业1958年招收首届本科生,2019年度获批国家级中医学类一流本科专业建设点。第二临床医学院作为河南中医药大学中医学专业所在院系,总体负责中医学一流专业建设任务。本课题在卓越

---

①该项目为2019年河南省高等教育教学改革研究与实践立项项目,主持人:常学辉,已通过成果鉴定,证书编号:豫教〔2021〕50059。

医生教育培养计划2.0及"双一流"建设背景下,结合我院中医学专业实际情况,以《关于加强医教协同实施卓越医生教育培养计划2.0的意见》为指导,进行我校中医学一流专业建设,旨在深入落实全国教育大会精神,贯彻落实新时代全国高校本科教育工作会议、"六卓越一拔尖"计划2.0系列文件要求,推动中医学类专业建设,培养卓越、优秀中医学专业人才。

二、研究方法

通过查阅文献、调查问卷、前期调研、专家论证等,在中医学专业涉及的师资队伍建设、人才培养方案修订、教学评价质量建设、实践教学环节建设、课程建设、教材建设、学生科研与创新能力培养建设等方面具体实施;统计分析效果,不断补充完善。

三、研究内容

根据《关于加强医教协同,实施卓越医生教育培养计划2.0的意见》,结合我校中医学专业实际情况,从修订完善中医学专业人才培养方案、加强师资队伍建设、加强课程建设与教材建设、改革教学方式方法、重视学生科研与创新能力培养、强化实践教学环节、完善质量评价体系等方面进行专业建设,并在中医学专业实施,结束后进行多维度评价。具体研究内容如下:

第一阶段(总体设计阶段):结合我校中医学专业实际情况,从加强师资队伍建设、改革教学模式、加强课程建设与教材建设、改革教学方式方法、重视学生科研与创新能力培养、强化实践教学环节、完善质量评价体系等方面进行专业建设,通过专家讨论制定具体实施细则。

第二阶段(计划实施阶段):在第一阶段论证基础上,在中医学专业涉及的加强师资队伍建设、改革教学模式、加强课程建设与教材建设、改革教学方式方法、重视学生科研与创新能力培养、强化实践教学环节、完善质量评价体系等方面具体实施。具体如下:

(一)加强师资队伍建设

以优秀基层教学组织教学团队建设为核心,加强青年教师的思想、业务建设,完善青年教师导师制,加大对青年教师培养力度,关注教师发展过程,提高教师队伍整体素质;推行医教深度融合,激励临床教师持续改进教学方法,提升教学水平与质量。

(二)改革教学模式

总结传承班办学经验,全面评价专业课程体系和教育教学手段对学生知识结构和能力培养的作用,修订完善中医学专业人才培养方案,注重师承教育,探索院校教育与师承教育结合,重构课程体系、整合实践教学体系,创造条件扩大传承教育规模。

(三)加强课程建设与教材建设

根据中医学专业发展和需求,改革教学内容,突出中医特色与优势,围绕中医经典和核心课程建设,注重中医基本技能和思维训练,编写特色教材和创新教材。加大通识课建设,重视课程建设和教材建设,推动现代信息技术与教育教学融合,及时更新教学内容,努力打造五类"金课"。

(四)改革教学方式方法

深入开展以"学生为中心"、以提高学生自主学习能力为目的的教学方法改革,鼓励探索,综合应用启发、引导、讨论、问题式多种教学方法,为学生提供对中医药理论和临床进行思考和研究的空间,有效激发学生的创新思维与能力。

(五)重视学生科研与创新能力培养

完善适应本科人才创新能力培养的体系和机制,培养学生科研创新意识,构建学生中医科研学术平台,建好人才培养模式创新实验区。设立"创新学习项目""苗圃工程"等科研专项,开展校园科技文化活动,搭建学生科研平台,培养学生科研意识与能力。

(六)强化实践教学环节

以能力培养为导向,系统整合实践教学课程体系,强化实践教学环节,构建"一主体三环节五保障一导向"的实践教学体系及"预实习+拜师临床+模拟实训+教学实习+毕业实习"五位一体的临床实践教学模式,提高临床动手能力、医患沟通能力、中医思维能力、中医传承能力。

(七)完善质量评价体系

继续完善教学质量监控体系,充分发挥监控数据信息在教育教学改革中的作用。建立了"一保证二评价三标准四组织五参与六系统"的教学质量保障体系,构建了决策指挥系统、质量管理与监督系统、质量评估系统、信息收集与反馈系统、质量改进系统和资源保障系统在内的多层面、立体化本科教学质量监控与保障体系,搭建了基于互联网的教学评价信息平台,形成了长效的闭环式教学质量保障运行机制。

第三阶段(评价总结阶段):结合多方面体系建设,根据实际情况,制定评价考核体系,对教师、学生、教学管理者进行多层次问卷调查,结合第三方评价方式,从师资队伍建设成效、课程建设与教材建设成效、学生科研与创新能力培养成效、质量评价体系建设等维度进行评价,以及总结分析。

四、研究结果

(一)师资队伍建设方面

"双一流"建设指的是加快我国高校世界一流大学和一流学科建设,体现国家意志的高等教育发展大计。"双一流"建设五大建设任务中起着基础且至关重要作用的是师资队伍建设,高校创建"双一流"的关键在于构建一支水平顶尖、结构合理的师资队伍。目前高等医学院校临床教师队伍存在教学中心地位不强,教学理念更新不及时,教学积极性不高,教学意愿性不强,教学水平不高,教学方法手段单一等问题,影响临床课程教学质量。建议通过加强顶层设计提高职业认同感,实施奖罚机制提高教学积极性,加强多途径培训提高教学水平等措施,加强临床教师队伍建设,努力建立一支师德高尚、业务精湛、创新力强、适应能力高等临床教师队伍。

(二)教学模式改革方面

在信息技术与教育教学相结合的背景下,教育理论与实践发生了很大变化。线上教学已成为高等教育改革的趋势。线上教学模式在汲取传统学习方法和网络学习方法的优势基础上,推出线上学习教育教学理念。我们将小规模限制性在线课程(small private online course,SPOC)与雨课堂相结合的一种混合线上教学模式。教学实践中,通过SPOC与雨课堂有机结合、翻转课堂教学等教学模式,研究发现这种教学模式可以提升学生的学习积极性、参与度以及学习效果,同时提高了学生的应用、分析、实操能力,教学过程评价考核方式更加透明、合理,为今后开展线上教学提供一定的参考价值。

(三)教学方法改革方面

将体验式教学法、启发式教学法及"课堂派"智能教学平台应用到中医学专业课程教学中,研究发现:新教学方法应用具有简单易学方便使用,备课区域共享交流,线下线上无缝衔接,教学环节全程管理,改革创新课堂增效等优势,通过构建并形成了"一个中心,两种手段,三个环节,多种能力"的创新教学模式,从而提高教学水平。

(四)学生科研创新能力培养方面

中医学专业本科生是未来中医药事业发展的主力军,目前存在科研创新意识不足、科研创新能力培养覆盖面不足、"医、教、研"融合度不高影响大学生科创能力提高。建议通过强化科研创新意识培养(举办科研知识竞赛活动,完善活动奖励制度,提高学生科研活动参与率;新开科研入门培训讲座、文献检索等讲座;在各种科研活动中建立选拔制度,让优秀的大学生参与到医学科研项目,增加学生参与科研的积极性;为入学新生提供科研实验基地参观活动,增加科研兴趣)、重点建设第一课堂(采用提高教师素质、改革教学方法、调整课程设置、改革考评方法等措施,通过学习、实践提高大学生科研创新能力)、大力推进第二课堂(构建实践育人平台,发挥高校图书馆的作用)等措施,培养、提高学生科研意识与能力。

(五)实践教学方面

我们通过制定课程目标、确定课程性质、学时分布,创新实践教学内容、改革教学方法与考核方式,体现"早临床、多临床、反复临床"的医学教育规律,充分发挥实践育人、服务社会的重要作用,为同学们感知中医提供了科学、规范的思路和途径。

(六)教学质量评价方面

高等学校教学质量是高校教育的生命线,是学校的重点观察指标之一。作为大学督导的有效补充,二级院系督导的作用和功能将会更加突显,相关二级院系要重视教学督导的管理,坚持"督导相合,以导为主,以督为辅,强化服务"的工作方针,拓展督导内容,构建有效、合理的督导评价体系,加强督导重要性的宣传,明确奖励制度等措施,充分发挥教学督导的监控和指导作用,完善教学督导制度,提升学院的课堂教学质量。

五、成果特色与创新性

(1)专业人才培养方案特色:修订完成 2020 版中医学专业人才培养方案,本方案总结提炼为"四重一突出":重传统文化方面,夯实传统文化根基;重中医经典,强化中医经典功底;重中医思维,培养中医思维能力;重临床实践,突出提升中医临床水平。

(2)教材建设特色:参编"十四五"规划教材 3 部,融入课程思政内容,优化知识结构,强化中医思维培养,突出"三基五性",加强数字化教材开发,丰富拓展教材内容;河南中医药大学传承特色教材 1 部,研究生教材 1 部,立足于中医传承与创新相结合,注重培养学生的原创思维和"厚基础,重经典"意识。

(3)教学模式、方法改革特色:推动现代信息技术与教育教学融合,更新教学内容,努力打造五类"金课"的同时,提倡体验式教学法、启发式教学法应用于课堂教学、临床带教;创新性将小规模限制性在线课程与雨课堂相结合教学模式应用于课堂;"课堂派"智能教学平台应用到教学中,构建和形成了"一个中心,两种手段,三个环节,多种能力"的创新教学模式。

(4)学生科研创新能力培养特色:通过举办科研知识竞赛活动,新开科研入门培训讲座等,建立和完善本科生科研导师等强化科研创新意识培养;通过提高教师素质、调整课程设置、改进考评方法等建设第一课堂;构建实践育人平台推进第二课堂加强学生科研创新能力培养。

(5)实践教学特色:构建"一主体三环节五保障一导向"的实践教学体系,实施"预实习+拜师临床+模拟实训+教学实习+毕业实习"五位一体的临床实践教学模式。

(6)教学质量评价特色:建立了"一保证二评价三标准四组织五参与六系统"的教学质量保障体系,搭建了基于互联网的教学评价信息平台,建立了本科教学状态数据库平台,实现了教学质量数据的信息化和系统化,形成了长效的闭环式教学质量保障运行机制。

六、推广应用价值和效果

经过近两年的实践,共发表国家级论文 12 篇,获得各级教学成果奖 6 项,修订完成中医学专业人才培养方案(2020 版)1 份;获批省级混合式一流课程 1 门,省级社会实践一流课程 1 门,省级虚拟仿真一流课程 1 门,校级虚拟仿真实验教学一流课程 1 门,参编规划教材 3 部,传承特色教材 1 部,研究生教材 1 部;中医学专业学生获得国家级、省级大学生创新学习项目立项 13 项,超额完成预期目标。

本项目主要在河南中医药大学、新乡医学院生命科学技术学院、河南医学高等专科学校医学系、洛阳师范学院等院校实施,受益教师 350 人,受益学生数 3700 人,受到学生和教师好评,取得良好的效果,对高等医学院校专业建设、师资队伍建设、教材建设、教学方法改革、教学评价改革等方面起到示范和带动作用。

第 三 章

课程与教材改革研究报告

第一节　文化自信背景下中医经典教学课程思政探索与实践①

一、现状分析

近年来,中医药院校大学生对学习和掌握中医药文化理论知识具有主观积极性,但缺乏对其进行中医药人文基本素养培育的充足条件。他们的原有思维来自于现代科学知识结构的教育理念,与根植于中国传统文化的中医学存在着很大的思维差异,学生的中医药人文精神和基本理论不足,对专业的自信心和认同感不够。

中医专业课的课程思政与专业性的思政课程存在着教学路径的差异,思政课程教育属于显性教育,中医专业课的课程思政属于隐性教育。因此,课程思政必须探求恰当地融入路径,达到"润物细无声"的教育效果。但在中医经典课程的教学中,融入路径探求不足,往往造成实际效果不理想。过于生硬的切入,学生缺乏了解的兴趣,更提不上启迪心灵,达到共鸣的目的,因而如何在中医经典教学中有机融合课程思政是亟待解决的问题。

二、选题意义

文化自信,是指人们对自己国家和民族文化的价值、生命力及其发展前景的肯定、敬畏的心理信念与思想品质,以及对优秀传统文化的传承与发扬的自觉践行。进入新时代,高举伟大旗帜,坚定"四个自信",强调"坚定中国

①该项目为2019年河南省高等教育教学改革研究与实践立项项目,主持人:霍磊,已通过成果鉴定,证书编号:豫教〔2021〕50252。

特色社会主义道路自信、理论自信、制度自信,说到底是要坚定文化自信。文化自信是更基本、更深刻、更持久的力量。"中华民族有着五千年灿烂辉煌的文明历史,其文化可谓博大精深、源远流长。而作为中华民族优秀传统文化的重要组成部分——中医药文化,深植于中国传统文化的肥沃土壤之中,蕴含着优秀传统文化的精神内核,是中华民族的文化符号。对于中医药的传承与发展而言,中医药文化自信,是对中医药文化生命力的高度认同与坚定践行。中医药文化根植于我国传统文化之中,是中医药事业的根基与灵魂,是中医药学凝聚力和创造力的源泉,是中医药传承创新的关键。

贯彻"三全育人"理念,专业课与思想政治理论课同向同行,协同发展的方针,当前各高校重视课程思政建设。"课程思政"是指"高校教师在传授课程知识的基础上融入思想政治教育的元素"。因而课程思政实质是一种课程观,不是增开一门课,也不是增设一项活动,而是将高校思想政治教育融入课程教学和改革的各环节、各方面,实现立德树人润物无声。课程思政的根本目的在于"立德树人",因此课程思政不仅要有知识功能,更要富含价值引导功能,能够深入学生的心灵,引领学生思想和精神的提升。

以《黄帝内经》为代表的传统医学四大经典蕴含着优秀的中国传统文化。《黄帝内经》是我国现存最早的一部医学典籍,它比较全面地阐述了中医学的理论体系、学术思想和思维方法,不仅对中医学术发展产生深远影响,至今仍有学术研究和临床指导的重要价值,是学习中医学的必读之书。在古代哲学思想影响与古代自然科学的渗透下,《黄帝内经》学术体系得以形成,中医学得到了发展。在中医经典教学中融入课程思政建设,不仅有助于提升学生的中医药文化自信,还有助于中医专业课程的学习;专业知识学习与医德医风无痕融合,达到显性教育与隐性教育有机结合;知识、能力与情感目标的有机融合。因而,在中医经典课程中融入课程思政是非常必要的。

三、研究思路与方法

(一)研究思路

由于中医药院校大学生原有思维来自于现代科学知识结构的教育理念,学生的中医药人文素养和基本理论不足,对专业的自信心和认同感不够,因而学习中医经典存在困难。"黄帝内经"等经典课程蕴含丰富的医学人文精神、哲学素养,在教学过程中,引导学生探讨中国传统文化丰富的内涵、中国传统的哲学思想,有助于学生巩固中医专业思想,树立热爱中医、献身中医药事业的精神。因此,本课题在广泛调研和深入分析基础上,将研究重点放在中医经典教学中如何融入课程思政,提高学生的文化自信、道德素养上来。力求通过本课题的实践,惠及更多的学生,带动学科整体研究水平及师德师风的提高,为学生及教师的可持续发展奠定坚实的基础。

(二)研究方法

调查全国中医药院校关于中医经典教学改革情况,采用走访、专家咨询,全国学术会议交流等形式收集相关信息,并对调查资料进行分析,把握中医经典课程思政研究的现状,为课题的设计提供背景。通过文献研究法,调查全国中医药院校开展中医经典教学课程思政的新思路、新方法,为课题研究方案的设计与制定提供依据。课题组所在学科教师通过集体备课反复研讨,在实践中不断改进,请中医基石学科在职资深教师进行指导,针对中医教学存在的问题、改革设想、预期目标等进行深入座谈,为本课题的结构设计、实施细节的完善起到了重要作用。后期采用比较研究法对本校和全国中医药经典能力等级考试结果进行对比分析;动态观察、追踪调查相结合,客观评价建设成效。

(三)技术路线

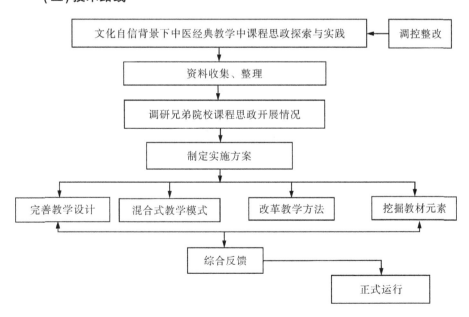

四、主要研究内容

(一)广泛调研,反复实践,坚持研究性教学

课程思政方案的制定必须以教学研究为基础,要研究课程体系、课程内容、学生心理与认知结构,从而制定出科学、合理、有效的教学方法。

研究课程:中医学具有以自然科学为主体,多学科知识相互渗透的学科属性,其整体的观察方法和独特的思维方式,使其课程体系具有多元性、立体性和实践性强的特点。《黄帝内经》是我国现存最早的一部医学典籍,它比较全面地阐述了中医学的理论体系、学术思想和思维方法,具有中医药文化育人的优势,但《黄帝内经》成书年代久远、义理深奥、文字古朴,课程思政内容零散,因此深挖课程思政融合点,实现润物细无声和立德树人的教育效果,合理设计教学很有必要。

研究教材:教材是体现课程特点和专业知识的载体,是教学的基本工具。《黄帝内经》教材版本较多,我们选择各时期具有代表性的教材,进行对比研究,掌握知识脉络,形成合理有效的授课方式方法。在此基础上,积极参与国家级规划教材的编写,将立德树人,融入课程思政内容固化教材,扩大师生的受益面。

学情分析:本课程授课对象为医类专业学生,思维活跃,课堂气氛较好,大多数学生在教师引导下能够积极参与课堂教学互动和网络平台互动。但传统文化基础、专业自信与中医思维能力稍欠缺,根据建构主义的学习理论,制定课程思政方案十分必要。

中医专业课的课程思政与专业性的思政课程存在着教学路径的差异,思政课程教育属于显性教育,中医专业课的课程思政属于隐性教育。因此,课程思政必须探求恰当地融入路径,达到"润物细无声"的教育效果。如何避免生硬的切入,探求恰当的融合路径,让学生在潜移默化中达到启迪心灵的目的,是"内经选读"课程思政教学过程中的重点。

(二)挖掘思政融入点,制定完整"内经选读"课程思政方案

1.完善教学设计

以唯物主义无神论思想为指导,传统中医药的哲学思辩精神为抓手,人文关怀培养为核心,培养学生文化自信为着力点完善"内经选读"教学设计。

2.丰富教学模式

我校"内经选读"教学采用线上线下混合式教学模式,有力地弥补了传

统教学模式的不足。学生根据教师的引导,利用课外时间完成线上课程知识点和概念的自主学习,课堂上通过小组讨论、学生自创情景等方式答疑解惑,并完成对教材的整体把握和延伸,从而达到更好的教学效果,具体教学方案流程见图3-1。

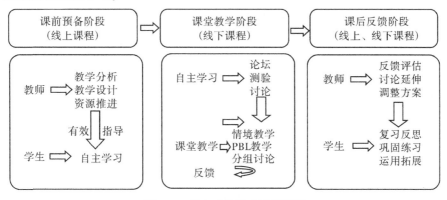

图3-1　混合式教学方案流程图

3.融合教学方法

为能够融知识传授、能力培养、情感价值于一体,实现课程思政育人目标,我们在常规教学方法基础上,将启发式、案例式、讨论式、情景式、沉浸式、PBL等先进理念融入教学全过程,激发学生的学习积极性、主动性、创造性,提高批判性思维能力及中医文化认同感。

课堂教学利用PPT为主、板书为辅的教学手段,线上教学利用本课程教学团队录制的视频,在中国大学MOOC平台上供学生学习,同时结合课外视频教学资源扩展学生的知识面,并利用已学过的知识分析其原理,加强实践和分析能力;利用理论讲授、视频教学、课下实践、习题结合的方法,加深学生对重点内容和难点内容的理解和掌握。通过课堂导论、布置课后讨论引发同学们思考,使中医药人文教育内化于心。

4.改革教学评价

教学模式的变革必然会引起评价方式的改变。相对于传统课堂的一考定终身模式,线上线下混合式教学采取多元化评价。根据"内经选读"课程特点及实际情况,线上、线下、终结性考核以3∶3∶4的比例共同构成了学生的评价总成绩。线上成绩,由学生观看视频的程度、观看视频后提供的小测验及线上讨论构成;线下成绩,主要由教师通过学生在课堂的互动情况进行评价;课后,以期末考试为主,通过笔试,检验对该门课程掌握的程度。通过这种综合性的评价方式,保证教学各环节的质量,同时激励同学们参与讨论、主动发表自己的看法,引发学生的思考能力和中医思辨能力,注重情感价值观的体现。为了评价课程思政效果,我们设计了调查问卷,并通过课堂派进行问卷调查。

根据我们的调查结果,超过80%的学生认为"内经选读"课程思政开展有必要,且实施过程比较巧妙,对于提升自己的科学观、中医思辨能力、人文价值观、社会主义核心价值观、养成良好的生活习惯和健康的生活方式等有很大的帮助,提高了中医的文化认同感及专业自信。

5. 成果固化教材

课题组成员积极参与中国中医药出版社全国中医药行业高等教育"十三五""十四五"规划教材的编写,尤其是"十四五"规划教材强调坚持立德树人,融入课堂思政内容,要求把立德树人贯穿教材建设全过程、各方面,体现课程思政建设新要求,发挥中医药文化育人优势,促进中医药人文教育与专业教育有机融合,指导学生树立正确世界观、人生观、价值观,帮助学生立大志、明大德、成大才、担大任,坚定信念信心,努力成为堪当民族复兴重任的时代新人。

四、研究成果

(一)制定完整"内经选读"课程思政方案

1. 完善课程思政教学设计

教学目标不仅重视知识、能力培养,还重视情感价值观体现,以社会主义核心价值观和中华优秀传统文化等为灵魂和主线,深入挖掘课程蕴含的思想政治教育资源,完善课程思政教学设计。教师团队在课堂教学中注重在知识传授中强调价值引领,在价值传播中凝聚知识底蕴,将思想政治教育有机融入课程教学。在此基础上,"内经选读"获2020年度基础医学院课程思政教学设计大赛二等奖。

2. 采用线上线下混合式教学模式进行课程思政教学

基于"内经选读"课程本身特征,在有限的学时内,全靠传统课堂教学,难以完成知识、能力、情感价值观教学目标。我们前期录制了完整的线上视频,在中国大学MOOC上供同学们随时随地学习。线上课程设计分为课件观看区、讨论区与考核区。线下组织讨论、解决疑难问题,反思总结。线上线下混合式教学模式符合认知规律,能够在有限的学时内最大程度的达成课程思政目标。论坛讨论发帖量每学期达到 2000 余次,学生学习兴趣大增,课程教学目标有效达成。

3. 引入全过程评价,成果固化进教材

"内经选读"课程实行全过程评价,形成性评价占 60%,更加注重学生的学习态度、对课程的参与度、自主学习能力等评价,来完成情感价值目标的考核。本课程团队积极参与国家级规划教材编写工作,申报省级规划教材编写,将课程思政建设成果固化进教材,受益更多的师生。参与中国中医药出版社全国中医药行业高等教育"十三五"规划教材《中医饮食养生学》副主编;"十四五"规划教材《中医食疗学》副主编;《内经选读》《针灸医籍选读》编委已出版;"十四五"规划教材《中医学基础》《经络腧穴学》编委待出版。

(二)构建以"党建为引领、教学为基石、科研为助力"的三位一体党支部

中医基础理论与内经教研室联合党支部依托中医基础理论与内经教研室,系第二批全国党建工作样板支部。支部共有 7 位党员,按照基层党支部的设置要求,设支部书记 1 名,由霍磊同志担任。支部以党的政治建设为引领,大胆探索党建和业务工作深度融合之路,以"党建+"为切入点,采取"党建+教学""党建+科研"等办法,推进党建与业务工作深度融合,实现支部内涵式发展。特色亮点主要有以下几点。

1. 构建"党建为引领、教学为基石、科研为助力"三位一体党支部

让习近平新时代中国特色社会主义思想进教材、进课堂、进学生头脑,把学习、领会、转化讲话精神与教学和科研活动、学生的思想实际相结合,真正把讲话精神转化为教书育人的巨大力量,推动基层党支教学科研事业高质量发展。

2. 落实"三型"党支部建设

支部建设朝"学习型、创新型、服务型"党支部努力,开展"三型"基层党支部建设,以创新的观念,为师生群众做实事、做好事,充分发挥样板党支部的党建引领作用。

近两年建设成果有:2019 年获第二批全国党建样板党支部;2021 年获河南省先进基层党组织;2020 年、2021 年连获河南中医药大学先进基层党组织。

(三)促进了学科与教师的教学水平及师德师风的提高

1. 强化了教学研究对学科建设的支撑与促进作用

教学研究是学科建设的重要组成部分,对学科建设起着重要支撑作用。

中医基础理论学科是省级及国家级重点学科,教育教学质量的高低,直接影响其发展态势。依托本课题的研究,取得了全方位的研究成果,促进了重点学科的发展。

2. 促进了教师教学水平及师德师风的提高

教师的发展需要强有力的平台,使其有展示的空间。本课题团队在教学研究中,融合学术会议、名师工作室等多种形式,构筑了层次高、范围广、效果好的学术交流平台;通过开展多种形式的教学活动,带动了学科教师的发展,提高了教师教学研究的水平。

通过一年半的实践,我们教学团队教育教学成果丰硕,教师学术水平得到提升,师德师风建设得到了提高,取得了可喜成绩:①获省级线上线下一流课程1项;②全国中医药高等教育"十四五"规划课题立项1项;河南省"十四五"普通高等教育规划教材立项2项;③获厅级教学技能竞赛一等奖1项、二等奖1项;④参编国家级规划教材3部;⑤发表教育教学研究论文3篇;⑥院级课程思政教学设计二等奖1项。课题组团队积极参与中医药文化进中小学校园活动;参与疫情防控、灾后清淤等活动;利用自身优势,参与义诊活动,如与河南省委致公党合作远赴重庆西阳进行义诊送书活动;深入相济路社区开展"不忘初心、牢记使命——医疗服务进社区"主题志愿者活动;2020年暑期中医基础理论与内经教研室联合党支部与河南中医药大学脑与认知中心远赴上蔡县洙湖镇开展下基层义诊与记忆力筛查健康服务活动等;2021年暑假参与中医学院及海外教育学院"三下乡"义诊活动等。课题负责人获河南省文明教师称号。

(四)提高了学生中医经典水平与大医精诚精神

"内经选读"课程思政建设,重视把知识教学、能力培养以及情感体验融为一体,尤其突出经文理解过程中熏陶感染作用,使思政教育像"融盐入汤"一样,为课程思政增鲜提味。中国传统文化中体现的仁心仁术、厚德仁爱的优良品质、传统中医药的哲学思辨精神、唯物主义无神论思想、治未病理论等,都是社会主义核心价值观的深刻体现。其效果主要有:①增加了学习中医经典的热情和专业自信。②坚定了传承发展中医药的志向,中医基本功更加扎实。2020年我校在全国中医经典能力等级考试中名列前茅;在我校举办的经典达人赛、青囊杯中医药经典诵读奖学金评比、中医药知识大赛中均取得了优异的成绩。③提高了中医学子大医精诚精神。同学们不仅医术精益求精,也注重道德品质的提高。利用自身优势,积极参加各项活动,如参与当地新冠疫情防控服务、核酸检测采集、抗洪抢险志愿服务、世界地球日志愿服务、马拉松赛志愿服务、阳光志愿者服务协会等等。通过智慧教室讨论式、启发式、案例式等教学方法的综合运用,青囊杯中医药经典诵读团体节目多种能力素养的结合,经典达人赛团体赛团队的配合,使学生的团队协作能力、语言表达与沟通能力、中医人文素养、社会主义核心价值观等得到了提高,为学生的可持续发展奠定了基础。

五、创新点

(一)制定完整"内经选读"课程思政方案

以唯物主义无神论思想为指导,传统中医药哲学思辩精神为抓手,人文关怀培养为核心,培养学生文化自信为着力点,各章节深入挖潜课程思政融合点,将课程思政贯穿全过程,以此来完善"内经选读"教学设计。在有限的学时内,采取线上线下混合式教学模式,多种教学方法手段融合使用,全过程教学进行评价与反思,最终有效达成知识、能力、情感价值目标。在此基础上,积极参与国家级规划教材的编写,将立德树人,课程思政内容固化进教材,受益更多师生。

(二)构建以"党建为引领、教学为基石、科研为助力"的三位一体党支部

作为处在教学、科研一线,直接联系师生的基层党支部,更加突出确立"围绕中心抓党建,抓好党建促中心"的指导思想,始终把搞好本单位的教学、科研等工作,作为党支部工作的切入点和落脚点。因而,支部以党的政治建设为引领,大胆探索党建和业务工作深度融合之路,以"课程思政"为切入点,采取"党建+教学"等办法,推进党建与业务工作深度融合,实现立德树人、师德师风建设的提高。国家级样板支部、河南省先进基层党组织、河南省最美教师、中原教学名师、河南省教学名师等均是党建、教学等工作互相支撑融合的结果。

六、推广应用价值和效果

(一)成果水平

"内经选读"等中医经典课程开展课程思政教育已在河南中医药大学中医类专业中进行了运用,收效良好。教师团队参编全国中医药行业高等教育"十三五""十四五"规划教材4部。"内经选读"获批省级线上线下一流课程,省级线上优秀课程二等奖1项。发表教育教学研究论文3篇。我校

2020年在全国中医经典能力等级考试中名列前茅。"内经选读"课程思政建设，重视把知识教学、能力培养以及情感体验融为一体，尤其突出经文理解过程中熏陶感染作用，使思政教育像"融盐入汤"一样，为课程思政增鲜提味。该项目不仅提高了学生的中医经典水平，同时也注重中医哲学思辨精神及人文关怀素养的培养。在项目实施过程中，促进了教师教学水平及师德师风的提高，其研究成果处于国内领先地位。

（二）推广价值

本课题的研究成果具有较强的推广使用价值。除在河南中医药大学中医、中西医专业等医类专业。全国高校思想政治工作网育人号刊有中基与内经联合党支部文章，报道支部建设先进做法和育人成果，提升了我校在行业的知名度，扩大了影响力。本研究以唯物主义无神论思想为指导，传统中医药哲学思辨精神为抓手，人文关怀培养为核心，培养学生中医药文化自信为着力点，深入挖潜各章节课程思政融合点，将课程思政贯穿全过程的"内经选读"完整课程思政方案，为同类院校的"内经选读"教学及其他课程的教学提供了重要借鉴，对中医药人才培养具有重要的现实意义。

第二节　新医科背景下病理学金课建设模式的探索与实践[①]

一、研究背景

新时代"健康中国"战略的提出，给医学事业的发展带来了机遇和挑战，在新时代全国高等学校本科教育工作会议上，教育部首次提出要增加课程难度，拓展课程深度，扩大课程的选择性，打造金课的理念，切实提高学校课程教学质量。这是新时代赋予高等医学教育的使命。在"新医科"建设要求背景下，探索高等医学教育的新理念、新结构、新模式，打造"金课"提高课程教学质量，培养既有家国情怀和全球视野，又精通医学知识和科技运用的"卓越医学人才"，是新时代中国高等医学教育的目标。

病理学是医学教育中的基础核心课程，是面向全体医学生开设的课程。

---

①该成果2022年获得河南省高等教育教学成果一等奖，主持人：高爱社，已通过成果鉴定，证书编号：豫教〔2022〕14957。

以往传统的灌输式教学方法存在诸多短板,比如理论教学重讲授、轻探究,实验教学重验证、轻创新,教学评价重分数、轻过程,课堂教学重专业、轻思政。

针对以上教学中存在的问题,我们教学团队对标"两性一度"金课标准,践行以"学生为中心"的教学理念,以培养具有知识、能力、素养高度融合的社会主义卓越医学人才为目标,探索实践了"六位一体"病理学金课的建设路径,即从教学内容、教学模式、教学手段、教学评价、教学团队、课程思政六个方面探索建设金课的方法和途径。

二、研究的思路与方法

(一)研究方法

1. 调查研究法

调研全国中医药院校"病理学金课"建设的现状和存在的问题,从制约课程建设的因素中分析制定"病理学金课"建设的对策和措施。

2. 文献研究与实地调研相结合

研究当前一流课程、一流专业建设情况,分析归纳中医药大学病理学教学改革的现状与进展,为课题研究方案的设计与制定提供依据。

3. 专家指导、同行研讨

邀请国内知名专家国家级教学名师天津中医药大学病理学教授范英昌教授悉心指导,以及行内专家交流研讨。

4. 比较法

比较研究实验班与普通班的考试成绩、综合素质(自主学习能力、分析解决问题的能力、团队协作能力等方面)进行问卷调查对比研究,病理学金课建设前后学生的学习状态以及教师的发展情况。

(二)研究的思路

基于"互联网+智能教育"时代特点,将病理学与信息技术深度融合,整合基础、临床与前沿资源,重构教学内容,以三主为抓手(主力军、主战场和主渠道),将人文医德、爱国主义融入课程,采用立体多元化教学方式,打造师生学习共同体,加强过程性教学评价,完成"三阶多元"翻转课堂革命,道术相济整合构建线上、线上线下混合式病理学金课。从课程内容、教学模式、教学手段、教学评价、教学团队、课程思政六个方面建设病理学金课,形成多维度全过程的育人新风尚。走出一条适合本校面向全国病理学金课建设新路径,为卓越医学人才的培养提供实践支持。

（三）主要研究内容

本课题重点解决的核心问题是"病理学"金课建设问题，以及教学模式创新问题。金课建设将围绕"教学内容""教学模式""教学手段""课程思政""课程评价"以及"团队建设"几个方面展开。

拟解决的关键问题：

1. 教学内容重构

教学内容将对标教育部"两性一度"金课标准开展建设，围绕"高阶性、创新性和挑战度"重点重构教学大纲、教学设计、教学案例、教学课件、拓展资源几个方面展开，并建设线上课程全章节的微视频及相关课程资源。

2. 教学模式创新

重点完成教学模式的创新与改革。将以教师为中心的"教"转化为以学生为中心的"学"，变传统的灌输式教学方法为学生自主学习的主动式学习方法。解决重讲授、轻探究，重验证、轻创新问题。

3. 教学手段拓展

将充分应用现代信息技术，拓展和完善教学手段的创新和应用。科学合理应用线上、线下的学习完成混合式教学的探索。

4. 课程思政建设

响应构建高校"大思政"格局理念，充分在专业课程中融入思政元素，实现在专业课程中施行思政教育的目的。

5. 教学评价革新

解决对学生学习效果的传统评价方法的改革，即重分数、轻过程的评价方法。应用新的评价理念和评价手段，将对学生的学习评价应用于学生学习的全过程，体现金课"挑战度"的要求，充分应用信息教学平台，全程记录学生学习行为，制定全面深入的评价机制，实现对学生的科学评价。

6. 教学团队建设

更新教学团队的教育教学理念，提高教学团队对"金课"的认识和建立对学生发展为中心的教育理念，加强学习，提高认识，统一思想，建立强有力的新型教学团队，打好"金课"建设"人"的基础，建立课题实施的人力保障。

围绕以上六个方面展开研究、探索与实践，建立"病理学"金课建设的新路经，是本课题主要解决的问题。

(四)研究成果

1.创新重构教学内容,体现"两性一度"要求

我们组织团队全面重构教学大纲,切实增强教学内容的广度和深度,并拓展、丰富学习资源不断补充最新前沿进展,形成高质量的课程内容。完成了新的教学大纲、课程教学设计、PBL教学案例和CBL教学集体备课讲义、体现混合式教学的PPT和病理学思政素材,补充完善数字病理资源。跨校合作完成《病理学精要》和《基础病理学研究进展》参考教材。

2.精心打造线上资源,建立河南省病理学精品在线开放课程

全力建设"病理学"在线开放课程,包含授课课程大纲、电子教材、132个教学微视频,全课程PPT课件、单元测试、结课试题、典型案例、知识拓展区等元素,建立答疑讨论区,构建师生学习共同体,保障学生的泛在式学习。在中国大学MOOC平台面向全社会开放,目前累计学生数超过20 000人;该课程被省教育厅确定为省级精品在线开放课程。新冠肺炎疫情期间,被评为河南省本科线上教育优秀课程二等奖。

3.构建"三阶段多元化"翻转课堂教学模式

按照课前学生自主完成基本知识学习,课中讨论解决内化吸收,课后反思总结运用拓展的"三阶段"原则,重构教学内容,基础知识类(线上自主学习)、基础与临床拓展知识类(课堂讨论学习)和前沿进展类(课后知识运用)三个阶段实施教学,完成知识目标、能力目标和素质目标的培养。

采用多元化教学方法和手段。充分依托课堂派、腾讯会议等现代信息化教学手段,运用情景式、研讨式、启发式等多元化教学方式,聚焦培养学生的探究性和个性化发展,全面提升学生知识掌握的效果和学生解决实际问题的能力。

构建师生学习共同体模式的智慧教学。云端师生交互,课中师生研讨,课后师生探索,形成新时代高等基础医学教育的新气象。为卓越人才的培养提供了土壤。运用多元化的智慧教学,组织和引导学生完成知识的内化及解决问题的能力,完成由"教"转"导",由"学会"到"会学"的课堂革命。

创新实验教学。构建基于CBL和数字病理的整合实验教学模式,以"大体—镜下—临床案例"为逻辑线索,应用显微实验互动教学系统,实现智慧教学,培养学生临床思维和综合实践能力;开设综合设计实验课,提高了学生的自主创新能力,踊跃参加各级大学生创新项目;开展病理学第二课堂,引导对病理感兴趣的学生到我们临床病理实习教学基地参观学习,拓宽学生视野,培养临床素养。

4.打造课程思政,落实立德树人

注重课程思政,做有温度的教学。发挥主力军、主战场、主阵地作用,将医德人文爱国主义和中国传统文化融入课中,引导学生铸就"医者仁心"的大医情怀。搜集整理思政元素,编写病理学思政大纲,以"润物无声"方式达到"立德树人"目的。病理学课程2021年获得河南省思政样板课程。

5.科学构建线上、线下学习过程评价机制

充分运用信息化记录跟踪,平时成绩60%,期末考试40%,不断完善学生考核方案,建立科学的过程性评价机制,加强课堂内外、线上、线下学习过程的评价,每章设有临床病理讨论项目式作业、选择应用探究式、论文式和答辩汇报式作业评价方法,提升课程学习的难度和挑战度。改变重分数轻过程现象,学生把精力用在平时知识的掌握,增强了课程学习的效果。

6.组建奋进之师,建立省级优秀基层教学组织

加强师资队伍建设,积极参加金课建设、信息化教学手段、课程思政等业务培训;坚持集体备课,交流研讨;团队负责人荣获河南省教学名师;省级青年骨干2名。主持国家级项目2项,省级6项。

(五)实践效果

病理学混合式教学已在临床医学、中西医临床医学、中医学、中医康复学、针灸推拿学等多个专业实施,为了解教学效果,我们主要通过慕课运行数据、匿名问卷调查、期末成绩分析等进行综合评价。

1.慕课运行数据评价

"病理学"慕课自实施以来,获得了学生的一致好评,学生评价课程内容广泛丰富、通俗易懂,慕课高效便捷、受益匪浅,参与选课、观看视频、浏览文档的人数众多,在论坛区有学生提出很多有深度的热点问题,教师也提出了挑战性的难点问题,通过师生之间的互动、交流、讨论,激励学生不断探索、查阅文献、解决问题,培养了学生的自主学习能力和分析解决问题能力,这也是课程目标高阶性、创新性、挑战度的体现,有助于多元化复合型高层次中医药人才的培养。

2.匿名问卷调查

为了客观评价"病理学"慕课的运行效果,我们对我校大三年级的大学生进行了问卷调查,发放问卷1 200份,收回有效问卷1 150份。结果显示,

大多数学生喜欢河南中医药大学的"病理学"慕课;认为河南中医药大学的"病理学"慕课具有语言生动、庸俗易懂,结合病例、学以致用,图文动画、形象有趣等优点,得到了学生的普遍认可。

3.混合式教学前后针灸推拿学本科专业学生成绩对比

本门课程期末总成绩包括:形成性成绩(60%),由线上测验10%,实验实训10%,平时作业10%,考勤10%,课堂互动10%,随堂测试10%构成;终结性考试(40%),即学期末参加学校组织的试卷考试。为了评价病理学混合式教学效果,我们随机抽取传统教学班和混合式教学班,利用SPSS 21.0统计学软件进行成绩比较。结果显示:虽然两班学生期末总成绩及格率无显著差异(表3-1),但是混合式教学班期末总成绩优良率、优良人数分布及平均分显著优于传统教学班(表3-2,表3-3,表3-7)。因期末总成绩由试卷成绩+形成性成绩构成,而两种教学法形成性成绩考核标准不同,为了更客观的评价教学效果,我们比较了两班的期末试卷成绩。结果显示:混合式教学班期末试卷成绩及格率、优良率、优良人数分布、平均分显著优于传统教学班(表3-4,表3-5,表3-6,表3-7)。由此可见病理学混合式教学有效激发学生作为学习主体的自主性、积极性与创造性,取得了良好的教学效果。

表3-1 两班学生期末总成绩及格率比较

	及格	不及格	合计	及格率(%)
传统教学班	114	1	115	99.1
混合式教学班	121	1	122	99.2
P 值	0.967(>0.05)			

总成绩=试卷成绩×40%+形成性成绩×60%,总成绩≥60分为及格,<60分为不及格;采用卡方检验,$P<0.05$为差异有统计学意义。

表3-2 两班学生期末总成绩优良率比较

	优良	其他	合计	优良率(%)
传统教学班	36	79	115	31.3
混合式教学班	109	13	122	89.3
P 值	<0.01			

总成绩=试卷成绩×40%+形成性成绩×60%,总成绩≥80分为优良,<80分为其他;采用卡方检验,$P<0.05$为差异有统计学意义。

表 3-3   两班学生期末总成绩分布比较

	0~59	60~69	70~79	80~89	90~100	合计
传统教学班	1	30	48	33	3	115
混合式教学班	1	1	11	53	56	122
P 值			<0.01			

总成绩=试卷成绩×40%+形成性成绩×60%;采用秩和检验,$P<0.05$ 为差异有统计学意义。

表 3-4   两班学生期末试卷成绩及格率比较

	及格	不及格	合计	及格率(%)
传统教学班	97	18	115	84.3
混合式教学班	120	2	122	98.4
P 值		<0.01		

试卷成绩≥60 分为及格,<60 分为不及格;采用卡方检验,$P<0.05$ 为差异有统计学意义。

表 3-5   两班学生期末试卷成绩优良率比较

	优良	其他	合计	优良率(%)
传统教学班	24	91	115	20.9
混合式教学班	94	28	122	77.0
P 值		<0.01		

试卷成绩≥80 分为优良,<80 分为其他;采用卡方检验,$P<0.05$ 为差异有统计学意义。

表 3-6   两班学生期末试卷成绩分布比较

	0~59	60~69	70~79	80~89	90~100	合计
传统教学班	18	35	38	22	2	115
混合式教学班	2	6	20	54	40	122
P 值			<0.01			

采用秩和检验,$P<0.05$ 为差异有统计学意义。

表3-7　两班学生期末总成绩、试卷成绩平均分比较

	总人数	总成绩平均分($\bar{X}\pm s$)	试卷成绩平均分($\bar{X}\pm s$)
传统教学班	115	74.89±8.99	70.18±10.29
混合式教学班	122	87.62±6.98	84.68±8.71
P 值		<0.01	<0.01

总成绩=试卷成绩×40%+形成性成绩×60%,采用秩和检验,$P<0.05$为差异有统计学意义。

(六)成果的创新

1.探索形成了"六位一体"金课建设模式

从教学内容到教学方式、教学手段等六个方面全方位探索建设病理学金课,建设了全国首个中医药院校病理学线上慕课,提升了该课程在社会上的学习面和影响力,起到示范引领作用。

2.形成了"三阶段多元化"混合式教学模式

贯彻"以学生学习为中心"的教育理念,形成了"三阶段多元化"教学(学习)模式。显著增强了学生学习的积极性和主动性,提升了学生的自主学习能力,教师由知识灌输者转变为教学活动的组织者、引导者和解惑者,通过探究式、场景式、问题导向式等多元化教学方法,显著提升了教学效果。

3.构建"师生学习共同体","教、学"相长,实现线上线下混合式翻转课堂

建立教师线上助教团队,通过云端生生互动、师生互动,助力学生完成线上基本知识学习。线上师生共同交流学习,"教、学"相长,实现新时代师生虚拟现实交互学习,形成了特色鲜明的"师生学习共同体",为"三阶段多元化"教学的实施提供了条件。

(七)实践推广价值和效果

2018年建成校级精品在线课程后,在我校医学专业中全面应用,在中国大学课堂SPOC平台逐渐推广实践,成效显著。疫情期间,该课程荣获河南省本科线上教育优秀成果二等奖。课题组发表教研论文14篇,获得相关奖项17项,河南省教学质量工程7项;病理学精品在线课程新冠肺炎疫情期间在中国大学慕课平台免费开放,选课学生来自20余所高校,学生2万多人,为医学教育与医学知识的传播做出了积极贡献。

学生的基本素养和能力得到提升。病理学金课的建设与应用,使学生

的自主学习和分析问题能力得到了显著提高,学生表达能力和团队协作能力都得到显著提升。学生获得大学生创新项目 2 项,挑战杯大赛 2 项,本科生发表 5 篇论文,其中 SCI 2 篇。

提高了教师的教学能力。教学团队获得河南省优秀基层教学组织,获得校级教学比赛二等奖 2 人,课程思政教学设计二等奖 4 人,河南省骨干教师 2 人,团队负责人获得校级仲景名师、河南省教学名师。

研究探索的六位一体的病理学金课建设模式,作为全国中医院校最早全面实施混合式教学的基层组织,为同类院校基层教学组织病理学金课的建设提供了重要的借鉴,对高等中医院校基础医学的教育发展具有重要的现实意义,对基于互联网智慧教学的推广起到了良好的示范引领作用。成果除了在河南中医药大学应用外,已经推广到天津中医药大学、云南中医药大学、甘肃中医药大学和山西中医药大学四所院校,反响很好,并协同编写了《病理学精要》和《基础病理学研究进展》。对于落实立德树人、提高教学质量、推进教育教学改革起到了推动作用。

第三节 建构主义学习环境下"中医诊断学"四位一体混合式金课的设计与实践①

一、研究背景及意义

"双万计划"和新医科教育背景下,建设中医药相关课程的混合式"金课",符合传承中医药精华、守正创新的要求,对建成一流的中医药专业,提升中医药人才培养质量具有重要作用。

中医药高等教育是教育强国建设的重要内容,也是健康中国建设的重要内容。《中医药发展战略规划纲要(2016—2030)年》提出,加强中医药人才队伍建设是扎实推进中医药继承、大力弘扬中医药文化、积极推动中医药海外发展等重点任务的保障措施。2019 年 10 月,为深入贯彻习近平新时代中国特色社会主义思想和党的十九大精神,认真落实习近平总书记关于中医药工作的重要论述,促进中医药传承创新发展,《中共中央国务院关于促

---

① 该成果 2022 年获得河南省高等教育教学成果二等奖,主持人:程凯,证书编号:豫教〔2022〕15112。

进中医药传承创新发展的意见》明确指出要加强中医药人才队伍建设,改革人才培养模式,强化中医思维培养,改革中医药院校教育。

"中医诊断学"直接关系中医辩证思维的建立和后续课程的学习,课程信息庞大复杂,传统教学易导致学生产生抽象、枯燥等印象,进而浅尝辄止。而建构主义注重对学习环境的构建,以协作、互动的方式让学生完成对知识的意义建构,对"以学生为主体"的"中医诊断学"课程改革具有重要意义。

近年来,本课程在教学改革方面的有益尝试为打造"金课"奠定了良好基础,但仍存在一些问题,如教学设计不能体现知识、能力和素质的有机融合,课程资源较少且缺乏前沿性,教学环境及工具的先进性和互动性有待进一步提升,"立德树人""以学生为中心"贯彻落实不够深入等。

因此,打造建构主义学习环境下"模式、资源、环境、工具"四位一体的线上线下混合式"中医诊断学"金课势在必行。

二、研究思路与方法

(一) 研究思路

本研究旨在通过探索教学模式的改革、课程资源的开发、教学环境的设计、智慧教学工具的应用等,打造建构主义学习环境下"中医诊断学"混合式金课。

在培养基本知识、技能的同时,培养学生解决复杂问题的综合能力和中医临床辩证思维,培养社会主义核心价值观体系下的创新人才,体现出《中医诊断学》课程的高阶性、创新性和挑战度,达到"全程育人""全方位育人"的目标。

同时,进一步探索符合中医药基础类课程特点的金课建设模式,力求推广,使更多学生受益。

(二) 研究方法

通过文献分析、组织座谈等,为推进教学改革奠定基础。组建与时俱进的线上线下教学团队,通过网络教室、智慧教室、实训教室、智慧教学软件等完成混合式金课的教学设计和实施。

通过专业网上教学平台、视频录制公司完成信息化教学资源的制作和发布。针对混合式教学设计、多媒体教学资源的选取、课程思政案例库的完善、智慧教学环境及工具的引入、多元化评价体系的构建等,邀请专家论证细化金课标准。对成果实施前后学生满意度及成绩对比等进行分析,了解改革效果。

(三)研究重点与难点

研究重点:教学资源的信息化设计、课程思政案例库的完善、与时俱进的线上线下教学团队建设。

研究难点:"四位一体"混合式金课的教学设计、科学规范的多元化评价体系的建立。

三、成果完成情况

(一)编写了"中医诊断学"四位一体混合式金课的教学设计

教学模式设计上,针对知识、能力、情感目标的不同层级,有侧重的采用不同的线上线下教学方式,同时,充分挖掘思政元素,注重价值引领。

教学资源设计上,除教学文本、前测及后测、作业、讨论、微课、名师视频外,引入经典医案、名老中医学术思想、研究进展等,增加研究性、创新性、综合性,扩大知识深度与广度。

教学环境设计上,以有利于督学、助学和导学为原则,对教学空间环境、时间环境以及以网络多媒体为代表的技术环境进行设计。

教学工具的设计上,突出"智慧+",充分考虑智慧课堂的需要,使互动真正达到提升教学效果的目的。

(二)实施了"中医诊断学"四位一体混合式金课的教学方法

教学模式上,在线上组建网课平台助教团队,引导学生实现对知识的自主构建。在线下开展案例式教学、探究式教学和翻转式教学等,使学习过程和结果更具开放性和探究性,培养创新性、批判性思维,体现出以学生为中心和"两性一度"特点。

教学资源上,以中国大学慕课平台为依托,充分使用自建资源,知识点微课、实训视频、医案、科研论文、课程思政等教学资源的选取充分体现前沿性、时代性和实践性,培养学生的探索性和主动性,并在教学实践中不断修正更新。

教学环境上采用智慧教室、网络教室、实训教室等,结合网络直播、视频回放、随机弹题、章节测试等开展教学。智慧课堂教学工具深入采用课堂派,通过任务发布和数据即时反馈,使师生了解学习效果及教学目标的达成度。

(三)改进"中医诊断学"四位一体混合式金课的教学评价

按照问卷的结果,将线上课程学时调整为三分之一,将过程性考核比重从30%逐渐增加到60%。提高考核难度,丰富探究式、论文式、答辩式等过程性评价方式,体现课程的高阶性、创新性和挑战度,对教学资源可利用度进行评估。借助教学平台和可移动智慧化教学工具,从多个环节不同维度考查学生的学习效果和能力。通过座谈、问卷等对教学模式、资源、环境、工具等内容进行整体评价,做到"以评促教""以评促改"。

(四)将思政教育与"中医诊断学"教学创新性融合

首先,理论融合。将课程中蕴含的唯物论与辩证法思想与辩证唯物主义理论融合互通。

其次,价值观融合。将"以人为贵、大医精诚"的精神与社会主义核心价值观融合。

最后,实践融合。引导学生全面分析问题,培养科学思维和优良品格,实现技能培养与思政教育的"同向同行"。实践期内课程思政立项厅级1项、校级2项,撰写课程思政论文6篇,已完成教学设计和幻灯各1套。

(五)录制和更新"中医诊断学"线上、线下视频教学资源

目前线上视频共158个,新录制线下实训视频7个。新视频采用了创设问题情境、学生模拟演示、师生互动、生生互动、小组讨论等,贯彻"授之以渔"的理念。

(六)建设国家级一流课程等5项高级别教学质量工程项目

"中医诊断学"获首批国家级线上线下混合式一流本科课程、河南省一流本科课程,省本科高校课程思政样板课程、省本科高校精品在线开放课程、省研究生教育改革与质量提升工程项目(研究生精品教材)立项。

(七)教学改革成果促进教师教学能力提升

课题组发表教研论文17篇(CSCD3篇),主编特色教材1部、参编2部十四五规划教材;主编著作3部;获厅级教学立项2项,省教育科学研究成果二等奖2项。新冠肺炎疫情防控期间获省本科教育线上教育优秀课程一等奖,主持人采用"四位一体"混合式教学获省本科高校教师课堂教学创新大赛一等奖、全国高校青年教师教学竞赛三等奖,被媒体报道。

(八)学生参与度提升,满意度提高,综合能力提升

学生线上学习、测验、讨论、考核被纳入形成性考核,参与度提升,有力推动了考核改革,对于自主学习能力提高起到了重要促进作用。

在线下课时大幅缩减的情况下,改革前后学生成绩保持稳定,但病案分析能力较之前明显提升,综合辩证思维初步形成。通过座谈、问卷反馈,学生普遍反映对教学资源质量、线上线下教师答疑互动、教学设计、形成性考核改革等较为满意,评教成绩明显提高,改革前后成绩稳定,病案分析能力明显提升。

四、特色与创新

(一)实现了建构主义学习环境下"模式、资源、环境、工具"四位一体的多维度课程建设方案

围绕以学生为中心的理念,在建构主义学习环境下对"模式、资源、环境、工具"等进行建设,开展协作、互动,让学生主动完成知识的意义建构,帮助学生在多个维度实现成长,培养具有创新意识和中医思维的人才,具有一定的推广价值。

(二)打造教学信息化与课堂教学深度融合的"混合金课"

一是注重线上和线下教学的差异性,注重线上信息化教学活动与目标的对应,注重线下教学情境的创设,使学生有更深入的建构主义学习体验。

二是注重"互联网+"的助力。对软件和信息资源的使用进行设计,使教学平台、智慧教学软件、网络资源、典型病案等能够切实帮助学生解决问题。

三是注重协作能力的培养。实训教学、翻转课堂中,突出分组协作性,并将学习结果采用灵活、非唯一的方式进行展现,从而完成学生对知识的意义建构。

四是强调学习过程和学习资源的评价。使用多种过程性评价,同时,针对评价对资源进行优化选择,及时改进教师的教学设计。

(三)完成教育主体从教师到学生的转变

线上课程将"中医诊断学"教学内容按照逻辑递进拆分成若干知识点,由问题入手,设计问答、师生互动等环节,引导学生学习。学生通过慕课进行自主学习,线下课堂教师不再需要对知识点反复讲解,结合翻转课堂,将课堂的主题回归到学生的角色上,弥补了传统面对面教学的缺陷。

(四)坚持以党建促教学,有机融入课堂思政

将党建与课程思政结合,教师党员牵头建设课程思政案例库,带动其他教师在教学目标中设定价值塑造内容,以社会主义核心价值观和中华优秀传统文化为主线,挖掘课程思政元素融入教学,进行价值引领和品格塑造。

五、推广应用价值

(一)成果水平

本成果在河南中医药大学中西医结合专业作为试点进行了运用,并已逐渐推广至全校中医学、针灸推拿学、中医儿科学、中医骨伤科学等本科专业实施,年受益学生 2000 余人,收效良好。

本项目采用线上线下混合式教学,以中国大学慕课学习平台资源和课堂派软件为依托,以智慧教学环境为载体,结合翻转课堂、BOPPPS 等教学方法,培养学生的中医辩证思维和自学能力,符合建构主义"以学生为中心"的理念,将信息化手段与教学深度融合,在教学内容、方法与评价体系方面有所创新,能有效提高教学质量,提高教师信息化教学水平,激发学习积极性,培养学生解决复杂问题的综合能力和整体观思维。

已建设了国家级一流课程等 6 项省部级以上教学质量工程项目,课程获省优秀课程一等奖,项目负责人使用该成果在全国教学比赛获奖,获省教学成果一等奖 1 项,厅级二等奖 2 项,立项厅级教学项目 2 项。已发表教研论文 17 篇(核心 4 篇),著作 6 部(教材 3 部)。

(二)推广价值

本成果致力于培养学生的中医辩证思维和自主学习能力,自建视频资源已在中国大学慕课平台有序运行 3 年余,新冠肺炎疫情期间四个学期共帮助 1.6 万余人进行了线上学习,为兄弟院校学生和中医爱好者提供了有效学习途径,在"停课不停学"中发挥了重要作用。成果在我校多个医类专业应用,为其他中医药院校加强课程建设、推广混合式教学,培养传承与创新相结合的优秀中医药人才提供了重要借鉴,具有良好的推广应用前景。

第 四 章

实践教学改革研究报告

第一节 医学实验教学平台全面质量管理模式研究①

一、研究背景

全面质量管理(total quality management,TQM)是一种新的质量管理理念和技术,它首先盛行于西方的企业管理,并由于其良好的管理效果,而被教育界广为运用和推行。

(一)现状分析

随着我国高等教育事业的不断发展,高等教育质量受到社会各界的高度关注,全方位、多视角、多层面、跨学科的高等教育质量保障研究逐渐出现。但是,对于实验教学质量的研究相对较少,特别是中医院校显得尤为不足。

(二)选题意义

教学质量是学校的生命线,是立校之本,是求存之基,是培养高素质人才的重要标准,实验教学质量更是学校教学质量的重中之重。然而,目前实验教学质量是影响多数高校整个教学质量的瓶颈。为此,我们尝试在中医院校实验教学中推行全面质量管理,其目的是在借鉴全面质量管理(TQM)理论的基础上,结合国内外高校实施全面质量管理的经验和教训,密切联系我院基础医学实验教学管理工作的实际,初步确立中医院校医学实验教学全面质量管理理念,构建中医院校医学实验教学全面质量管理监控体系,探索中医院校实验教学全面质量管理模式;以管理保质量,向管理要效益,加

---

①该成果2014年获得国家教学成果二等奖,主持人:朱艳琴,证书编号:〔2014〕8666。

强实验教学全面质量管理,改善实验教学在教育教学中的弱势环节,充分发挥各个实验教学管理环节的最佳状态,以最小的投入获得最大效益,确保实验教学质量螺旋上升。

二、研究思路和方法

(一)研究思路

1.在分析研究全面质量管理的概念、内涵的前提下,确立中医院校医学实验教学全面质量管理理念。

2.在全面质量管理理念的指导下,建立中医院校实验教学全面质量管理体系,完善实验教学全面质量管理制度。

3.结合国内外高校实施全面质量管理的经验和教训,密切联系我院医学实验教学管理工作的实际,探讨中医学院实验教学全面质量管理模式。

4.坚持日常工作与课题研究相结合原则,及时把研究成果运用于日常实验教学管理实验中,确保实验教学管理质量不断提升。

(二)研究方法

1.文献研究法:根据所收集到的有关文献,研究分析目前高校教学质量管理中的有关问题,借鉴已有的研究成果,使本研究在继承前人研究成果的基础上有所创新。

2.比较研究法:本研究通过比较企业生产过程和学校实验教学过程的相异性和相同性特点,借鉴一些国内外企业和高校中成功的管理理念、模式,并将其科学、合理地运用于中医院校医学实验教学质量管理中。

3.行动研究法:行动研究法是针对教育活动和教育实验中的问题,在行动研究中不断地探索、改进和解决教育实际问题。

三、主要研究内容

(一)我国高校实验教学质量管理现状调研

本阶段主要运用现代信息技术手段,广泛检索、收集和查阅了近百篇相关研究文献资料,对我国高校实验教学质量管理现状进行了分析研究,调查结果显示出以下一些特点。

1.实验教学的质量意识不断提高

近些年来,我国高等教育界对实验教学重要性的认识不断提高,并形成了基本的共识:"实验教学是高等学校整个教学过程的重要组成部分,是培养高素质人才的重要环节,是培养学生实验技能、开发智力资源、孕育发明创造、丰富人类科技知识的重要手段。"随着实验教学重要性日益凸现,实验教学质量作为大学教学质量的重要组成部分,也逐渐受到广泛的重视。

2.跨学科研究方法受到重视

因质量管理是个跨学科的领域,所以一直以来教育质量研究就普遍应用和吸收多学科的理论与方法。全面质量管理、ISO 理论、数学模型等理论和方法已不同程度地应用于实验教学质量管理的理论研究成果中。

3.目前我国高校实验教学质量管理研究中存在的问题

(1)一些概念和内涵含混不清。当前,在实验教学质量管理研究及其相关成果中,有几个概念及其内涵含混不清,有的概念甚至经常被混用、误用,在很大程度上引起概念定义混乱、问题界定不清,以至于造成研究成果脱离实际,如质量标准和规章制度,管理体制和监控体系,教学质量和质量管理等。由于这些概念定义混乱、内涵界定不清,常使得实验教学及其质量管理的研究显得缺乏学术规范和学术标准,研究内容偏离研究主题,对实验的指导缺乏说服力等问题。

(2)研究成果可操作性不强。在现有的一些相关研究中,缺乏针对性的情况仍很普遍,整体性、宏观性的描述过多,环节性的、微观性的研究太少。虽然也引入和借用多学科的方法进行研究,但成果大多局限和停留在对问题的描述层面上,所提出的建议和措施缺乏可操作性或可操作性不强。

(3)实验教学质量管理研究薄弱。在某种程度上,我国当前实验教学质量管理还未进入高校教学管理的"主流",或者说教学质量研究还缺乏对实验教学领域足够的关注,从而出现了"实验教学质量是困扰高校教学质量提升的瓶颈;实验教学质量管理是高校教学管理体系中的盲区;实验教学质量管理模式和标准套用课堂教学质量管理模式和标准"等现象。

(二)初步确立中医院校医学实验教学全面质量管理理念

理念是行动的先导,是行动的灵魂,教学质量管理观念对于教学质量的提高具有指导和统帅作用。实验教学质量管理是一项系统工程,必须从整体上加以统筹规划,树立起全面的、长期的、经常的质量意识,把质量管理贯穿于整个实验教学的全过程,首次提出了河南中医学院基础医学院实验教学全过程管理理念(图 4-1)。

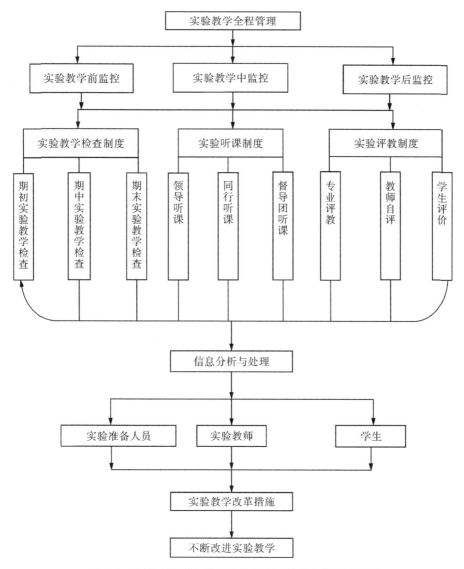

图4-1 河南中医学院基础医学院实验教学全程管理图示

(三)构建中医院校医学实验教学全面质量管理监控体系

2009年4月份学院领导为了进一步加强实验教学质量管理,在教务处专门设置了"实验教学管理科";从而进一步完善了校、院二级监控和评价体系(图4-2)。

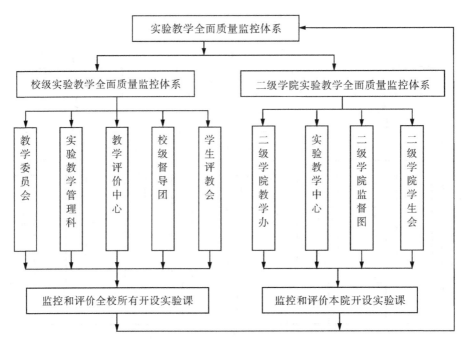

图 4-2　实验教学质量监控体系图

(四) 完善实验教学全面质量管理评价制度

近年来,基础医学院实验教学全面质量管理体系主要通过实验教学检查制度、实验教学听课制度、实验教学评价制度、实验教学考试制度严格监管实验教学质量。

1. 实验教学检查制度

我校自 2009 年以来就开始实行了实验教学检查制度。期初实验教学检查:从每学期开学第 1~2 周为期初实验教学检查时间,期初实验教学检查的主要检查内容包括:实验课程准备情况、实验材料准备情况以及实验室整体环境状况。

期中实验教学检查:每学期大约第 9~11 周为期中实验教学检查时间,期中实验教学检查的主要内容和形式就是实验教学的随堂听课,主要包括:领导听课、专家听课和同行听课等多种形式。

期末实验教学检查:每学期末的最后三周,进行期末实验教学检查,主要检查内容包括:实验课程进展情况、本学期实验室管理工作完成情况以及下学期实验准备工作情况。

2.实验教学听课制度

实验听课制度根据其听课时间、听课对象的不同被分为多种类型,其中包括。

(1)领导听课。有关制度规定学校领导、处级教学管理人员和学科带头人、实验室主任,每学期必须参加一定次数的听课,并要求有听课记录,在年终时对其完成情况进行检查。使我们的管理者对学校的实验教学状况、教风和学风能及时、准确地掌握第一手资料。

(2)同行听课。在同行听课方面除了青年教师每学期有硬性规定的听课任务之外,其他教师鼓励自觉相互听课。大家通过集体备课准确把握实验教学内容中的重点、难点以及实验操作中的规范要求和注意事项,集思广益,取长补短,确保实验教学内容统一规范,不断提高实验课教学质量。

(3)督导团或专家听课。听课内容主要包括三方面:一是实验准备方面,二是教师带教方面,三是学生操作方面,并对三个主体部分分别进行打分测评。

3.实验教学评教制度

为做好实验教学质量评价工作,河南中医学院教学评价中心,在积极调研的基础上,结合学校教学工作实际,采取一系列改进措施,首先,纠正以往只对理论教学进行评价的不完全教学质量评价制度;其二,花费大量精力和人力不断修订和完善了我院评价指标体系;第三,纠正了以往只有学生评价的单一评价方式,建立了专家评教、学生评教和教师自评的多层次、多主体评教制度。

(1)专家评教。对于实验教学的专家评教,评价主体主要涵盖三个部分,一实验准备教师、二实验带教教师、三参与实验学生;内容上共包括25项指标,另加对其主要特点及主要问题的专项指标;评价方法主要包括两大形式:一是不定时的专家督导团听课时进行评价,一是结合期中实验教学检查进行的实验教学听课评价。

(2)学生评教制度及学生座谈会制度。

1)学生评教制度。学生是实验教学活动的直接参与者,对于实验代课教师的工作态度、实验技术的娴熟程度以及治学与做人是否严谨等方面,学生评价最具权威性;且学生人数众多具有广泛性、完整性和公正性等特点。因此,我们于每学期的第十八周对所有参加实验课授课的教师进行学生测评,根据评价指标体系从 15 个方面对每一位教师进行量化排序,并直接与教师职称晋升等挂钩。

2)学生座谈会制度。每次实验课程结束后召开座谈会,认真听取学生对本门实验课程的开设意见和建议,以此改进实验教学工作,提高实验教学质量。

(3)教师自评。实验课后,教师根据授课效果进行自我评价,发现学生存疑较多的知识点或教师认为授课不满意的环节,进行反思,制定改进方案,有利于在以后的授课中进行完善,进一步提升实验课教学效果。

4. 完善实验考试制度

考试始终是提高"教"与"学"积极性最有效的方法,加强对实验课程考试改革与管理,提高实验考试的科学性和规范性,对于促进实验教学工作,形成健康向上的教风和学风,提高中医药院校学生的动手能力和基本操作技能具有积极作用。为进一步加强实验考试制度,我们采取了以下几项加强实验考试管理的制度:

(1)强化实验考试。在重新修订的实验教学计划和大纲中,要求所有实验课要有明确的实验考核、考试办法,并对所占分值比例要有具体规定。独立开设的实验课,考试分数占整个课程的 100%;与理论教学并行开设的实验课考试比例最低不少于 20%。

(2)改革实验考试方法。在新修订的实验考试制度中,改革以往多采用的以实验报告成绩作为实验考试成绩,或以实验结束后进行的实验操作考试成绩为实验成绩的单一终结性考试方式。对独立设课的实验课实行平时成绩(30%)+操作考试(40%)+理论测试(30%)的形成性评价与终结性评价相结合的综合考试方式。

(3)建立实验成绩分析制度。实验课考试结束后要求各任课教师进行考试成绩分析,并按要求做出"成绩分析报告",对考试难易度及学生成绩进行全面分析评价,认真总结,使其不断提高、完善。

(五)探索中医院校医学实验教学全面质量管理模式研究

在研究过程中,课题组始终坚持全面质量管理理论作指导,认真领会全面质量管理理论的内涵,把"全过程管理、全方位管理、全员参与管理"、全面运用"PDCA 循环"和"持续改进"作为实验教学全面质量管理的重点研究内容,创立了中医学院医学实验教学"三全一循环持续式"管理模式(图 4-3)。

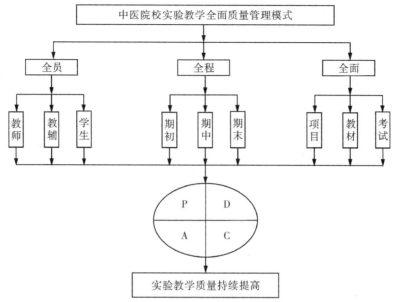

图 4-3　中医院校实验教学全面质量管理模式

四、研究成果

（1）确立中医院校实验教学全面质量管理新理念。

（2）构建科学有效的中医院校实验教学全面质量监控体系。

（3）完善实验教学全面质量管理评价制度。

（4）探索中医院校医学实验教学全面质量管理模式研究。

（5）优化实验教学资源，提升中医院校实验教学质量。

在中医院校实验教学全面质量管理过程中，不断围绕实验教学中出现的新问题进行改革，最大限度的运用实验室资源，优化实验教学课程体系，使实验教学中心的硬件建设更"硬"，软件建设不"软"，从而全面提升中医教育的教学质量。

五、创新点

（1）在中医院校率先确立了实验教学全面质量管理理念：彻底打破了以往仅仅依靠少数行政职能部门对教学质量把关的传统管理理念，在实验教学过程中，教师、教辅、学生及所有相关人员人人参与管理，事事有人管理。

（2）建立健全了中医院校实验教学全面质量管理体系，完善了中医院校实验教学全面质量管理监测评价制度：填补了多年来，实验教学质量管理一直落后于理论教学管理,多数高校没有专门的实验教学管理体系和评价标准。为以后全面质量管理模式在我省高校实验教学管理中的推广应用提供必要的实践经验和理论依据。

(3)创立了中医院校实验教学"三全一循环持续式"全面质量管理模式:该模式实施以来,实验教学质量的提高、教学成果的获得,充分显现了"以管理保质量,向管理要效益"、以最小投入获得最大效益的全面质量管理作用。

六、推广应用价值和效果

(一)教学质量工程方面取得的成效

2008年获省级实验教学示范中心建设单位1项;2009年分获校级实验教学精品课程1项和校级教学团队1项;2010年获省级实验教学精品课程和校级实验教学精品课程各1项,2014年被评为河南省高等学校教学团队。

(二)实验教学研究方面取得的成效

教育教学研究获奖7项;完成教学研究项目8项;发表教育教学研究论文21篇;编写实验教材2部;获得全国优秀教师1人,校级教学名师1人,校级教学标兵1人,校级教辅标兵1人;"十一五"教学先进教师1人,教学研究先进个人1人,质量工程先进个人1人。

(三)实验教学质量和效果明显提高

自2010年2月至2011年9月实施实验教学全面质量管理试点以来,2008、2009、2010级所有基础医学实验课程开设专业的学生,在实验基本操作技能的培训质量方面取得了长足的进步,后续实验课程开设成功率明显提高。

第二节　基于中医学类专业临床能力培养的实训课程体系的改革与实践①

一、研究背景

(一)现状分析

长期以来,受到传统中医学教育模式、教学方法和落后的教学条件等因素的影响,狭义地理解大学教育为专业知识的教学,忽视了能力与素质的培

①该成果2018年获得国家级教学成果特二等奖,主持人:张大伟,证书编号:G-2-2018238。

养,对实训教学不够重视。加强临床能力的培养是中医药院校教学工作的重点内容,但它又是教学工作中的最大难点之一。实训教学主要凸显出以下问题:

1. 实训课程体系临床能力内涵模糊不清

目前,中医院校尚未制定明确的临床能力培养标准,既缺乏医患沟通能力、中医临床思维能力、临床操作能力等具体临床能力的培养,又缺乏早期实训临床基本能力和后期实训临床综合能力的培养,导致中医学生临床能力培养层次模糊。

2. 实训课程体系结构分散,缺乏系统性

目前我国大多数中医药院校实训课程设置缺乏系统性、科学性及整体优化,各类课程比例失调。特别是传统的临床能力实训教学并未设立单独的课程,而是从附于理论课程,仅限于简单验证,缺乏相互交流和渗透。

3. 实训课程配套教材建设缺乏体系

目前国内一些中医药院校虽然也建设了部分实训教材,但由于教材建设各有所侧重,建设种类不够全面,适用性欠佳。例如,天津中医药大学实训系列教材侧重于针灸推拿实训课程的教材建设,西医临床技能实训教材相对欠缺。伴随着实训课程体系的改革,急需建设与之相配套的系列实训教材,适应以能力为导向的应用型人才培养的需要。

(二)选题意义

临床能力实训教学是中医学教育的重要组成部分,是应用型人才培养质量的重要保证。中医学类专业临床能力实训课程体系的改革与实践,对于实现高等中医药院校人才培养的核心目标,深化临床能力实训教学改革,推进临床能力实训教学模式的转变,加强医学生自主学习的能动性,提高中医学生临床综合思维能力和解决实际问题的临床操作能力,有着非常重要的意义。

二、研究思路和方法

(一)研究思路

围绕培养理论基础扎实、实践能力强、富有创新精神并具有健全人格的中医药优秀人才这一目标,突出以"学生为中心"的教育理念,根据国内外医学实践教学发展情况,借鉴兄弟院校的经验,调研论证,构建体系,实践完善,推广应用,探索建立高等中医药院校实训课程体系。

(二)研究方法

为保障中医学类专业临床实训课程体系改革与实践的顺利进行,我们采取的研究方法包括调查研究法、文献研究法、行动研究法和案例研究法等。

三、主要研究内容

(一)明确实训课程体系临床能力内涵

根据 WHO(世界卫生组织)专家委员会和美国 NBME(全国医学考试委员会)对临床能力的分项,结合我国中医学类专业人才培养目标,实训课程体系改革重在突出早期临床基本能力(低年级学生)、医患沟通能力(中间年级)、临床操作能力(中间年级)、中医临床思维能力(中间年级)和后期临床综合能力(高年级学生)的培养。

(二)整体优化、分段设计实训课程体系

我们重组了中医学类专业临床实训课程体系,顶层设计课程结构,更新教学内容,建立系统科学的、相对独立的临床实训课程体系。在纵向,使临床实训教学与医学理论课程教学内容紧密配合,避免脱节。在横向,注意把握临床实训课程间的相互联系,有所侧重,避免重复。新课程体系涵盖《中医执业医师资格考试大纲》《本科医学教育标准—中医学专业(暂行)》中的技能项目,形成"临床基本技能实训课程+随临床专业课开设实训课程+临床综合技能实训课程"三大临床技能实训课程模块,构建深层次、系统化的临床实训课程体系。

(三)固化实训课程体系改革成果,建设系列实训创新教材

根据实训课程体系改革的总体设计,2014 年重新修订中医学专业人才培养方案,固化改革成果。同时,按照实训目的、实训要点和实训项目流程图设计实训内容,编写《中医学专业实验实训教学大纲》。依据《全球医学教育最低基本要求》为指南,《中医执业医师资格考试大纲》为蓝本,组织实训队伍中高资历的教师编写中医学类专业实训系列创新教材,规范中西医临床技能操作,提高学生动手操作能力,形成具有中医学教育特色的临床实训教材体系。

(四)建立有效的实训课程体系评价机制,动态反馈改革成果

为进一步确保实训课程体系改革顺利实施,完善实训课程质量评价机制,对改革完成的实训课程体系实施评价反馈。通过对中医学类专业学生进行座谈调研、学生评价等方式,充分发挥评价的诊断与反馈作用,将评价

与建设结合起来,在评价过程中发现问题、指出问题,并确保问题能得到真正解决。从而实施动态管理,保证中医学类专业实训课程体系改革落到实处,并形成长效的内部评价机制,提高教育教学质量。

四、研究成果

(一)构建了"三位一体"实训课程体系

实训课程体系是实践教学的中心环节,为解决高等中医教育普遍存在的"中医思维弱化、临床能力不足"的问题,我校根据专业认证和国家级实验实训教学示范中心对实训教学体系与内容的要求,在充分调研兄弟院校和我校前期实验实训课程体系改革的基础上,按照"整体优化、分段设计、三位一体"原则,将实验实训课程体系进行重构。并根据学生的知识结构与知识背景,将实训课按三段进行设计,构建了"临床基本技能实训课程(低年级独立开设)、随专业课开设实训课程(中间年级开设)、临床综合技能实训课程(高年级独立开设)"相对独立的实训课程体系(图4-4)。

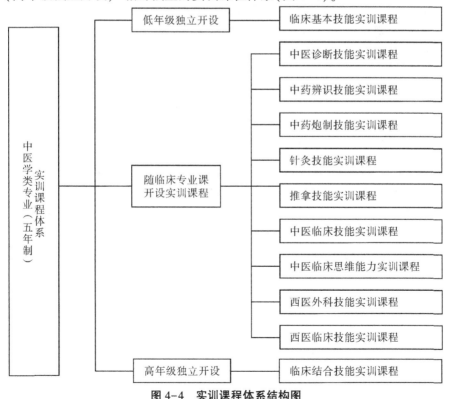

图4-4 实训课程体系结构图

(二)优化实训课程内容

临床基本技能实训课程:低年级开出独立设置,重在早期临床基本能力培养。

随临床专业课开设实训课程:中医基础实训课程、中西医临床实训课程、中医临床思维实训课程;重在临床操作能力、医患沟通能力和中医临床思维能力培养。

临床综合技能实训课程:高年级独立开设,以中医(中西医)执业医师资格实践技能考试大纲为核心,涵盖实习前教育、医患沟通技巧等内容,引入多站式考核方法,提高学生进入实习阶段的临床综合能力。

(三)建设了实训系列创新教材

根据中医学类专业培养目标定位,组织编写了《临床基本技能实训》等11部实训教材。该系列实训创新教材每个项目从实训内容、目的和要求、适应症和禁忌症、操作前准备、实训步骤及操作流程、注意事项、操作常见问题及处理、操作评分标准、小结、思考与练习等10个方面进行编写,图文并茂,突出规范的操作流程及流程图,方便学生学习掌握;每个项目单独制定操作评分标准,既可用于教师对学生的评价,又可用于学生自评与互评,便于形成性考核评价;在实训过程中注重对学生医患沟通能力、人文关怀精神和无菌意识的培养。

本系列实训创新教材2014年已作为内部讲义在我校2013级学生中使用,效果良好。目前已由人民卫生出版社出版。

(四)提升了学生临床能力

1.早期临床基本能力的提升

通过"临床基本技能实训"课程开设,学生临床上最常用的基本的操作技能明显提升,其中急救操作技术、基本护理技能、基本针灸技能明显提高。

2.医患沟通能力的提升

通过"中医诊断技能实训"课程开设,特意增加了职业价值观、态度、行为、医学伦理与交流沟通技能等方面的内容。正确引导学生掌握处理医患、医护之间关系的交流沟通技能及对病人进行心理治疗的艺术。

3.临床操作能力的提升

通过"中医临床技能实训""西医临床技能实训""西医外科技能实训"等课程开设,培养学生中西医内、外、妇、儿、骨伤、急诊等专科临床技能。

4. 中医临床思维能力的提升

开出"中医临床思维实训"课程,将内经、伤寒论、金匮要略、温病学和各家学说的相关临床实训内容,通过案例式教学法,学生的中医临床辩证思维能力明显提升。

5. 后期临床综合能力的提升

通过"临床综合技能实训"课程开设,包含病史采集、病例分析、辅助检查判读、中医临床答辩、西医临床答辩等 11 个实训项目,培养学生综合运用临床技能来诊断、治疗、预防疾病的能力。

2014 年度,我校中医执业医师资格考试通过率为 81.7%(全国平均 65.15%),远高于全国平均水平。同时在中医学专业认证过程中,临床能力考核取得优异成绩。

五、创新点

(一)创新构建中医学类专业实训课程体系

以" 整体优化、分段设计、三位一体、重在能力"为思路构建"临床基本技能实训课程(低年级独立开设)、随专业课开设实训课程(中间年级开设)、临床综合技能实训课程(高年级独立开设)"相对独立的实训课程体系。

(1)系统完整、科学规范。横向上避免重复,纵向上紧密衔接,涵盖中医学类专业实训教学临床能力培养要求。

(2)国内首创 2 门独立开设中医学类专业实训课程:临床基本技能实训课程、临床综合技能实训课程。

(3)修订人才培养方案,实训教学大纲,固化改革成果。

(4)课程建设与条件建设同步,课堂实训与课外实训互补,技能训练与思维训练相融。

(二)建设特色鲜明的实训课程系列创新教材

(1)建设 11 部教材构建中医学类专业本科生临床能力培养标准。其中《临床基本技能实训》《临床综合技能实训》《中医临床思维能力实训》3 部教材为国内首创。

(2)统一编写体例,制定规范操作流程及流程图,方便学生学习。

(3)每个实训项目单独制定操作评分标准,既可用于教师对学生的评价,又可用于学生自评与互评,便于形成性考核评价。

(4)在培养学生临床能力的同时,注重人文关怀和无菌观念。

六、推广应用价值和效果

(一)推广应用价值

(1)实训课程体系结构完整、科学规范、环节紧扣、分层推进,对中医药院校进行实践教学改革具有借鉴意义。

(2)实训教材标准统一、流程清晰、考核规范,构建了中医学类专业本科生临床能力培养标准。不仅可供中医药院校中医学类专业学生借鉴使用,而且对中医药教育实训教材建设具有示范意义。

(二)应用效果

(1)实训课程体系构建及系列创新教材建设对2014年我校中医学专业认证起到了有力支撑作用。

(2)教材建设得到人民卫生出版社、中国中医药出版社等国家级中医药行业出版社认可,并在人民卫生出版社发行。

(3)实训课程体系、实训创新教材已在我校实践运行2年,学生临床能力显著提高。在执业医师考试中2014年、2015年我校通过率分别为:81.7%、82.5%(全国平均65.15%),远高于全国平均水平。

(4)实训课程体系、实训创新教材作为实践教学体系建设的重要组成部分对国家级教学质量工程项目中医学特色专业建设、中医学专业综合改革试点、大学生校外实践教育基地、面向基层的中医全科医学人才培养模式改革和省级教学质量工程项目临床技能虚拟仿真实训中心起到有力支撑,也是省部共建的支撑内容。

(5)该项目发表论文10余篇,其中2篇在中文核心期刊发表,1篇在国家级报纸发表。

(6)实训课程体系、实训创新教材同时在湖南、湖北、新疆、河北四省推广应用,产生了良好的社会影响,为各类医学院校实践教学体系的确立与完善,提供了理论基础和实践经验,对其他中医药院校实践教学体系的建立和完善有着重要的借鉴和示范作用。

第五章

教学方法与教学手段改革研究报告

第一节 "中医基础理论"情境教学模式的构建与实践[①]

一、研究背景

(一)现状分析

"中医基础理论"(简称"中基")课程,是中医学专业的主干课程,也是引领学生步入中医殿堂的基石课程。其独特的地位对以后的中医教学具有不可替代的示范作用。中医基础理论掌握的是否牢固,直接影响到学生以后对中医的学习信心、学习能力与学习效果。但该课程内容深奥、抽象,与学生既往接触的逻辑分明的知识体系有较大冲突,教学难度大。我们通过对不同专业、层次在校生的调查,了解到90%以上的学生感到学习"中基"有一定困难,其中认为"理论深奥,理解困难"和"内容繁杂,难以记忆"的分别占53%和45%。分析其原因:"理论深奥"是由于古老的理论和意象思维的广泛运用,对于习惯于自然科学知识体系的大一新生而言,感到抽象、陌生。"内容繁杂"是由于"中基"课程集生理、病理、治疗于一体,医学与哲学相交融,学生们发出了"中医基础理论不基础"的感叹。因此,开展教学研究,构建适合学生认知结构与心理特点的教学模式,激发学生学习兴趣和动力,牢固扎实地掌握中医学的思维方式和知识结构体系,对于培养优秀中医人才,传承中医意义重大。

(二)选题意义

2012年《教育部关于全面提高高等教育质量的若干意见》中明确指出:

---

①该成果 2020 年获得河南省高等教育教学成果一等奖,主持人:崔姗姗,证书编号:豫教〔2020〕09191。

要牢固确立人才培养的中心地位,深化教育教学改革,全面加强学生素质和能力培养;创新教育教学方法,激发学生专业兴趣和学习动力。在此思想指导下,我们以培养高素质优秀中医人才为目标,以提高学习兴趣、坚定学习信心、建立中医思维、加强医德培养和自主学习能力、交流能力为宗旨,开展"中基"情境教学模式的构建与实践。

情境教学法,是指教师创设具有目的性的学习情境,在生动形象的情境中激发学生的学习兴趣,丰富学习者的想象力,使之产生联想,从而建构出新的知识。情境教学隶属建构主义学习理论的范畴。建构主义学习理论认为:知识不是通过教师传授得到,而是学习者在一定的情境即社会文化背景下,借助其他人(包括教师和学习伙伴)的帮助,利用必要的学习资料,通过意义建构的方式而获得的。

情境教学法是由我国教学名师李吉林创立提出的,运用在基础教育中。近些年来,情境教学运用在中医教学中呈逐渐增多趋势,以"情境"并"中医"为关键词查阅文献,1995 年至 2004 年十年间仅有 5 篇,2005 年至 2014 年的十年达 119 篇,其中涉及"中基"课程教学的有 4 篇,而且是局限在课堂上的较为单一的情境,尚未能从更深层次、更广的范围进行情境教学模式的深入探究。

我们认为,情境教学应该贯彻知识、能力、素质并重,非智力因素与智力因素并进,课上与课下并举,需要符合学生全面发展、切实可行的全方位情境教学模式的研究与实践。本课题在对全国中医院校的"中基"课程教学大量调研的基础上,结合我们长期的教学研究与实践,研究创建符合"中基"课程内容与特点及学生心理与认知结构的综合情境教学模式并付诸实践。这一研究与探索,将促进学生身心的和谐发展与创造力的提高,带动后期中医教学的改革,同时对全国"中基"教学提供借鉴,对于培养优秀的中医人才,传承和振兴中医事业具有重要意义。

二、研究思路与方法

(一)研究思路

传承中医,弘扬国粹,造福人民是时代赋予我们的崇高使命,中医教育是振兴中医的基石,打牢中医基础理论根基是造就名医的关键环节。纵观中医发展的历史轨迹,凡名医大家皆有厚重的中医理论根基,牢固的中医基础知识。因此,中医人才的培养必须从基础抓起。通过调查分析学生学习

"中基"存在的困难主要是:①学习信心不足;②中医思维建立存在一定困难;③自主学习能力欠缺。针对这些问题,我们在长期地教学研究中,认为情境教学非常符合中基教学的特点,在生动形象的情境中理论不再枯燥抽象,提高了学生学习的积极性。随着研究的深入,我们认为情境教学具有较大的提升空间。应当遵循教育教学规律,明确人才培养目标与方向,使知识、能力与素养同步提高,即构建更为科学的教学模式,才能从根本上提高教学质量,培养具有深厚底蕴的优秀中医药人才。因此,本课题在广泛调研和深入分析基础上,将研究重点放在如何构建"中基"综合情境教学模式上来。力求通过这一模式的构建、实践和普及、惠及更多的学生,带动学科整体研究水平的提高,为学生的可持续发展奠定坚实的基础。

(二)研究方法

1. 调查研究法

调查全国中医药院校关于"中基"教学改革情况,采用走访、专家咨询,利用会议交流等形式收集相关信息,对调查资料进行分析,把握"中基"教学研究的现状,为课题的设计提供背景。广泛调查我校不同专业、不同层次的在校生,通过不同时期的问卷调查,以及谈话交流,不断修正和完善教学方式与方法,为课题设计提供基础与借鉴。

2. 理论与文献研究法

学习有关教育学理论,通过文献研究对国内近年来研究中医情境教学的论文、报道等文献材料进行系统搜集,分析归纳出中基教学改革的现状和进展,为课题研究方案的设计与制定提供依据。

3. 专家指导、同行论证

请中医基石学科离退休知名专家及在职资深教师进行指导,针对中医教学存在的问题、改革设想、预期目标等进行深入座谈研讨,为本课题的结构设计、实施细节的完善起到了重要作用。

4. 比较法

本课题采用比较研究法对实验班与普通班的考试成绩,综合素质进行对比分析;对实验班课题实施前后的学习信心、学习状态、学习成绩等进行了对比研究,对课题方案实施前后学科教师的发展如课题立项、教学论文、教学成果、教学竞赛、学术交流进行了对比分析,以全面了解教学模式前后存在的效果差异。在广泛调研和深入分析基础上,以中医药人才培养方案为指导,构建、确立"三三制"情境教学模式,即"三种情境"和"三个阶段"。

研究思路如图 5-1 所示。

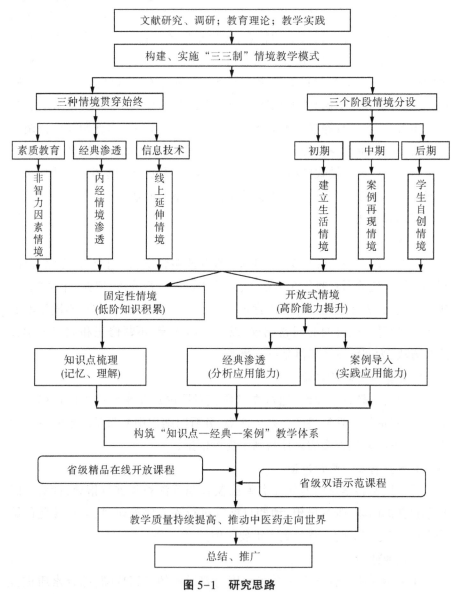

图 5-1　研究思路

三、主要研究内容

本研究所提出的情境教学模式,是知识、能力、素质并重的贯穿式与阶段式结合的"中医基础理论"情境教学模式。即"素质教育、经典渗透、信息技术"三种情境贯穿教学始终;根据"初期、中期、后期"三个教学阶段,侧重于不同教学情境的创设,达到"高阶性"的教学目标。

这种全方位"情境教学模式"较之一般的"情境教学法"更能体现"以学生为中心"的教学理念,更有利于学生"心智"的全面发展和中医事业的传承与弘扬。

(一)贯穿性教学情境

1.素质教育贯穿始终——非智力因素情境创设

素质的全面提高是培养优秀中医人才的重要保障,而非智力因素的培养是素质教育的关键。非智力因素是美国心理学家亚历山大在1935年首次提出的,他认为学生的学习活动是智力因素和非智力因素协同活动的结果。兴趣、情感、意志和性格等心理因素属于非智力因素的范畴,会影响学习的积极性和有效性,对学生成才起决定作用。注重非智力因素的培养是我们课题研究的特色之一。

(1)教与学和谐统一,创造良好学习氛围。德国教育家第斯多惠说:"教学的艺术不在于传授的本领,而在于激励、唤醒和鼓舞。"我们从营造和谐的学习情境入手:①建立学生信息卡。除基本信息外,还有性格爱好,选择中医的原因,对教学的建议,以及想对老师说的话等,并贴上学生的照片。针对问题,教师给以回应,进行有意义的交流与讨论。师生互信,建立情感联系的纽带,使教学有了良好的开端,正所谓"亲其师而信其道"。在此后的QQ交流中,老师可以根据学生的特点进行有的放矢的辅导与交流;②定期请名老中医及其学术传承人讲座,请高年级优秀生介绍学习经验,从中体会学习中医的方法与情境,促进学习信心与方法的建立;③设立"走进中医"小栏目:副标题是"让大家告诉大家",在每次课前5分钟,按学号请学生上讲台,讲与中医相关的知识、故事、书籍等等。这种自我展示和相互交流的情境,很具有说服力和感染力。良好的学习氛围和师生关系增强了教学的内驱力,促进教学高效、有序地进行。

(2)实施情感教学,医德医术同步提高。一名优秀的医生,不仅要有精湛的医术,还必须具备人文关怀能力,医患交流能力。这种教学情境分别由教师与学生来进行创设。①教师设立情境,以颂扬名医医德,介绍名老中医成才之路为激励,如张仲景"勤求古训、博采众方"成就千古名著《伤寒论》的故事,孙思邈"人命至重、有贵千金"的大医风范以及"仁者寿"的养生境界等,在这样的情境中,感受和体会以人为本的仁爱医德观,学生们受益匪浅。

②学生设立情境,在学生"走进中医"的表述中,在学生自编自演情景剧、模拟门诊、制作访谈节目的相互交流中,锻炼了语言表达能力,团队协作与沟通能力,实践与创新能力。

2. 经典渗透持续加强——建立"黄帝内经"意境情境

"中基"与"黄帝内经"渊源深厚,密不可分。"中基"课程是在分类研究"黄帝内经"的基础上,进行提炼而形成的一门课程。反观中医发展的历史轨迹,凡名医大家都是从小就从经典入手开始学习中医,而目前院校教育,入校之前几乎所有的学生从没接触过中医。根据学校的课程设置,"黄帝内经"课程安排在三年级授课,作为中医的源头,经典中的基石,学生到了三年级才接触,非常不利于对中医的学习与理解。所以接受原汁原味的中医熏陶,将经典渗透入大一新生的学习之中,及早建立中医思维,非常重要。正所谓"欲入中医之门,必藉经典之路。"

秉承这一"厚基础、重经典"的教学理念,我们将《中医基础理论》教材中引用的零散《黄帝内经》原文还原在相对独立的段落中,同时选取《中医基础理论》教材中没有引用的,但又是比较重要和基础的原文,并对个别难字、通假字等做以简要注释,编写了《中医基础理论》配套教学资料——《内经导读》。通过诵读并与"中基"教学内容结合,使学生在"黄帝内经"的丰富意境中领悟中医的魅力,掌握中医思想的精髓。

3. 信息技术全程支持——课上课下教学情境相贯通

(1)网络再现情境,实现随机通达学习。随机通达教学,指对同一内容的学习,要在不同时间、在重新安排的情境下、带着不同目的以及从不同的角度多次进行,以此达到获得高级知识的目标。伴随着信息技术的高速发展,经过我们的精心设计、录制与制作,成功申报并高质量完成了"中基"省级精品资源共享课的建设。河南中医药大学网络课程辅助平台"中基"课程也在正常使用之中。完备的基本资源,全程录像,丰富的拓展资源,以及学生原创的丰富多彩的学习作品,通过网络平台得以展现。学生们课下可以随时学习,任意选取不同内容,听取不同老师的讲解,使知识得以巩固与升华。

多媒体课件的制作和使用,已成为提高教学质量的手段之一,同时也有利于将课堂教学推广到远程网络教学,因而具有重要的意义。多媒体已广泛应用于教学中,充分发挥其声音、图像和视频的优势,其情境丰富,感受力强。例如绪论部分,以图像介绍中医大家和书籍,拉近了古今的距离;阴阳学说中的太极图,五行的相生相克制化图,手、足、耳的全息论图,其情境直观逼真;根据教学内容加入视频剪辑和动画,情境的再现更加生动形象。本课题研制了"中基"课程的系列多媒体课件,如"中医名医名著""中医理论与哲学关系""中医对人体结构与功能认识""中医对疾病与治疗的认识""中医养生与治则"等系列多媒体课件。

(2)QQ互动情境,课上课下相互衔接。建立师生QQ互动群,上传预习作业、解答课后疑问、交流学习心得、发送参考资料、提供课外读物等,从学生之间的交流中了解他们的学习状态,从而调整教学进度,合理布置作业,将教学情境延伸到课外,使学生时时感受到老师的关注与支持。在整个一学期的教学中,我们延续这种情感和交流,同时注意在教学过程中发自内心的鼓励和赞赏学生,真正使教学成为一个深刻的感情体验过程。

(二)阶段性教学情境

根据教学认知规律,个体认知存在渐进性特征,应遵循从简单到复杂、从感性到理性,从具体到抽象的原则。故应在不同教学阶段,根据不同教学内容,侧重于不同教学情境的运用。

1.联系生活情境,建立中医思维方式,初期阶段侧重兴趣培养及知识体系的基础建构

在"中基"初期教学阶段,学生缺乏相应的构建中医知识体系的背景知识,故在教学中,教师要侧重引入生活情境,引导学生联想与思考,主动寻找自己身边的实例与理论知识联系。如我们在学生中开展的教学活动:①学习中医理论,联系身边事:在学习过程中收集与中医知识相关的事例、现象,并阐明其中的道理。以"走进中医"的形式进行介绍。②设立学习小组进行交流,不断引导学生将所学知识与已了解的事物相联系,实现知识的正迁移。③教师编写使理论生活情境化的启发性思考题。生活处处有中医,正所谓"大道至简"。在丰富的生活情境中,既培养学习中医的兴趣,又加深了对中医思维方式的理解。

2.案例再现情境,加强临床思维能力,中期阶段侧重综合分析能力的培养与训练

临床思维能力是中医人才培养的核心目标,关系到认知活动中的分析能力、概括能力、联想能力等综合能力的训练与培养。经过初期教学阶段,学生不同程度地积累了一些构建中医知识体系的背景经验,学习内容逐渐过渡到藏象及精气血津液神等核心章节。在此阶段,教师及时地引入医学案例,引导学生主动了解中医临床的思辩过程与认知规律,培养学生分析问题和解决问题的能力。我们精选案例,使情境紧扣教学内容。创设方式主要有:①选取具有典型情境的名医医案:如"名医类案""类名医类案""岳美中医案集""医学衷中参西录"等,编写印发了《"中医基础理论课程教学医案100例"》,教师讲解与学生讨论并行。②创设 PBL 教学情境:教师编写 PBL 教案并实施于教学。PBL 案例具有开放性强,结构不良,情境复杂等特点。学生围绕情境内容,查阅资料,析出问题,参与讨论,从而培养学生获取知识和应用知识的能力,以及临床辩证思维能力。编写了《中医基础理论 PBL 教辅手册》,更加便于教学。

3. 学生创设情境,培养自主学习能力,后期阶段侧重实现学生可持续性发展的高级学习目标

学生自主学习能力的提高是实现自我发展的重要环节。在后期的教学中,将课堂交给学生,如组织学生自编自演情景剧、模拟门诊、制作访谈节目等,选取合适的内容以小组为单位制作 PPT,上台自讲。在自己创作的情境中进行合作和探究。创作的过程需要利用图书馆和网络查阅资料,需要对知识进行回顾整理与加工,在此过程中,运用信息技术能力、自主学习能力都得到了提高。集体创作与表演,又使团队协作能力、语言表达能力得以提高。这种学习需要包括智力、情感在内的全身心的参与。课后调查同学们认为自编自演这种形式印象深刻,真正达到了"学而不忘"的境界。

四、研究成果

(一)构建与实践了"中医基础理论"情境教学模式

1. 素质教育贯穿始终,实践教育与教学一体化,促成学生的可持续性发展

创立及实施了提高学生素质和能力的非智力因素教学情境,如"学生信息卡""走进中医"等教学栏目;培养学生自主学习能力,如学生自编自演情景剧、制作访谈节目、模拟门诊、翻转课堂制作 PPT 上台自讲等,形成了情境教学资料库。回顾性调查表明,此方法有力地促进了学生的全面发展。

2. 经典渗透持续加强,实现基础与经典相交融,牢固建立中医思维方式

《内经导读》的运用,使"厚基础、重经典"的教学理念得以落实。通过诵读《内经导读》,使学生在"黄帝内经"的丰富意境中领悟中医的魅力,更利于学生加深对中医基础理论的学习和认识。其效果主要有:①点燃学习激情;②坚定了传承中医的志向。课题组对开展诵读《内经导读》的效果进行了统

计,实验教学班学生期末考试成绩优于普通教学班,具有明显性差异。统计结果见表5-1、表5-2。

表5-1　与"黄帝内经"知识相关成绩比较(满分10分)

组别	n	与"黄帝内经"知识相关成绩
普通教学班	107	5.76±2.24
实验教学班	107	8.45±1.94 *

注:与普通教学班相比: *$P < 0.01$

表5-2　综合性成绩比较(满分60分)

班级	n	期末成绩
普通教学班	107	44.17±6.03
实验教学班	107	46.48±6.19

注:与普通教学班相比: *$P < 0.01$

课题组对高年级学生的回顾性调查显示,认为"通过诵读《内经导读》,对以后的中医学习有帮助"的达到100%,其中认为很有帮助的占76.92%,有帮助的占23.08%。充分显示出早期经典渗透的意义重要而且深远。

3.信息技术全程支持,实现随机通达学习,教学情境延伸到课下

随机通达教学,指对同一内容的学习,要在不同时间、在重新安排的情境下、带着不同目的以及从不同的角度多次进行,以此达到"高阶性"的学习目标。基于此,我们团队通力协作,反复研讨实施方案,精心修改讲稿,将案例经典等情境渗透在教学中,呈现于线上课程,打造中医学"入门金课",并借此将中医药文化推向世界。成功申报并高质量完成了河南省"中医基础理论"精品资源共享课的建设,点击率居前五位,其成果获得省教育厅二等奖。建成了河南中医药大学"中医基础理论"网络课程,点击使用率过万,并获得省教育厅一等奖。成果"'中医基础理论'学科资料库"获得中华医学会第八届全国医学教育技术优秀成果三等奖。信息技术的平台建设使得教学情境得以重现,实现了随机通达学习的目的,为学生自学提供了平台,实现了课上课下教学情境的无缝对接。

(二)构筑了"厚基础、重经典、早临床"的"知识点—经典—案例"相结合的教学体系

属于传统医学的中医学根植于经典,来源于实践。离开经典与实践,中医就会成为无源之水、无本之木。经典是中医之魂,医案是学习之桥。据此,我们以"知识点"为中心、以"经典"为基石、以"医案"为线索,建立"知识点—经典—案例"相结合的中基教学体系。在"黄帝内经"意境中、在案例情境中,更有利于对中医基础知识的理解与掌握。其成果主要有:

1. 《中医基础理论知识点表解及学习指导》编写出版及运用效果

本课题创新性地将知识点表式化引入中医教育,编写了《中医基础理论知识点表解及学习指导》,深受学生欢迎。本书于 2014 年获河南省教育科学研究一等奖。其学术影响和社会效益十分显著。

2. 《"中医基础理论"课程教学医案 100 例》编写印发及运用效果

此案例按照教材章节的顺序进行编排,并结合教学内容及知识点加上了按语。学生一致认为知识点结合案例的教学方式对于建立临床辩证思维能力效果显著。在期末教学调查统计表中,"你认为什么样的教学方法适合于中医教学"选择案例教学占第一位,达到90%,印制"'中医基础理论'PBL教辅手册"并运用于教学,收效显著。

3. 《内经导读》的编写印发及其运用效果（见前述）

"知识点—经典—案例"相结合的中基教学体系,符合中医教学规律,是"三三制"中基情境教学模式的强有力支撑。

(三) 开展线上线下混合式教学,延伸网络教学情境

2017 年建成省级"中基"精品在线开放课程,在中国大学慕课平台上线5 个学期,选课人数超过 6.6 万人,开展线上线下混合式教学。涵盖各医学专业在校生及海外学生。学生普遍反映,线上资源丰富,视频制作精良,讲解透彻,形象生动,答疑及时,师生互动活跃。

(四) 促进了学科与教师的发展及教学水平的提高

1. 强化了教学研究对学科建设的支撑与促进作用

教学研究是学科建设的重要组成部分,对学科建设起着重要支撑作用。中医基础理论学科是省级及国家局级重点学科,教育教学质量的高低,直接影响其发展态势。依托本课题的研究,取得了全方位的研究成果,促进了重点学科的发展。

2. 促进了教师全面发展与教学水平的提高

在教学研究中,构筑了层次高、范围广、效果好的学术交流平台,带动了年轻教师的发展,提高了教师教学研究的水平。

研究期间:①获教育教学研究奖 10 项,建成省级教学质量工程 4 项;

②参编国家级、省级、自编教材 10 部;③获各级教学竞赛奖 7 项;④发表教学论文 20 篇,其中中文核心期刊 1 篇,学生发表论文 1 篇;⑤省级、厅级等各层次教学立项 15 项;⑥晋升高级职称 4 人。课题负责人被评为河南省优秀教师、河南省高工委优秀共产党员、校首届仲景教学名师,当选为世中联教学指导委员会理事。学科教学研究水平和学术影响力明显提升。

五、创新点

(一) 知识、能力、素质并重,构建"中医基础理论"教学的新模式

首创知识、能力、素质协同发展的"三三制"中基情境教学模式,将"素质教育、经典渗透、信息技术"三种教学情境贯穿始终;遵循认知规律,在三个不同教学阶段,侧重不同教学情境,形成了系列成果。获得与情境教学相关的省教育厅教育教学奖 10 项,发表相关教学论文 20 篇。此模式科学合理,极大地激发了学生的学习热情,提高了学生的自主学习能力,充分体现了"以学生为中心"的教学理念,能够促进学生的可持续发展,对于培养德才兼备优秀中医人才意义深远。

(二) 基础、经典、案例融合,构筑"中医基础理论"教学的新体系

建立"知识点—经典—案例"相结合的中基教学体系。并在丰富的情境中开展教学。创新性地将知识点表式化引入中医教育,出版《中医基础理论知识点表解与学习指导》一书,多次再版并获奖;编写应用了《"中医基础理论"课程教学辅导资料》《内经导读》《"中医基础理论"课程教学医案 100 例》等多部教辅资料。2015 年国家中管局发布我省执业医师"中药基础理论"考试成绩高居全国第一名。实践证明,此教学体系的运用有力地提高了教学质量,为学生的可持续发展打下了坚实的基础。

(三) 线上、线下、双语并举,建立了中医药学走向世界的新途径

"中基"在线开放课程,是全国首个在中国大学慕课上线的课程。全国选课人数最多,已逾 6.6 万人。223 个视频制作精良,教学资源丰富,师生互动活跃,学员好评如潮。为建设"人人皆学、处处能学、时时可学"的学习型社会做出了积极贡献。其"课程应用研究"获省教育信息化创新应用研究成果二等奖。建成省级双语示范课程,教学情境的无限延伸,使中医药走向世界。

(四) 医德、医道、医术并进,提高了人文素养与沟通交流能力

医者,仁术也;医者,诚艺也。人文关怀及良好的沟通能力是优秀医生

必备的素养与品质。教师设立情境,以颂扬名医医德为激励,使医者仁心思想深入学生的内心。学生设立情境,在课堂演讲、PBL 案例教学、学生自编自演情景剧、模拟门诊、制作访谈节目中,锻炼团队协作与沟通能力、实践与创新能力,使学生的身心同步健康发展。

六、推广应用价值和效果

(一)成果水平

该成果自 2014 年在我校医类专业中逐渐推广实践,成效显著。在 2014 年全国第三届中医基础理论精品课程建设研讨峰会和 2015 第四届世界中医药教育大会上,情境教学成果作为会议发言,得到了海内外同行的好评。《中国中医药报》报道了情境教学模式及其成果,提升了我校在行业的知名度,扩大了影响力。发表与本课题相关的教学论文 20 篇,与项目相关的各级教学奖励达 18 项,建设河南省教学质量工程 4 项,"中医基础理论"省级精品在线开放课程,选课人数达 6.6 万以上,为传承中医做出了积极的贡献。

学生基本素质与能力明显提高。本科生发表论文 1 篇,获得 2 项挑战杯大赛奖,连续两届获得全国"黄帝内经"知识大赛二等奖、三等奖,获全国临床技能大赛二等奖、参加全国"学伤寒、背伤寒"基本功大赛荣获团体一等奖。

本项目创立的中基情境教学模式,在全国率先进行"中基"知识点表式化的研究,并建立了"知识点—经典—案例"相结合的中基教学体系。符合"以学生为中心"的教学理念,有力地提高了教学质量,促进了教师教学水平的提高与全面发展,研究成果处于国内外领先地位。

(二)推广价值

本课题的研究成果具有较强的推广使用价值。已在河南中医药大学中医、中西医、针推、预防医学等专业实施。在全国率先实行"基础与经典并行""知识点与医案并进""能力与素质并重"的情境教学模式,为同类院校的中基教学及其他课程的教学提供了重要借鉴,陆续在长春中医药大学、陕西中医药大学、江西中医药大学、河北中医学院、山东中医药大学、湖北中医药大学 6 所医学院校进行推广应用,取得较好效果。对我国高等中医药院校人才培养具有重要的现实意义。

第二节　基于基层教学组织建设模式下的医学基础课程混合式教学的研究与实践①

一、研究背景

(一)现状分析

基层教学组织是高校落实教学任务、促进教师教学发展、组织开展学术研究、承担群体性教学活动的最基本教学单位,直接影响高等学校的教育教学质量。

20 世纪 90 年代以来,很多高校尤其是研究型大学随着科研职能的不断加强,对人才培养尤其本科教育教学的重视和投入明显弱化,中医药高等院校也受中医学术研究"重临床""重科研"价值取向的影响,教研室被取消或其作用被弱化或边缘化。高等院校基层教学组织日趋式微,陷入了极大的发展困境。

庆幸的是,2018 年新时代全国高等学校本科教育工作会议提出要坚持"以本为本",推进"四个回归",要"发挥好教研室和集体备课等这些高校教学优秀传统的作用。"在《新时代高教 40 条》等文件,明确强调各高校"要因校制宜,建立健全多种形式的基层教学组织,广泛开展教育教学研究活动"。

新时代,中医药事业迎来了黄金发展期。国家要推动中医药高等教育现代化,加快建设具有中国特色的世界一流中医药大学。作为全国独立设置的 24 所高等中医药院校之一,要全面贯彻落实党中央、国务院对高等教育改革和中医药振兴发展的总体部署,提升中医药高等院校教学质量,要求我们重新审视和确立基层教学组织的价值,并着力基层教学组织建设,重建教研室,使其在高校的教学改革与发展中发挥独特的作用。高等中医药院校必须注重自身的现代化进程,传统教学模式已远不能适应"以学生为中心"的理念,不能满足新时代对中医药人才培养的需求,这就必须通过加强基层教学组织建设,依据信息技术的发展,对传统教学模式进行改革、优化,构建

---

① 该成果 2020 年获得河南省高等教育教学成果一等奖,主持人:曹珊,证书编号:豫教〔2020〕09193。

网络化、数字化、个性化和终身化的课程体系，探索线上线下混合式教学模式的改革与应用。

(二)选题意义

课程是人才培养的核心要素，课堂是教育的主战场，课堂教学改革是教育改革的核心。教育部部长陈宝生强调："要把课堂建设作为重要抓手，改革传统的教与学形态，广泛开展探究式、个性化、参与式教学，推广翻转课堂、混合式教学等新型教学模式，着力提高课堂教学效果"。

本课题所提出的医学基础课程，主要涵盖中医学和西医学的基础类课程，是中、西医院校医学类专业课程体系的基石，是学生学习临床专业课程的桥梁，医学基础课程教学水平的高低直接关乎医学院校人才培养质量的优劣。

由于医学基础课程理论性强，课程设置多在大学教育阶段初期，学生医学相关基础知识薄弱，传统教学模式容易导致学生初学阶段对课程产生抽象、枯燥、难懂等印象，影响教学效果。在信息碎片化时代，如何利用现代信息技术，改革传统教学模式，以更好地落实"以学生为中心"的教学理念，显得至关重要。

鉴于中医药院校医学类专业课程开设多，学生学业压力重，而中、西医课程理论体系特点鲜明，因此，本研究旨在通过加强基层教学组织建设，发挥其效能，打造医学基础课程"金课"，探索符合时代特点和学生发展需求的高等中医药院校医学基础课程混合式教学新模式。

二、研究思路与方法

(一)研究思路

本课题从新时代背景下中医药院校人才培养需求入手，通过广泛调研和系统回顾医学基础课程传统教学模式、基层教学组织建设中存在的问题，同时借鉴双一流高校优秀经验，结合研究团队已取得的中医基石学科建设成果，以基础医学院为例进行示范研究。

以医学基础课程教学改革为研究对象，以基层教学组织建设模式改革为着力点，结合新时代医学人才培养的社会需求及医学教育的发展方向，结合课程自身特点，对教学设计、教学实施、教学资源利用、教学评价、教学平台等各环节进行改革，推进混合式教学模式的改革与实践。力求通过改革，推广经验，使更多师生受益，为中医药院校的可持续发展夯实基础。

(二) 研究方法

1. 调查研究法

赴兄弟院校实地调研、开展校内师生座谈会、召开专家论证会等针对课程教学改革和基层教学组织建设过程中的经验、存在的问题、改革设想、预期目标等进行深入探讨和广泛论证,为完善研究思路、结构布局、具体实施等打下基础。

2. 文献研究法

通过对国内外相关的论文、政策文件等文献材料进行系统搜集,分析当前基层教学组织建设和医学基础课程混合式教学改革的研究现状和进展,为研究方案的设计提供依据。

3. 比较法

本课题采用比较研究法,针对课题方案实施前后医类专业学生对混合式教学改革满意度及同一课程混合式教学前后学业成绩等方面进行对比分析。远期可对比读研率、医师资格考试通过率、研究生培养单位及用人单位对毕业生的满意度与评价,全面了解改革前后成效差异。

三、主要研究内容

(一) 系统调研、建章立制,构建基层教学组织新模式

借鉴全国双一流高校基层教学组织建设经验基础上,以既往中医基石学科建设成果为依托,出台《关于加强基层教学组织建设的实施意见》《关于加强在线开放课程建设的意见》等相关文件,完善激励措施,调动广大教师建设积极性,初步构建了"六维三类两阶一主线"适合中医药院校发展的相对完善、系统的基层教学组织建设模式。

(二) 加强培训、培养骨干,打造高素质信息化教学团队

通过"请进来、送出去",邀请教育专家开展专题培训和选派骨干教师外出参加信息技术及课程建设等进行师资培训、提升教师教学能力、信息化技术应用水平,为建设在线开放课程、开展混合式教学做好师资保障。

(三) 注重交流、博采众长,建设系列优质课程教学资源

开展在线开放课程建设论证、增强信息化技术培训、加大课程建设资助力度、丰富基层教学组织内及跨课程教研活动,鼓励引导教师逐级申报并打造精品在线开放课程、虚拟仿真实验项目,为实施混合式教学提供坚实保障。

(四)全面推进、强化过程,推广立体化混合式教学模式

在加强基层教学组织建设的前提下,发挥师资队伍建设与课程教学改革间一体两翼的作用,开展立体化的医学基础核心课程混合式教学,逐步把沉默单向的课堂变成碰撞思想、启迪智慧的互动场所,有力推动了19门医学基础课程进行混合式教学改革,并注重过程管理、强调评价—反馈—改进,切实提高教学改革成效。

四、主要改革成果和实践效果

(一)构建了基层教学组织建设模式,达标创优工作初显成效

探索构建了"六维三类两阶一主线"的基层教学组织建设模式,实现了闭环管理。建设省级优秀基层教学组织 5 个,省级合格基层教学组织 8 个,带动其他基层教学组织标准化建设。

(二)建设了系列优质课程教学资源,课程建设水平显著提升

建设了系列精品在线开放课程,国家级 2 门、省级 18 门、校级 19 门,省级虚拟仿真实验项目 4 项,形成了医学基础优质课程群。拥有全国范围内最早的一批中医基础类课程慕课,对传播中医药理论与优秀传统文化发挥着举足轻重的作用。

(三)推广了立体化混合式教学模式,营造浓厚教育教学氛围

一方面基于 MOOC+SPOC 平台,组建助教团队,有效开展线上教学,延伸教学空间;另一方面利用课堂派、雨课堂等教学管理平台,很好地增加线下课堂师生互动与评价,形成了以师生深度互动、课程资源有机融合为特点的立体化混合式教学模式。19 门课程均开展了混合式教学,基本实现了中医、西医基础课程全覆盖,活跃了教学氛围,有助于培养学生自主学习能力、思辨能力、表达能力、团队协作能力等,课程学业成绩得到提升,有效提高了中医药人才培养质量。

五、创新点

(一)构建了基层教学组织建设模式,分类建设,达标创优

本课题初步构建了"六维三类两阶一主线"的基层教学组织建设模式,突出以建设一流本科教育作为主线,明确六个维度建设思路,按照教研室、教研中心、实验教学中心等进行分类建设,强化达标、创优两阶考核。建设一流的基层教学组织(省级优秀 5 个,合格 8 个),为教学改革提供有力的组

织保障,也是建设"一流本科"的有效途径。该模式建设层次鲜明,是适合中医药院校发展的相对完善、系统的基层教学组织建设模式。

(二)建设了优质的医学基础课程群,淘汰水课,打造金课

建设了系列国家级(2门)、省级(18门)、校级精品在线开放课程(18门),省级虚拟仿真实验项目(4项)。基本覆盖所有中医、西医基础类核心课程,拥有全国范围内最早的一批中医基础类课程慕课。形成了医学基础优质课程群,理论课与实验课教改相结合,本科生课程与研究生课程并进,突出了课程体系整体性、综合性、层次性。这些优质教学资源为打造高阶性、创新性、具有挑战度的中医药核心课程金课奠定扎实基础,推动了中医药院校人才培养质量的提升。

(三)推广了立体化混合式教学模式,课堂革命,凸显特色

18门课程相继开展混合式教学,课堂革命凸显医学基础课程特色,中医基础理论、方剂学、中医诊断学等选课率均位居全校前列,2019年度课程选课人数累计近9.5万人次(表5-3)。通过线上慕课平台助教团队辅导、线下课堂教学管理平台的引入,实现混合式教学模式的改革,学生、社会评价高。作为全国最早建设的一批中医基础类课程慕课,对传播博大精深的中医药理论、弘扬中医药文化起到了良好的示范引领作用。对于培养德才兼备优秀中医药人才意义深远,为建设"人人皆学、处处能学、时时可学"的学习型社会做出贡献。

表 5-3　医学基础课程 2019 年度精品在线开放课程选课人数统计

序号	课程名称	选课人数
1	中医基础理论	28 079 人
2	方剂学	13 835 人
3	中医诊断学	8108 人
4	伤寒论	7655 人
5	品掌故话中医	6295 人
6	医古文	5902 人
7	温病学	2760 人
8	伤寒论症机辨治	2640 人
9	中国医学史	2490 人
10	金匮要略	1953 人

续表 5-3

序号	课程名称	选课人数
11	内经选读	1634 人
12	人体解剖学	6305 人
13	病理学	2332 人
14	生理学	2067 人
15	预防医学	1079 人
16	微生物学与免疫学	968 人
17	组织学与胚胎学	824 人

六、推广应用价值和效果

(一)成果水平

"分类建设、重点突出、达标创优、协调发展"的基层教学组织建设思路已在河南中医药大学基础医学院作为试点进行了运用,并推广至全校 16 个院部,收效良好。医学基础系列优质课程建设成效显著,位居全校首位,在全国中医药院校处于领先地位。立体化的混合式教学模式符合"以学生为中心"的教学理念,将信息技术与教育教学深度融合,促进了教师教学能力的提升与全面发展,有效地提高了教学质量,推进了一流本科教育与一流课程建设,其研究成果处于国内领先地位。《河南日报》等媒体报道了我校开展医学基础课程教学改革的情况。

1.基层教学组织建设呈现新气象

获批省级优秀基层教学组织 5 个、合格 8 个,发挥其示范带头作用。依托基层教学组织建设,着力现代教育技术培训,重视教学名师、教学骨干的培养,形成了高素质的信息化教学团队。近三年,荣获中原名师 1 人,省级教学名师 1 人,省级教学标兵 6 人,首届仲景教学名师 6 人;省、厅级教学竞赛获奖 20 人次。

2.课程内涵建设水平再上新台阶

围绕医学基础课程建设,鼓励和引导基层教学组织负责人分阶段、逐级申报各类一流课程,三年来医学基础课程群建设卓有成效,获批国家级精品在线开放课程 2 门、省级 18 门、校级精品在线开放课程 19 门,省级虚拟仿真实验项目 4 项。加强教材建设,出版规划教材 36 部(主编 5 部,副主编 17

部,编委 26 部)。着力教学研究,荣获中华医学会教育技术优秀成果奖、厅级信息技术与课程融合优质课大赛成果奖等 43 项。

3. 混合式教学模式彰显新特色

借助 MOOC+SPOC 平台实现优质教学资源共享,依托线上助教团队辅导+线下课堂管理平台应用,通过三年的实践,建立立体化混合式教学模式,19 门课程进行了混合式教学,已基本实现了医学基础核心课程的全覆盖。

同时,强化过程管理,通过教师经验交流、师生座谈会教学反馈、组织学生问卷调查,及时掌握混合式教学过程中的问题,不断完善实施环节,保障了教学效果的提高。据问卷调查显示,学生对混合式教学法满意度达 97.8%,认为混合式教学能够提升学习效果的占 93.5%,认为混合式教学能够提高自主学习能力、批判性思维的占 96.6%。医类专业学生在全国中医经典知识大赛、临床技能大赛、挑战杯、双创项目中也屡获佳绩。课题组对医学基础课程中的考试课教学改革前后同一专业学生考试成绩进行了对比分析,结果显示,绝大部分课程学改革后课业成绩都有提升(表 5-4)。

表 5-4 不同课程传统教学法与混合式教学法期末考试总成绩(分)

	传统教学法 $(\bar{x}\pm s)$	混合式教学法 $(\bar{x}\pm s)$	t	P
中医学本科班"伤寒论"	76.59±7.62	80.67±5.96	−4.073	<0.001
中医学专业仲景班"伤寒论"	86.60±4.46	88.60±5.81	−2.024	0.045
中医学专业仲景班"方剂学"	85.43±6.52	84.28±7.12	0.985	0.326
中医学本科班"中医基础理论"	84.10±6.29	91.75±4.29	−11.699	<0.001
中西医临床本科班"中医诊断学"	76.63±6.84	83.41±5.30	−8.583	<0.001
针灸推拿学本科班"医古文"	84.50±5.02	86.86±5.13	−3.320	0.001
针灸推拿学本科班"病理学"	74.89±8.99	87.62±6.98	−13.679	<0.001

经两独立样本 t 检验结果显示,除了中医学专业仲景班的"方剂学"课程两种教学模式间无差别外(P=0.326),其余组均显示有差别,且混合式教学法成绩均高于传统教学法(P<0.05)。

(二)推广价值

本研究所创立的"六维三类两阶一主线"基层教学组织建设模式,分类建设、层次鲜明,形成闭环管理,为同类院校基层教学组织可持续发展提供了重要借鉴,起到了辐射、示范和带动作用,对高等中医院校建设与发展具有重要的现实意义。

"医学教育,基础不牢,地动山摇",医学基础课程是医学理论体系的重要支撑,是特色中医药院校课程建设的核心,对中医药院校人才培养质量起着至关重要的作用。医学基础课程系列优质教学资源的建设与应用,混合式教学模式的推广与完善,是"以学生为本"的教学理念及社会信息化发展的时代需求。不仅是"以本为本"战略的有效实施,而且对于推进"四个回归"有重要意义。除在河南中医药大学运用之外,已经推广运用于陕西中医药大学、长春中医药大学、河北中医学院、新乡医学院、海南医学院等5所医学院校,并在持续影响全国同类院校,受益面大,反响好。研究成果在《解剖学杂志》《中医教育》等具有影响力的杂志上发表论文11篇,其中中文核心、CSCD 2篇。

在国内中医院校教学改革实践中具有领先水平,为深化基层教学组织建设、加强课程内涵建设、推广混合式教学改革,遵循"两性一度"标准,打造五类金课,加快建设一流本科教育,培养传承与创新相结合的优秀中医药人才,提供了重要的借鉴,具有广阔的应用前景。

第六章

教育教学管理研究报告

第一节　高等院校中医药专业认证主要教育环节质量标准的实践研究①

一、研究背景

(一)现状分析

现代高等中医药教育始于 20 世纪 50 年代中期。半个世纪以来,高等中医药教育从无到有,不断发展。目前,独立法人建制的中医药院校有 23 所,开设中医学(含民族医学)本科专业的高等院校有 73 所,高等中医药教育已成为我国高等教育体系中的重要组成部分。60 多年来,各办学主体积极探索中医药学教育教学规律,已经形成并初步建立了符合高等教育规律、具有中医学特色的人才培养模式。但高等中医药教育在中医人才培养目标、教育教学过程、质量管理等方面仍然存在诸多的不规范。主要表现在:

1.中医药人才培养模式单一,不能适应社会卫生事业发展的需要

高等中医药教育经过 60 余年的发展,虽然实现了中医药人才培养规模化、标准化,但我们看到以院校教育为主的高等中医教育存在着人才培养模式单一,我国高等教育经过多年来的扩招,毛入学率大幅度提高,学生个体结构、特征均发生了改变。如果仍然用过去传统的单一的培养模式,必然是行不通的。高等教育的大众化必然伴随着高等教育结构的多样化、多层次化。因此,在大众化背景下,促使中医人才培养模式要呈现多样性、特色化的发展。

---

①该成果 2012 年获得河南省高等教育教学成果一等奖,主持人:李建生,证书编号:豫教〔2012〕00779。

2. 教学方法单一、陈旧，不利于学生自主学习能力的提高

大多数院校的教学目标定位在为学生讲授多少知识、传授多少技能，忽视了突出学生学习的主体地位，没有发挥学生自主学习潜力，增加了一些不必要的讲授时间等，使得教学质量提高缓慢。导致学生没有养成自主学习的习惯，缺乏终身学习的能力。学生被动地跟随教师的教学思路进行，学习的最终结果是缺乏求异思维和创新精神，没有主动解决问题的意识和办法。

3. 中医药人才的培养规格、质量与社会需求的矛盾日渐尖锐

这些都要求中医药教育，应该全面、系统地收集和分析社会用人部门对毕业生的反馈信息，了解社会对中医临床教学的要求，不断改革和提高教学质量，才能适应市场竞争对人才的需求。

(二)选题意义

我国加入世界贸易组织后，中医药医疗卫生市场不断开放，境外中医药医疗机构和医疗人员更多地走进我国中医药医疗卫生市场；同时按照国际惯例，专业人员出国深造或出国服务应持有经过专业认证的学位和经过注册的专业资格，还要得到对方国家对我国教育专业认证和专业人员注册制度的认可，才能保证得到便捷、平等、无歧视的对待。这就要求加快我国中医药教育的国际化进程，按照医学教育国际化的办学理念发展中医药学教育，培养高素质的中医药学人才。为规范中医药教育，培养适应时代的中医药人才，我们立题"高等院校中医药专业认证主要教育环节质量标准的实践研究"，对提高中医药高等教育质量，促进中医药高等教育规范、健康、可持续发展具有重要的意义。

二、研究思路和方法

(一)构建科学的人才培养模式

培养模式是根据一定社会与学生的需要及学校与学生的条件，在一定教育思想和教育理论指导下，为实现一定培养目标而构建起来的人才培养的基本结构，策略体系及教育活动的组织样式和运作规范，是对人才培养过程的一种整体性的表述。培养模式一般包括专业设置、课程体系、培养方案、教学组织形式、评价体系等。培养模式是为某一特定的培养目标而设计的，为此，我们根据中医药科学发展规律，根据省情、校情构建培养模式，确定人才培养模式的原则。

1.基础原则

专业认证强调要培养学生终身学习的能力,教育发展到今天,终身教育意识得到普及,本科教育与基础教育一样,已成为终身教育过程的一个重要阶段。

2.质量原则

培养人才是学校的主要任务,教学质量是学校赖以生存和发展的根本。其竞争集中在人才的质量和适应性上,人才培养模式的选择有利于学生的学习,有利于提高学生适应性。

3.区域原则

培养模式的原则与学校的定位联系,即培养什么样的人及怎样培养人不能脱离学校自身的层次。

4.能力原则

学生应具有一定的实践动手操作能力、社会交往能力、信息收集分析、资料整理、终身学习能力和创造力。

(二)明确办学宗旨和目标

明确学校的办学宗旨和目标,包括学校定位、办学理念、培养目标、质量标准和发展规划等。遵循"勤于实践""继承与发展并重"和"中西医并存"的中医药人才培养理念,在专业发展过程中探索既能符合高等医学教育特征,又能充分体现中医药主体思想的院校教育人才培养模式,以个性化人才培养和全面素质提高为主线,进一步明确中医药专业培养目标。

(三)改革教育教学过程

依据培养目标及教学过程各个环节的规范严格实施,在实施的过程中要求学校各利益方参与。改革教育模式,以学生为中心制定教学计划,促进学生个性发展,改革基础课程和实践教学体系,改革教学方法,重视教师队伍建设,改革考核评价体系,全面评价学生的知识、技能、行为、态度。

(四)建设特色优势专业

调整专业结构,解决专门人才分布不平衡的问题,以及高等学校对社会有效供给不足的矛盾。根据我国社会经济发展的实际需要,在对各用人单位人才需求充分调研的基础上,加大实践应用型人才的培养力度,加快高学历创造性人才的培养,根据学校的优势和实际,统筹规划学校的专业建设,重点建设一批具有特色的专业,使其具有较强的带动、示范和辐射功能。同时加强基础学科的建设,为各专业的更新和拓展创造条件。

（五）开创利益方参与教学管理教育评价的机制

鼓励学生参与学校管理，推行以"学生、学习为中心"的理念，学院教学委员会及二级学院分教学委员会加入学生代表，成立学生教学管理委员会，让学生参与教学管理，参与质量评价，培养学生分析实际问题的能力、交流合作的能力，以及信息掌握和管理的能力。系统搜集和分析教师、学生、用人单位、毕业后教育机构的反馈意见，考虑他们对教育计划提出的改进意见，获取有效的教管信息，为改进教学工作提供决策依据。

三、主要研究内容

（一）规范本科教学管理

教学管理是为实现教育目标，并根据一定的原则、程序和方法，对教学活动进行计划、组织、领导和控制的过程。高校教学管理一般包括教学计划管理、教学运行管理、教学质量管理与评价，以及学科、专业、课程、教材、实验室、实践教学基地、学风、教学队伍、教学管理制度等教学基本建设的管理等。规范教学管理，对于提高人才培养质量至关重要。

1. 教学管理强调以人为本

牢固确立人才培养在学校工作中的中心地位，着力培养信念执着、品德优良、知识丰富、本领过硬的高素质专门人才和拔尖创新人才。我们积极研究教学及其管理规律，改进教学管理工作，提高教学管理水平；建立稳定的教学秩序，保证教学工作的正常运行；研究并组织实施教学改革；努力调动教师和学生教与学的积极性。中国高等教育已从精英教育转变为大众教育时代，高等教育已成为服务行业，这种形势下需要我们转变管理观念，树立和谐的管理思想。在指导思想上突出以人为本，树立一种以注重人的全面发展、开发人的潜能为第一需要的教学管理观念。把教师和学生的切身利益作为教学管理的出发点，充分做到"以学生为本""以教师为本"，增强教学管理队伍的服务意识，真正在教学管理实践中全面实现"以人为本"的管理理念。

坚持"以学生为中心"，确立学生的主体地位，满足学生的学习需求，保障学生的学习自由。变学生被动管理为自我管理，注重学生个体差异，实施因材施教。坚持"以教师为主导"，确立教师的主导地位，满足教师的教学需求。强化教学和学术的权威，保障教师的教学自主权，确保教师的发言权、知情权、决策权。

2.教学计划实施动态化管理

我们在国家教育部宏观指导下,由学校组织专家自主制订,既符合教学规律,保持一定的稳定性,还根据社会、经济和科学技术的新发展,适时地进行调整和修订。教学计划一经确定,即认真组织实施。面向社会调整方向,对教学计划实施动态化管理。

3.教学运行实施立体化管理

我校实行了学校、院部、学科三级管理模式,形成了教师、学生、管理队伍共同管理的立体化管理模式。学校偏重于教学的宏观管理,院部偏重于中观管理,学科偏重于微观管理。院部处于教学管理链条中间环节,起着桥梁与纽带作用。一方面增强学校宏观的规划和指导职能,另一方面管理重心下移,将一部分权力下放到院部,允许院部在具体的实践中创造性开展工作。这样充分调动师生参与管理的积极性,促进教学管理良性和高效运行。

4.教学质量实施全面管理

学校全面加强质量的控制和管理,向管理要质量。首先树立全面的质量观点,坚持德、智、体等方面全面发展的观点,知识、能力和素质综合发展的观点,智力与非智力因素协调发展的观点。其次,搞好全过程质量管理,主要包括教学过程各环节的质量管理和考试的科学化管理。质量评价明确目标,建立科学全面的评价指标体系及评价方法,形成全员参与的机制,包括校院系督导组、同行、领导、学生的评价以及自我评价。最后,坚持严格的全面质量标准,进行教学质量检查和评价。质量检查坚持"三检"制度,即期初、期中和期末教学检查,重点放在期中教学检查。

5.整体提高教学管理队伍素质

教学管理队伍在学校教学管理中起着极其重要的作用。管理人员的管理水平和素质的高低直接影响着学校的办学水平和教育质量。加强教学管理队伍建设,根据不同岗位的需要,建立了一支专兼职结合、素质较高、相对稳定的教学管理队伍。有计划地安排管理人员在职学习,掌握教学管理的基本理论和专门知识,提高管理队伍整体素质和水平。转变观念,树立以人为本的和谐思想,提高服务意识,坚持将教学管理的行政性和服务性有机结合起来。

6.建立健全教学管理制度

(1)完善教学管理基本制度。在教学管理制度体系中有一条基本的链条:教学计划—教学大纲—授课与考试管理制度。这条链反映了人才培养目标和教学过程的基本要求,是教学管理中最重要的管理制度。

(2)完善教学工作例会制度。教学工作例会是由分管教学校长主持,教学管理各职能部门的负责人及全校各院分管教学院长参加的定期会议。加强教学工作例会制度的连续性和规范性,最终形成校院系全方位的教学工作例会氛围。

(3)完善考试考核制度。完善考试考核制度,充分重视学生的学习活动过程,灵活变换考试考核办法。完善教考分离制度,教考分离制度是目前提高考试可信度的一项有效措施。

(4)完善教学信息反馈制度。捕捉最新的教学信息并及时处理,保证高效率地控制教学全过程;如实反映教学实际情况的反馈信息,为大家所接受;全方位、多渠道收集信息,遵循从量变到质变的规律,不放过不易察觉的信息,全面了解教学的实际情况。

(5)完善学习弹性制度。根据不同专业,将课程分为必修课、限定选修课、任意选修课,由课时计算学分,学生修满专业要求的总学分,取得相应专业学历和学位证书;同时允许学生可以跨学科、跨专业选课,而且可以跨区内外高校选课,两校之间相互认可学分,目前学校尝试与华北水利水电学院互设选修课。学生可以提前或延长学习年限,较好地解决学生工作学习矛盾,分阶段完成学业。

(6)加强教学管理的深入研究。开展教学管理和教育研究,并且作为教学管理人员、教学研究人员、教师的共同任务。高度重视教学管理研究,形成浓厚的研究氛围。注重教育和教学管理研究是教学管理上水平,提高质量和效益的关键所在。

(二)科学制订教学计划和教学大纲

1.制订符合学校实际的课程计划

根据《高等学校中医学/中药学本科专业规范》的要求,根据国家对中医药人才培养的要求和社会发展需要,结合学科发展趋势和医学模式的发展,根据用人单位及毕业生质量调查反馈信息等,制订了符合学校实际的课程计划。经批准后的课程计划,即为学校制度性文件生效执行。学院修订课程计划时,组织专家对课程计划进行论证,同时征求学生教学管理委员会意见,并采取座谈会等方式广泛征求教师、学生意见。

2.设置科学合理的课程结构和课程模块

根据专业培养目标,设计相应的课程模块,注重中医基础理论和基本知识、现代医学基本知识、中医临床实践的培养,培养具有扎实中医临床辨治能力、较强创新能力、较高人文素养的中医药合格人才。注重以学生为中心的教育理念,减少总学时,增加学生课外学习时间,提高学生自学能力和学习自主性,促进学生全面发展。形成以中医基础与临床课程为主体,辅以素质教育课程、人文社科课程、现代医学课程与自然科学课程的课程体系。课程结构分为三大类,必修课、限定选修课、任意选修课。通过逐步调整,压缩必修课学时,扩大选修课范围,拓宽学生知识面,为学生提供选择、想象、创造的空间,培养学生创造性思维的能力。

3.加强更新实践教学

注重实验室的建设及实践基地的建设,让学生尽早接触社会、接触实践,提高学生分析解决实际问题的能力。构建特色鲜明的实践教学体系。不断探索"早临床、多临床、反复临床"的实践模式,结合中医药教育特点,构建理论与实践相结合,校内与校外相衔接,整体素养、辩证思维、熟练技能三位一体的中医临床实践教学体系,提高临床适应能力和实习质量。

(1)整合学校实验资源,建立实验教学中心。为提高实验(实训)教学管理效率,理顺管理机制,适应实践教学新体系,我们构建了基础医学实验教学中心、药学实验教学中心、理工实验教学中心、临床技能实训中心(模拟医院)、医药相关专业实验室(人文社科实验中心)五大中心,统筹全校教学实验,覆盖实验教学各个方面,满足学生各类实验需求。

(2)建设了4个省级实验教学示范中心,提高人才培养质量。以建设省级实验教学示范中心为契机,不断提高人才培养质量,凝练优质实验教学资源,开放实验教学网站,为全省高等学校实验教学提供示范。建设了4个省级实验教学示范中心,推进了实验教学内容、方法、技术、手段、队伍、管理及实验教学模式的改革与创新,加强了学生实践能力和创新精神培养。

(3)深化高等中医药院校实践教学课程体系改革,构建相对独立的实验、实训课程体系。为进一步深化医药类专业实验课教学内容、手段、方法改革,我们整合了实验教学内容,重构了实验教学体系,变附属课程的孤立实验为系统性实验,以医药类专业为试点,对实验课进行了课程体系改革。初步建立了"基础技能型实验+综合性设计实验+研究创新型实验"三位一体的实验课程体系,培养学生在综合性、设计性实验方面的创新能力。提高学生动手能力、综合能力和培养学生在综合性、设计性实验方面的创新能力。组织编著或审定实验教学大纲、自编实验教材和实验讲义。

（4）加强实训中心建设，增加学生训练场地。根据完全的系院合一体制和临床专业后期临床教学的需要，建设了第一临床医学院临床技能实训中心、第二临床医学院临床技能实训中心和第三临床医学院临床技能实训中心，提供学生从入学到毕业五年连续不断线的实训场地。有效满足不同专业、不同级别的临床实训需求。将临床模拟教学贯穿于整个教学过程，从教学计划上根据不同学期开设课程情况对不同实训项目进行整体安排，通过临床模拟教学、模拟感知、模拟体验、模拟操作等方式，有效提高学生临床基本实践技能。

（5）加强实习基地建设，进一步规范实习管理和带教。遵循分级建设、分类管理、立足本省、拓展外省的原则，加强我校实习基地的建设。设置直属附属医院 3 个，非直属附属医院 3 个，教学医院 28 个，实习医院 27 个，实习点 40 个。定期召开实习基地座谈会，布置实习教学任务，交流实习生管理和带教经验。促进各实习基地各方面的建设，共同提高临床教学水平。

（三）积极改革教学方法，创造条件鼓励教师开展教学研究。

1. 重视教育理念的更新

鼓励教师根据课程特点和认知规律，运用多种教学方法和手段组织课堂教学。我们鼓励教师开展以培养学生创造性思维能力、动手能力等综合能力为出发点的教学方法改革和研究，改进教学方法，培养适应社会发展需要的人才。不断推动教学改革，突出以学生为中心的教育理念。编写学习材料、组织教师外出学习、举办专题讲座等方式，使教师的教学理念逐步发生了改变，对开展教学方法改革有较大的热情。

2. 丰富实验教学方式

引入现代教育技术到实验课堂，增加实验教学的直观性和生动性；调动学生查看文献的积极性，拓展他们的知识面；提倡启发式教学，突出以学生为主体；很多课程开设有综合实验，要求学生根据课本知识，查阅文献，独立设计和完成实验。

3. 丰富教研活动，提高教师教学能力

为了更好地开展教育教学研究，改革和创新教学方法，促进广大教师学习教育理论，转变教学观念，钻研课程教材，探讨教学手段，反思教学效果，强化教学设计能力，学校举办形式多样的教学竞赛。通过各类教学竞赛的开展，以赛促教，进一步激发了教师教学的积极性，对加强研究性教学和现代化教学手段的改革起到了很好的推动作用。此外，开展系列教研活动、提高教研队伍水平。培养锻炼了一批具有较高学术水平、富有教育科研意识和组织管理能力的学术研究骨干和带头人。

4.建立教育科研创新体系、完善管理激励机制

把开展教育教学研究工作作为学校教育改革中关键性保障措施来抓。充分发挥教育研究在教学中的导向作用,促进教育科研工作蓬勃发展并收到实效,切实加强教学研究课题的规范管理,学院建立了教育科研创新体系,完善了管理激励机制,探索了教育科研改革新途径,把教育科研与教师的职称晋升、岗位聘任、职务考核、评先评优等工作挂钩,先后出台了《教育教学研究课题管理办法》《教育教学研究成果奖励办法》等文件,对教育教学研究课题的实施、检查、结题、经费、奖励等方面都做了全面而详尽的规定,并实施课题的"三全"管理:即全面管理、全程管理、全员管理。

(四)革新考试管理机制

1.改变终结考试"一锤定音"的分数评定制度

学校积极探索学生成绩形成性评定和终结性评定相结合的评定体系。鼓励考核形式多样化,突出对学生"七个领域"能力的考核。引导学生把注意力转移到平时的学习过程中来,注重学生对整体知识技能的把握,将考试贯穿在学习的全过程中。制定《河南中医学院本科生课程成绩评定指导意见》,对课程成绩管理、形成性评价、终结性评价进行了规范。

2.健全考试后反馈机制及评估机制

考试结束后,对结果进行具体的分析指导,并在此基础之上为学生提供建设性的改进意见。成立学院命题质量评估领导小组和专家组,专家组成员由学院督导团和院系督导团成员组成,从各年级各专业的考核课程中按一定比例随机抽取试题,请评估专家进行评估。将意见和建议反馈给各相关教学部门,以指导、督促下一轮的命题,同时评估结果也作为考核院部目标任务之一。同时从考试管理、考试档案等方面进行综合评估。

3.丰富考试内容,提高学生学习兴趣

内容丰富、形式多样、能体现综合能力的考试是提高学生学习兴趣的一种重要手段。对考试内容进行不断的修改和变通,以迎合学科发展与思维创新的要求。注重考查学生运用知识的能力。增加综合性思考题、分析论述题、辨析题等题型,了解学生综合运用知识的能力。在各种类型的考试中通过设置临床典型病案分析等题型,考核学生中医思维。

(五)利益方参与教学管理,突出学生主体地位

成立学院学生信息员教学管理委员会,每学年换届一次,下设教学信息管理部、宣传调研部、策划协调部3个部,积极开展各项工作。通过开展师生座谈会、开展课程调研等形式参与教学管理,发现问题,及时解决,提升教学管理与服务水平。

(六)采取多种措施,加强师资队伍建设

1.科学引进人才

积极引进高学历、高层次、高水平的人才,补充到教师队伍中来。同时补充实践经验丰富、专业技术能力强、具有一定科研能力的人员,以加强双师型教师队伍的建设,适应培养实用型人才的需要。

2.加强师资培养

在师资培养方面,注意教师专业知识纵向的提高和横向知识的扩展;通过扩大对外交流、教研组外出参观学习等不同的方式,多种渠道为教师提供进修、学习的机会。充分发挥老教师的传、帮、带作用,实施青年教师导师制,加强青年教师的培养和教育。鼓励年轻教师通过脱产进修提高学历学位;同时,在注意业务能力培养的同时,也要不断加强师德建设,不断提高教师队伍的综合素质。

(七)开展学生科研活动,培养学生科学素养和创新思维

为进一步培养学生的独立思考能力和创新意识,搭建和完善学生创新活动平台,遵循"过程比结果更重要,发现问题比解决问题更重要"的理念。开展了"大学生创新学习项目"活动,搭建和完善大学生创新活动平台。遵循"以兴趣为先导、以问题为核心"的原则,注重学生思维模式与创新意识的培养,以培养学生提出问题、分析问题和解决问题的兴趣和能力。

(八)完善教学质量监控制度体系,保证人才培养质量

近年来,学校建立、完善了具有科学性和可操作性的课堂教学听课制度、课堂教学评价制度、教学督导制度、学生信息员制度、精品课程建设制度等近20个针对各主要教学环节的规章制度,初步规范了各主要教学环节的质量标准,并将监控过程制度化,从监控课堂教学质量、学生学习质量、考试环节质量等方面,实现了教学管理的规范化、科学化、制度化。最终形成一个制度化、良性运转的教学质量监控反馈体系,以确保教学质量的提高。

四、研究成果

(一)更新教育理念

树立成人教育理念,尊重学生的学习需求和选择,教学活动注重培养学生自主学习的能力;强化学校、教师、学生的责任;充分调动学生学习的积极性和主动性,确立学生的主体地位,按照学生的需求来制定教学计划,给学生自主学习提供支持和指导,为学生的个性发展创造条件。

(二)实施以学生为中心的教育模式

教学目标从授人以鱼转变为授人以渔。教学不仅让学生掌握了必需的基础理论、基本知识、基本技能外,尤其培养了学生独立学习、终身学习的能力。教学主体从以教师为中心转变为以学生为中心。教学内容重视以结果为导向的教育。教学评价从重点评教师转变为既评教师又评学生。

(三)培养学生自主学习的能力

通过改革教学方法,改变实践环节,开展学生科研,培养了学生必需的学习技能,包括如何计划学习,如何掌握时间,如何选用合适资源,如何评估学习结果等。培养学生自主学习的能力和终身学习的能力。

(四)改革评价方法

注重知识、能力、态度的综合评价,加强形成性评价,重视考试结果对学生自主学习的反馈作用,加强学生的自我评价。

五、创新点

(1)本研究基于中医学、中药学本科教育标准,在新的教育理念指导下,对认证主要教育环节质量标准的实施进行实践研究,科学制定培养合格中医药人才的培养模式与方法。

(2)进一步明确人才培养的模式和目标,重视教学决策的民主化、科学化,深化教学改革。

(3)实施以学生为中心的教学模式,突出学生主体地位,更新人才培养理念,培养了学生自主学习和终生学习的能力,改革了人才培养过程。

(4)教学过程中加强课程整合,加强教学与科研的结合,理论和实践的结合,校内和校外的结合,改革教育评价方法。

六、推广应用价值和效果

通过对中医药学专业认证主要环节质量标准的实践研究,我们认识到,本科中医药学教育标准是一个符合时代需要,促进中医药高等教育健康、协调、可持续发展的标准。该标准的建立,为我们实现管理工作的制度化和规范化,提供了依据。按照本科中医药学教育标准进行中医药学专业建设,实现了中医药人才的培养目标。

(一)确保教学质量稳步提高

按照高等学校中医药学本科专业规范的要求进行专业建设,通过提高课堂教学、实验、实训、实习、考试等教学环节管理的水平,抓好教学各个环节的实施工作,在中医药学教育标准的指导下,按照各主要教学环节的质量标准,实现精细化管理,加强各教学环节的质量监控,确保了中医药学专业教育教学质量逐步提高。

(二)保证教学运行与质量保证的协调统一

通过实践,学校的整体管理水平、教师的教学水平、学生的学习能力等逐步提高,各教学环节的质量得到保障,确保了中医药学专业教育教学质量逐步提高,保证了教学运行与质量保障的协调统一。

第二节　中医类学生专业学习关键环节的研究及评价①

一、研究背景

(一)现状分析

随着近年来中医院校办学规模的扩大,专业人才的培养质量却未得到有效保障,同时中医学具有有别于西医学的思维模式,致使中医类学生在学习过程中会遇到更多的障碍,学生的学习兴趣不高、效果不佳,加之中医各高校以往所进行的教学改革多着眼于教师"教"的方面,而对学生的"学",尤其是对其专业学习的障碍关注度不够,因而导致由于这些措施的针对性不

---

①该成果 2020 年获得河南省高等教育教学成果奖一等奖,主持人:许二平,证书编号:豫教〔2020〕09189。

强,学生参与的积极性不高,对提高教学水平及培养质量未能发挥出应有的作用。

(二)选题意义

我们通过对中医类不同专业方向、不同年级的学生的学习状况加以详细了解,从中找出其在学习过程中不同时期遇到的具体障碍或问题,通过分析,得出"会诊"结论,进而制订针对性的改进方案,使学生建立起牢固的中医思维模式,实现"理法方药一体化"的规范运用。进而突出"以学生的专业学习为中心",实现学有所长、学无所偏。

二、研究思路与方法

本课题在"以学生为中心"教学理念的指导下,从学生的学习过程入手,找出中医类不同专业方向、不同年级学生学习专业课遇到的问题或障碍,从中发现问题的规律或症结所在,并研究、制定相应的解决方案,通过及时的消疑解惑,调动学生参与教学改革及学习专业的积极性,树立专业学习的自信心,培养规范的专业思维习惯,使学生的学习进入良性循环状态,进而获得良好的学习效果。

三、主要研究内容

(一)中医类学生专业学习现状调查

1.对象

随机抽取中医类专业(中医、骨伤、中西医结合、针推)本科生作为调查对象。共发放调查问卷 1500 份, 收回有效问卷 1419 份,有效问卷回收率94.6%。

2.研究方法

制定了"大学生专业思想现状问卷调查表",调查问卷的设计主要包括基本情况,专业了解情况及态度,课程认知,任课教师,课后情况,对专业、课程的满意度及未来职业规划,影响因素等方面内容,问卷中部分问题可以多选。

(二)调查结果与分析

1.基本情况

参与调研学生年级及性别情况统计(表6-1)。

表 6-1　参与调查学生基本情况统计表

统计项目		人数比例
学生年级	大一	43.20%
	大二	33.89%
	大四	22.91%
学生性别	男	45.96%
	女	54.04%

2. 专业了解情况及态度

调查结果显示(表 6-2),由于入学前对专业信息缺乏较为全面、客观的了解,学生往往难以做出较为合适、理性的专业选择,而入学后专业调换又受到了各种限制,加之学校对学生所进行的专业介绍及职业规划培训存在不足,这些自然都在一定程度上影响着学生对专业学习的态度及学习效果。

表 6-2　专业了解情况及态度人数比例统计表

统计项目		人数比例
选择专业的原因	自主选择	59.19%
	老师、家人影响	38.19%
	专业调剂	2.63%
填报志愿前对专业的了解情况	了解	10.98%
	了解不多	80.43%
	不了解	8.59%
对专业就业方向的了解情况	了解	13.37%
	了解不多	84.97%
	不了解	1.67%
对专业就业率的了解情况	了解	11.22%
	了解不多	82.82%
	不了解	5.97%
专业职业前景态度	乐观	29.83%
	一般、没感觉	35.09%
	悲观、有危机感	35.08%

3.课程认知

调查数据表明(表6-3),学生认为非专业课程的课时量偏多且作用不显著;专业课程中的中医四大经典是了解和建立中医思维模式的必读书目,应该做到熟知,但数据显示学生的学习效果有明显欠缺;由于中医理论体系建立在临床实践之上,因此只有采用结合临床案例的教学方式才能更受学生欢迎。

表6-3 课程认知情况人数比例统计表

统计项目		人数比例
非专业课程所占比重	过大	42.48%
	适中	52.51%
	过小	5.01%
非专业课程对专业课学习的作用	有显著促进作用	17.90%
	作用一般	76.13%
	有不利作用	5.73%
对中医四大经典熟悉程度	了解不多	85.68%
	比较了解	13.13%
	熟读	1.19%
最喜欢哪种授课方式	知识灌输式	7.16%
	结合案例式	75.66%
	问题讨论式	16.23%
	PBL	6.92%
	其他	2.39%

4.任课教师

调查数据表明(表6-4):任课教师在教学过程中对学生的专业思维能力培养重视不够,与学生的课后交流也明显不足,这对学生的学习兴趣与学习效果都会产生不利影响。

表6-4 教师重视专业思维能力培养程度及与学生交流情况人数比例统计表

统计项目		人数比例
教师重视专业思维能力培养程度	重视	35.32%
	一般	56.80%
	不重视	7.64%

续表6-4

统计项目		人数比例
学生与教师进行专业问题交流情况	多	9.79%
	少	68.02%
	无	21.72%

5. 课余安排

数据表明(表6-5),有43.91%的学生未制定大学生活规划,说明其依赖心理过强,自主意识较差;学生的课外专业书籍阅读量明显不足,时间的有效利用不够。由于中医知识大都较为抽象,学生在记忆、理解及思维方式等方面会遇到许多学习障碍,这时任课教师的指导尤为重要,而由于师生缺乏交流,学生采取与同学交流或寻找其他学习资源解决问题,很容易陷入认识误区或造成问题堆积。

表6-5 课后学习生活情况人数比例统计表

统计项目		人数比例
课余安排	和朋友聊天	33.17%
	查资料、看书	47.49%
	做兼职	11.93%
	上网、玩游戏	28.16%
	其他	26.73%
教材外中医古籍阅读	没有读过	40.57%
	1~3本	50.36%
	3本以上	8.11%
学习中的障碍	理解问题	33.89%
	记忆问题	63.25%
	思维方式问题	29.59%
	学习态度问题	21.48%
	临床应用问题	3.58%
学习遇到困难的解决方式	与同学交流解决	39.14%
	寻找其他学习资源解决	49.64%
	课间与老师交流解决	17.42%
	通过电话、网络等方式与老师联系解决	21.96%
	其他	4.30%

6. 对专业、课程的满意度及未来职业规划

调查表明(表6-6):学生对专业及课程的满意度不高,而职业规划较为专一。

表6-6　对专业、课程的满意度及未来职业规划人数比例统计表

统计项目		人数比例
对本专业的喜爱程度	很喜欢	36.28%
	一般	58.95%
	不喜欢	4.77%
对专业所设课程的满意程度	满意	28.16%
	一般	64.44%
	不满意	7.64%
未来职业规划	医生	73.27%
	医药相关行业	21.24%
	其他	6.92%

7. 专业态度、学习效果影响因素

结果表明(表6-7):培养学生的学习兴趣是确保专业态度的重要因素,而树立正确的学习态度、培养合理的学习方法、采取适当的教学方法,又是保障专业课学习效果的重要因素。

表6-7　专业态度及专业学习效果影响因素情况人数比例统计表

统计项目		人数比例
专业态度影响因素	个人兴趣	60.86%
	教师水平	12.65%
	考核方式	3.58%
	就业前景	22.91%
专业课学习效果影响因素	学习态度	60.62%
	学习方法	44.87%
	教学方法	32.70%
	教学水平	21.24%
	考核方式	10.50%

8. 相关分析

采用 SPSS 13.0 统计分析软件,对不同年级学生的部分调查结果进行相关性分析,从中找出随着学生学习阶段的变化,相关调查内容的变化情况。

(1)对学生所在年级与专业了解情况及职业前景态度的分析。分析结果显示(表 6-8),学生所在年级与专业就业率了解情况及职业前景态度有显著的相关性,$P<0.05$,结合表 6-9 结果说明,随着学生年级的提升,其对专业就业率的了解及对职业前景的乐观态度比例明显提高。

表6-8 学生年级与专业了解情况(就业方向、就业率、职业前景态度)相关分析表

	分析项目	专业就业率	专业职业前景
年级	Prarson 相关系数	0.158	0.219
	显著水平 Sig(2-tailed)	0.01	0.00
	统计量	418	418

表 6-9 不同年级学生专业了解情况(就业率)、职业前景态度统计表

年级	专业就业率(所占人数百分比)			专业职业前景(所占人数百分比)		
	很了解	了解不多	一点不了解	乐观	一般、没感觉	悲观、有危机感
大四	17.1%	80.7%	2.2%	39.8%	32.0%	28.2%
大三	6.4%	85.1%	8.5%	23.4%	37.6%	39.0%
大一	7.3%	83.3%	9.4%	20.8%	37.5%	41.7%

(2)对学生所在年级与专业、课程满意度及未来职业规划的分析。结果显示(表 6-10),学生所在年级与专业、课程满意度有显著的相关性,$P<0.05$,结合表 6-11 结果说明,随着学生年级的提升,其对专业、课程满意度逐步提高。

表 6-10 学生年级与专业、课程满意度相关分析表

	分析项目	专业喜爱程度	专业课程满意度
年级	Prarson 相关系数	0.190	0.96
	显著水平 Sig(2-tailed)	0.00	0.49
	统计量	418	418

分析说明:大一新生对就读专业的满意度不高。其原因一方面是由于一部分学生专业选择志愿未达成,另一方面大一学生刚进校门不久,对专业

认识还比较迷茫,因此对就读专业的满意度评价可能还无法真正反映其本身的需要。但是,伴随着学习的推进,学生普遍进入了专业学习阶段,此时他们对专业的认识逐步深入,学习知识的热情度逐步提高。

表6-11 不同年级学生的专业、课程满意度统计表

年级	专业喜爱程度(所占人数百分比)			专业课程满意度(所占人数百分比)		
	很喜欢	一般	不喜欢	满意	一般	不满意
大四年级	43.1%	54.1%	2.8%	31.5%	61.3%	7.2%
大三年级	36.2%	62.4%	1.4%	27.0%	67.4%	5.7%
大一年级	24.0%	65.6%	10.4%	21.9%	66.7%	11.5%

(三)制定调整改进方案

影响中医类专业学生学习效果的两个重要方面就是学习兴趣的培养和专业思想的建立。因此我们制定了如下改进方法:

1.开展一系列行之有效的专业思想教育

从新生入校开始,即应进行专业思想教育、职业规划、专业指导、择业就业教育,使学生较为全面正确地认识专业的基本情况,提高对所学专业的认同度,培养专业自信心,提升学生的学习兴趣,找到适合自己的学习方式方法,进而能够提高学生的学习投入。

2.开展教育教学改革、强化师生交流

积极开展以案例式教学等形式为主的、有利于中医专业知识传授与掌握的、有利于中医专业思维能力培养的教学方法改革;加强任课(特别是基础课)教师的中医临床实践基地建设;任课教师建立多种交流平台,加强与学生的沟通交流,激发学生探求理论指导临床的欲望。

3.在现有条件下,适当扩大专业选择的自由

在政策允许、力所能及的范围内,为学生提供专业的"二次选择"机会。如可以实行按"专业大类"招生并尽量扩大"类"的范围,扩大学生入学后选择专业的自由,适当增加转专业的机会,并对转专业的时间和人数进行合理调控,以确保基本的人才培养条件,维持学科、专业的平衡等。

4.制定中医类学生学习效果评价办法

(1)在校生学习效果评价办法。为对学生学习效果进行客观评价,本课题经过深入研究,依据科学分析、因材施教、客观公正等原则制定了在校生学习效果评价办法。

（2）毕业生质量评价办法。学校从校级层面、二级院部、用人单位及毕业生自评等方面制定了本科毕业生质量评价指标体系，包括毕业生思想道德素质、知识技能、综合能力、文化身心素质、综合评价等几个方面。

四、研究成果

（1）通过对中医类专业学生的学习情况进行了广泛深入的调查研究，对学生在不同时段的专业学习过程中存在的各种共性问题和个性问题有了较深的了解和掌握，为解决中医类专业学生在专业学习问题提供了事实依据，也为同类兄弟院校在同类问题上的教学管理层面的探讨提供了第一手资料。

（2）针对学生的专业学习情况，遵从教育教学规律，从师生"教""学"关系入手，在中医教学中建立"教学相知"的师生关系，转变教育理念、做到师生平等，形成"无拘无束"的教学氛围，强化师生交流，教师通过"传道、授业、解惑"的每一个环节，发挥引导作用，激发学生学习情绪、挖掘学生创造潜能，使学生积极主动地参与到教学过程中，从而提高中医高等教育办学水平及教学质量。

（3）通过深入分析，我们提出从开展行之有效的专业思想教育、加强教育教学改革、适当扩大专业选择的自由等方面进行改进，力争尽可能消除学生专业学习障碍，同时力图能为同行院校提供具有一定标准化意义的参考。

（4）根据学生专业学习中存在的问题，组织编写中医类专业课程学习指南，为学生养成良好的学习习惯和树立专业自信心，提供科学、规范的指导。

（5）制定了中医类学生学习效果评价办法。我校制定出中医类学生学习效果评价办法，以检验学生能力目标的达成情况，包括学习态度、实践操作能力、分析和解决问题的能力、自主学习及终身学习能力、批判性思维能力等方面是否得到了明显的提高。

五、创新点

（1）全面了解中医类学生学习专业课过程中存在的问题及遇到的障碍，并通过分析找出了症结所在；

（2）针对不同专业方向、不同年级学生存在的问题，制定出切实可行的解决方案，着重解决学生"中医思维弱化"的问题；

（3）编写《中医类课程学习指南》，明确列出学习内容中的重点、难点、疑点及学习注意事项;实现"以学生为中心"的教学理念转变,激发学生参与教学过程的积极性及学习的主动性,树立专业自信心与责任心。

(4)制定中医类学生学习效果评价办法。

六、推广应用价值和效果

本课题通过发现中医类学生学习过程中的问题,分析原因,并制定针对性的解决方案,通过有效干预,减少或消除学生学习障碍,使学生养成规范的思维习惯,树立专业自信心,使学生更好地掌握学习方法,养成规范的思维习惯,进而提高学习效率,改进学习效果。形成标志性成果并使各届中医类专业学生持续受益,同时为国内同类院校及专业提供借鉴与参考。

近年来,我校五年制中医类本科专业评学优秀率逐年升高,学生学习效果不断提高:中医类本科专业毕业生专业基础知识扎实,考研录取率在45%以上;中医学专业毕业生临床综合水平较高,中医执业医师考试通过率在80%以上,高于全国平均水平;中医类本科专业应届毕业生年底就业率达97%以上。90%以上的用人单位对我校中医类本科专业毕业生的总体工作表现表示满意。学生学习效果与教学质量的不断提升形成了良性循环,也不断使学校教学管理机制趋向完善。本课题的研究成果对同类高校具有借鉴价值和辐射作用,部分研究成果进行了学术交流,已发表论文24篇,产生了良好的社会影响。

后 记

　　当今世界正经历百年未有之大变局，新一轮科技革命和产业变革突飞猛进，国际竞争空前激烈。我国已进入全面建设社会主义现代化国家的新阶段，推进经济社会高质量发展对教育提出了新的更高的要求。教育是党之大计、国之大计，是民族振兴、社会进步的重要基石。为适应新形势、新变化、新要求，不断使教育同党和国家事业发展要求相适应、同人民群众期待相契合、同我国综合国力和国际地位相匹配，筑牢建设社会主义现代化强国和实现中华民族伟大复兴的基础，建设高质量教育体系显得更加紧迫。

　　医学教育是卫生健康事业发展的重要基石。党的十八大以来，我国医学教育蓬勃发展，为卫生健康事业输送了大批高素质医学人才。在新冠肺炎疫情防控中，我国医学教育培养的医务工作者发挥了重要作用。但同时，面对疫情提出的新挑战、实施健康中国战略的新任务、世界医学发展的新要求，我国医学教育还存在人才培养结构亟须优化、培养质量亟待提高、医药创新能力有待提升等问题。在新冠肺炎疫情冲击下，全球教育受到严重影响，各国政府和教育界奋力抗疫，实施了前所未有的大规模线上教育。人工智能等新技术向我们展示了变革教育的巨大潜能，帮助每个人获取驾驭新科技、创造美好生活的能力，正是教育的使命所在，我们应当加快发展更高质量的教育、更加公平包容的教育、更加适合每个人的教育、更加开放灵活的教育。相对单一的类型结果转变为更加合理、类型齐全、体系完备，多样化成为高等教育发展最显著的特点。

　　2020年9月国务院办公厅印发《关于加快医学教育创新发展的指导意见》，明确提出以习近平新时代中国特色社会主义思想为指导，全面贯彻党的十九大和十九届二中、三中、四中全会精神，按照党中央、国务院决策部署，落实立德树人根本任务，把医学教育摆在关系教育和卫生健康事业优先发展的重要地位，立足基本国情，以服务需求为导向，以新医科建设为抓手，着力创新体制机制，分类培养研究型、复合型和应用型人才，全面提高人才培养质量,为推进健康中国建设、保障人民健康提供强有力的人才保障。以新理念谋划医学发展,将医学发展理念从疾病诊疗提升拓展为预防、诊疗和康养,加快以疾病治疗为中心向以健康促进为中心转变,服务生命全周期、健康全过程。以新定位推进医学教育发展。以"大国计、大民生、大学科、大专业"的新定位推进医学教育改革创新发展,服务健康中国建设和教育强国建设。以新内涵强化医学生培养。加强救死扶伤的道术、心中有爱的仁术、知识扎实的学术、本领过硬的技术、方法科学的艺术教育,培养医德高尚、医术精湛的人民健康守护者,以新医科统领医学教育创新。优化学科专业结构,体现"大健康"理念和新科技革命内涵,对现有专业建设提出理念内容、方法技术、标准评价的新要求,建设一批新的医学相关专业,强力推进医科与多学科深度交叉融合。到 2025 年,医学教育学科专业结构更加优化,管理体制机制更加科学高效;医科与多学科深度交叉融合、高水平的医学人才培养体系基本建立,培养质量进一步提升;医学人才使用激励机制更加健全。到 2030 年,建成具有中国特色、更高水平的医学人才培养体系,医学科研创新能力显著提高,服务卫生健康事业的能力显著增强。

这无疑为医学教育教学改革提出了更高的要求,也将是一项复杂又艰巨的任务。需要完善的理论支持、强大的物力资源,更需要各界人士的努力。改革的路从来不是坦途,要认清其曲折性和长期性,克服一切艰难险阻,形成一套完善的教育教学体系,培养新一代高能力高素质的医学人才,更好地为我国的医疗卫生事业服务。

如何加快高层次复合型医学人才培养,促进医工、医理、医文学科交叉融合,推进"医学+X"多学科背景的复合型创新拔尖人才培养。要培养仁心仁术的医学人才,必须坚持立德树人,德育为先,要注重师德师风建设工作,引导教师以赤诚之心、奉献之心、仁爱之心投身教育事业;要坚持教书与育人相统一,坚定理想信念、厚植爱国情怀、涵养高尚师德,为党育人、为国育才,引领学生成长。将"三全育人"理念贯穿始终且落实于教育教学中,注重学生世界观、价值观、人生观的引导和培养,发挥"学高为师、身正为范"教育作用,以精湛的学术造诣引导学生,以高尚的品行修养熏陶学生。深化本科医学教育教学内容、课程体系和教学方法改革,推进"卓越医生教育培养计划 2.0",强化医学生职业素养教育,加强医学伦理、科研诚信教育,发挥课程思政作用,着力培养医学生救死扶伤精神。强化现代信息技术与医学教育教学的深度融合,探索智能医学教育新形态;加快基于器官系统的基础与临床整合式教学改革,研究建立医学生临床实践保障政策机制,强化临床实习过程管理,加快以能力为导向的学生考试评价改革。如何传承创新发展中医药教育;集中优势资源做大做强中医药主干专业,注重创新,培养少而精、高层次、高水平的中西医结合人才;探索多学科交叉创新型中医药人才培养。这些都值得我们每位从事高等医学教育工作者深入思考、研究并探索。

"两个一百年"奋斗目标的实现、中华民族伟大复兴中国梦的实现,归根到底靠人才、靠教育。我国高等教育发展方向要同我国发展的现实目标和未来方向紧密联系在一起,为人民服务,为中国共产党治国理政服务,为巩固和发展中国特色社会主义制度服务,为改革开放和社会主义现代化建设服务。

医学基础教育系统要锚定 2035 年建成教育强国远景目标,坚守为党育人、为国育才的使命,全面贯彻党的教育方针,落实立德树人根本任务,深化教育综合改革,切实提高育人质量,促进教育公平,办好人民满意的教育,为"十四五"时期高质量发展开好局、起好步。医学院校要加强与国际高水平大学、科研机构的交流合作,推进人才培养、科学研究改革创新,落实"卓越医生教育培养计划 2.0""基础学科拔尖学生培养计划 2.0"等重大改革,培养具有国际视野的高层次拔尖创新医学人才。从而为加快推进健康中国建设,努力全方位、全周期保障人民健康,为实现"两个一百年"奋斗目标、实现中华民族伟大复兴的中国梦打下坚实基础。